Diogenes Taschenbuch 24684

JARDINE LIBAIRE, geboren 1973 in New York, ist Absolventin des Skidmore Colleges und hat einen MFA in Creative Writing der University of Michigan. Sie lebt in Austin, Texas, wo sie ehrenamtlich für Truth Be Told arbeitet, ein Hilfsprogramm für Frauen im Gefängnis.

AMANDA EYRE WARD, geboren 1972 ist die Autorin von bisher sieben Romanen, die in 15 Sprachen übersetzt wurden. Sie lebt mit ihrer Familie in Austin, Texas, und Ouray, Connecticut.

Jardine Libaire
Amanda Eyre Ward

Berauscht vom Leben

Die Freiheit, nicht zu trinken

Aus dem amerikanischen Englisch von
Conny Lösch

Diogenes

Titel der 2020 bei Tarcher Perrigee, ein Imprint der
Penguin Random House LLC, New York, erschienenen
Originalausgabe ›The Sober Lush.
A Hedonist's Guide to Living a Decadent,
Adventurous, Soulful Life – Alcohol Free‹
Copyright © 2020 Amanda Eyre Ward und Jardine Libaire
Die deutsche Erstausgabe erschien 2021 im Diogenes Verlag
Covermotiv: Design von Rahel Bünter
Copyright © Diogenes Verlag

Amanda möchte dieses Buch all jenen lieben Menschen widmen,
die sie auf ihrem Weg inspiriert haben:
Gary Davenport Brabander Ward, Larry und
Barbara Meckel, Peter Westley –
und ihrer Komplizin Jardine.

Jardine widmet dieses Buch all den Ravens,
die ihr gezeigt haben, wie köstlich das Leben sein kann,
und ihrer lieben Verbündeten Amanda.

Veröffentlicht als Diogenes Taschenbuch, 2023
Alle deutschen Rechte vorbehalten
Copyright © 2021
Diogenes Verlag AG Zürich
www.diogenes.ch
10/23/36/1
ISBN 978 3 257 24684 1

Inhaltsverzeichnis

Wir sind Autorinnen. Wir hatten uns verliebt in die eleganten, vom Gin beschwingten Geschichten eines Raymond Carver, von Jean Rhys, Patricia Highsmith, Dorothy Parker und Ernest Hemingway. Wir ließen uns verführen von der Prosa, die Hunter S. Thompson, Helen Garner und Paul Bowles im Drogenrausch verfassten. Unsere eigenen Kurzgeschichten entstanden stets mit einem Glas Whiskey neben dem Laptop. Wir drückten Lippenstiftzigaretten in Aschenbechern aus, geklaut in Hotels, die wir uns gar nicht leisten konnten.

Wir träumten davon, große Romanciers zu werden, hörten Johnny Thunders, Billie Holiday und Jimi Hendrix, saßen viel zu lange und weit über die Sperrstunde hinaus in Bars und wachten am nächsten Morgen mit brummendem Schädel und klopfendem Herzen auf. Wir wollten etwas Wahres und Schönes erschaffen, einen todsicheren Weg finden, dem Alltag zu entfliehen, denn wir wollten kreativ, anarchistisch und sinnlich leben.

Aber wir bissen uns die Zähne daran aus, dieses glorreiche Dasein mit zu viel Alkohol zu erreichen. Wir waren unserem Ziel damit nicht nähergekommen, sondern hatten uns immer weiter davon entfernt. Etwas musste sich ändern, und wieder suchten wir in Büchern nach Antworten. Wir fanden *A Drinking Life* von Pete Hamill; *Drinking – A Love Story* von Caroline Knapp, *Blackout* von Sarah Hepola und *Lit* von Mary Karr. Wir verschlangen die Geschichten von Künstlern, die sich um ein Haar zu Tode gesoffen und sich aber im letzten Moment doch für das Leben entschieden hatten. Nach diesen unglaublichen Büchern ahnten wir, dass es da noch etwas anderes geben könnte, und als wir von vertrunkenen Wochenenden, besinnungslosen Tagen und kaputten Familien lasen, war es für uns Zeit aufzuhören. Aber könnte so ein Ende nicht auch ein Anfang sein?

Wir wurden einander vorgestellt, weil wir beide Autorinnen sind, die keinen Alkohol mehr trinken. Als wir uns unterhielten, stellte sich heraus, dass wir größtenteils über dieselben Dinge nachdachten. Wir hatten das Trinken aus jeweils unterschiedlichen Gründen und auf unterschiedlichen Wegen aufgegeben, doch wir fragten uns beide, wie *abenteuerlich* man nüchtern eigentlich sein konnte. So ein selbstzerstörerisches Leben war zwar nicht immer schön, aber wenigstens romantisch und glamourös, das wussten wir aus unzähligen Filmen und Romanen. Entweder man starb an seinen Dämonen, oder man schwor ihnen ab, fertig.

Aber was kam danach?

Wir redeten stundenlang, trafen uns bei Jardine im Garten oder spazierten um den Lady Bird Lake in Austin. Amanda weinte, während Loverman, Jardines Chihuahua, zusammengerollt neben ihr lag, sein Blick ebenso flehentlich wie Amandas Stimme. Wir trafen uns mit Gleichgesinnten, gingen Mittagessen. Tranken Kaffee und immer mehr Kaffee.

Wie ist das, wenn man auf Alkohol verzichtet – für einen Monat oder ein ganzes Leben –, sich aber trotzdem nach Gefahr und Chaos sehnt, nach einem Schleichweg zum Glück? Wie findet man jene Seelenverwandten, die man sonst nur in Bekennerlaune nach einem Glas zu viel am Tresen trifft? Kann man verwegen und wild sein, ausflippen, blaumachen, durchdrehen oder sich verlieben mit einem *Ginger Ale* in der Hand?

Das *Oxford English Dictionary* definiert »nüchtern« als »enthaltsam gegenüber Alkohol«, aber auch als »trist, sachlich, humorlos«. Doch wir haben überhaupt keine Lust, unser Leben lang ernst, bieder und vernünftig zu sein! Dass ein abstinentes Leben so aussehen könnte, hat uns jahrelang davon abgehalten, überhaupt darüber nachzudenken, auch wenn wir vom Gefühl her schon längst hätten aussteigen wollen.

Also mussten wir das Buch selbst schreiben, das wir brauchten, aber nicht finden konnten: Eine Gebrauchsanweisung für alle, die ohne Alkohol, aber nicht ohne Rock 'n' Roll, Intensität und Schönheit auskommen wollen. Das aufregende Leben ist nicht vorbei. *Unser* Leben ist nicht vorbei.

In diesem Buch soll es darum gehen, den Rausch neu zu erfinden und zurückzugewinnen. Für uns und viele andere war es eine ziemlich einsame Sache, das mit der Abstinenz hinzukriegen, aber das muss nicht so sein. Wir zeigen euch, wie man einander Gesellschaft leistet, während man den Kurs ändert. Manche Geschichten hier handeln von Alkohol oder auch von seiner Abwesenheit, die meisten aber von Orchideen, Eiskrem, Bergen, Basilikum, Sternschnuppen, Rollerskates, äthiopischem Kaffee, Sex, Vetiver, Pferden, Kostümpartys und Glitzer. Und das soll so sein.

Auch wir haben mal geglaubt, Abstinenz bedeute, ohne etwas auszukommen, etwas aufzugeben, auf etwas zu verzichten, sich einen Ersatz zu suchen. Inzwischen heißt unsere Philosophie Überschwang und Ausgelassenheit. Und da sind wir nicht die Einzigen. Nicht alle Vegetarier bereiten noch Braten aus Tofu zu, viele servieren stattdessen wahre Festessen aus sonnenreifen Tomaten, Gartenzucchini, gerösteten Pinienkernen, Süßkartoffeln mit selbstgemachter Tahinsauce, gegrilltem Halloumi und Naan-Brot, gefolgt von Ingwersorbet mit Granatapfelkernen zum Nachtisch. Sie haben die Lust am Kulinarischen von Grund auf neu erfunden. Ein Freund von uns wollte kräftiger werden, aber nicht einfach nur auf Junk-Food und Zucker verzichten – er fing mit Kickboxen an, lernte vorzüglich kochen und fährt neuerdings jeden Tag mit dem Rad zur Arbeit. Inzwischen ist er nicht nur kräftiger geworden, sondern auch viel lebendiger.

Berauscht vom Leben ist kein Sittenkodex, und wir sind auch kein Club. Es ist eine lose Sammlung von Ideen und Erfahrungen, an der sich jeder gerne bedienen darf. Es geht uns nicht darum, einen Kampf von Nüchternen gegen Trinker anzuzetteln. Niemand ist entweder drinnen oder draußen.

Wir haben uns entschieden, von »wir« zu sprechen, um so viele Leser wie möglich auf diese Reise einzuladen. Ein paar Geschichten handeln jeweils von einer von uns beiden, andere können auf jeden Menschen zutreffen.

Dieses Buch soll niemandem eine Lebensweise vorschreiben oder beweisen, dass die eine Art besser ist als die andere. Es ist kein Buch gegen Alkohol – wir kennen viele, die trinken, ohne dass es in ihrem Leben dasselbe anrichtet wie in unserem. Es handelt sich vielmehr um eine Auflistung vieler wunderbarer Dinge, die wir machen (oder von denen wir träumen), um auch nüchtern kreativ und rebellisch zu sein.

Wir haben uns entschieden, mit dem Trinken aufzuhören, weil es aus ganz persönlichen Gründen einfach besser für uns ist. Ob sich jemand auch auf diesen Weg macht, ist nicht unsere Entscheidung, sie liegt bei jedem einzelnen. Wir wollen leben, wie es uns gefällt – und tatsächlich hat uns das überhaupt erst bewogen, nein danke zu Alkohol zu sagen. Scheiß auf den Gruppenzwang.

Genießen ohne Alkohol, das wollen die verschiedensten Menschen. Frauen wie Männer, alte und junge, aus allen sozialen Schichten, berühmte und anonyme Leute, manche ganz am Anfang, andere weise alte Veteranen, die uns weit voraus sind. Sie alle haben ihre ganz eigenen Gründe. Einige wollen nur mal probieren, andere sind seit Jahrzehnten nüchtern, wieder anderen geht es um Mäßigung, manche haben lebensbedrohliche Drogenkrisen hinter sich. Hier dürfen sich alle treffen. Niemand wird ausgeschlossen.

Das ist kein Buch mit allen Antworten, den richtigen Rezepten und therapeutischen Ratschlägen, und wir tun auch gar nicht erst, als wäre es eins. Wir sind Träumerinnen und Geschichtenerzählerinnen, die selbst Hunderte von Fehlern gemacht und mehr Fragen als Antworten haben. Für uns ist das Leben eine verrückte Reise, kein Zugfahrplan.

Also bieten wir euch unsere Geschichten an, denn wir lieben Geschichten. Sie können Menschen zusammenbringen und manchmal sogar heilen – diejenigen, die sie erzählen, und diejenigen, die zuhören. Geschichten, die Licht ins Dunkel bringen.

Auch wenn wir hoffen, euch mit diesem Buch zu erreichen, ist uns klar, dass ein Buch – egal welches – in den meisten Fällen nicht annähernd ausreicht, um nüchtern zu werden oder nüchtern zu bleiben. Schlagt also auf keinen Fall die vielen anderen Hilfsangebote aus. Das hier ist keine Entgiftungskur und auch kein 12-Schritte-Kurs, kein Therapeut und kein Sponsor. Für uns hat der Kontakt zu Gleichgesinnten eine wesentliche Rolle beim Nüchternbleiben gespielt. Und der steht allen zur Verfügung, online oder im echten Leben.

Dieses Buch ist ein Angebot, kein Lehrwerk. Tut einfach so, als würdet ihr das erste Mal in einen Badesee springen: Tief eintauchen oder nur einmal kurz reinhüpfen. Egal an welchem Punkt ihr euch in eurem Leben befindet, wir hoffen, dass ihr etwas mitnehmen könnt. Manche Menschen kommen erst durch die sogenannten Mocktails wieder auf den Geschmack; wenn ihr das befürchtet, überspringt bitte das Kapitel »Im Glas« und auch das letzte mit den Rezepten für alkoholfreie Drinks. Schließlich wollen wir nicht unseren alten Gewohnheiten nachhängen, sondern essen und trinken einfach sehr gern. Aber so geht es *uns*. Wir respektieren jeden einzelnen Leser, jeden einzigartigen Weg.

Willkommen also, liebe Leser, in einer Geschichte, die weniger davon handelt, was wir verloren haben, als von dem, was wir dadurch finden konnten. Am Anfang erzählen wir euch, wie jede von uns dorthin gelangt ist, wo wir uns jetzt befinden. Dann geht es weiter mit lose aufeinanderfolgenden Kapiteln zu diesem und jenem, und am Ende schließen wir mit ein paar Rezepten. Keine bestimmte Ordnung oder Abfolge, keine bestimmte Stelle, an der man anfangen oder aufhören sollte.

Ob ihr hier richtig seid? Setzt euch einen Moment auf unser durchgesessenes schwarzes Samtsofa, es gibt Ginger-Beer und Kuchen, und wir legen eine Platte auf. Nehmt euch Zeit und entscheidet selbst.

Fragt ihr euch, ob ihr heute Abend ohne Alkohol vielleicht zufriedener wärt? Seid ihr schwanger und sucht neue Wege, euch zu amüsieren? Verzichtet ihr schon seit zehn Jahren auf Alkohol? Habt ihr euch vorgenommen, den ganzen Januar nichts zu trinken, oder wollt ihr einen *sober October* einlegen – einen Monat ohne Zucker und Alkohol? Seid ihr neugierig darauf, wie es sich ausschweifend, verrucht, wild und glamourös leben lässt – ohne den Kater und die Reue? Habt ihr Kinder und wollt mehr für sie da sein? Googelt ihr hin und wieder: »Bin ich Alkoholiker:in«? Macht ihr gerade Karriere und wisst trotzdem nicht, wo ihr im Leben steht? Seid ihr Single und habt keine Ahnung, wie man nüchtern jemanden daten soll? Oder trinkt ihr häufig zusammen mit eurem Partner? Seid ihr allein mit eurer Unsicherheit und fragt euch, ob andere Menschen über dieselben Dinge nachdenken? Seid ihr Studenten und neugierig auf euer künftiges Leben? Trinkt ihr, weil ihr keine Spielverderber sein wollt, obwohl euch gar nicht klar ist, was daran Spaß machen soll? Habt ihr Angst, noch mehr Angst zu haben, wenn ihr nicht mehr trinkt? Hört ihr in eurem tiefsten Inneren eine Stimme, die leise fragt: *Ist das meine Geschichte?*

Herzlich willkommen.

Für euch haben wir dieses Buch geschrieben.

Jade-Ohrringe
Amandas Geschichte

Als ich aufwachte, hatte ich immer noch mein Silvesterkleid an. Mein kleiner Sohn schlief neben mir, und meine Jade-Ohrringe waren weg. Ich schaute auf beide Nachttische, entdeckte aber nur Bücher und ein halbvolles Glas Chardonnay. Am Abend zuvor hatte ich eine Party gegeben, erinnerte mich vage, dass vor Mitternacht Feuerwerk gezündet worden war. Danach an nichts mehr.

Schlaf erfüllte das perfekte Gesicht meines Sohnes. Durch das Fenster fiel das Licht der Sonne von Colorado, es wirkte fast fahl auf dem Schnee. Beklommen versuchte ich festzustellen, wo meine Ohrringe abgeblieben waren. Sie waren groß und auffällig – triumphal. Ich hatte sie mir selbst zu Weihnachten geschenkt.

Ich warf meinen Morgenmantel über das silbrige Samtkleid, zog den Gürtel fest. Meine Haare rochen noch nach der schicken Frisur, die ich mit Aqua Net fixiert hatte, als ich mich am frühen Abend für die Party zurecht gemacht und dabei Wein aus einem großen Glas getrunken hatte. Einer meiner schwarzen hohen Schuhe lag neben dem Bett. Panik stieg in mir auf, als ich mich nach dem anderen umschaute, aber ach, da lag er ja, an der Tür.

Ich sah nach meiner kleinen Tochter, die in ihrem Zimmer zusammengerollt schlief, leise atmend. Meinen ältesten Sohn fand ich in seiner Schneehose ausgestreckt oben auf dem Stockbett. Alle drei waren sicher und wohlbehalten, mein Herzschlag beruhigte sich wieder, aber der Schrecken hielt noch über Tage an.

Diesen Schrecken hatte ich häufig gegoogelt – war es irgendeine chemische Reaktion, weil der Chardonnay in meiner Blutbahn schlecht geworden war? War ich Alkoholikerin? Musste ich mit dem Trinken aufhören? Für immer? (Am liebsten möchte ich meinem armen verzweifelten Teenager-/College-/Erwachsenen-Ich heute zurufen: Wenn du solche Fragen googelst, dann lautet die Antwort ja. Einfach ja. Du musst nicht aufhören, aber du liebe Güte, du darfst!)

Ich war neun Jahre alt, als ich einen Fragebogen auf der Rückseite einer Broschüre der Anonymen Alkoholiker beantwortete und meinem Vater anschließend erklärte, dass er Alkoholiker sei. Ich weiß noch, wie ich neben dem Schrank stand, wo er seine Jack-Daniels-Flaschen aufbewahrte. Meine beiden jüngeren Schwestern und ich hatten eine Heidenangst vor ihm: Ich wusste nie, wann er uns anschreien würde, nur weil wir mal wieder die verdammte Treppe hinaufgerannt waren; wann er mir schmerzhaft auf die Schulter klopfen und mich fragen würde, wie man sich so als Versagerin fühlt; oder wann er uns schlagen würde, weil er uns für verhätschelt hielt. In mir lebt immer noch das kleine Kind von damals. Es hat eine solche Angst vor ihm, dass mir noch heute schlecht davon wird. Manchmal zittere ich, wenn ich an diese Zeit denke. Dabei kann ich mich gar nicht mehr an so viel erinnern.

In der Küche waren meine Ohrringe auch nicht. Ich kochte Kaffee und schluckte zur Feier des Neujahrstags vier Kopfschmerztabletten. Normalerweise nahm ich jeden Abend Benadryl, um mein Gehirn zum Schweigen zu bringen und einschlafen zu können. Keine Ahnung, ob ich am Abend zuvor eine genommen hatte.

Wenn es darum ging, nach einem Blackout meine eigenen Spuren zu verfolgen, war ich eine miserable Detektivin. Was hatte ich am Abend vorher getan? Würden meine Ohrringe unter dem Bett eines Mannes auf der anderen Seite der Stadt gefunden werden? Hatte ich zu meinem Mann etwas gesagt, das er mir niemals mehr würde verzeihen können? Als ich letztens mal wieder unterwegs gewesen war, bestand ich darauf, mir vom Barmann noch einen »doppelten Chardonnay für unterwegs« geben zu lassen. Später postete jemand ein Foto von mir auf Facebook, auf dem ich der Kamera lachend mit einem großen Bierbecher zuproste. Ich erinnere mich nicht, wie das Foto entstand. Auch nicht daran, einen doppelten Chardonnay bestellt zu haben. Auf dem Bild, das bin ich, aber irgendwie auch nicht. Nur – wer ist es dann?

In den Augen der anderen ging es mir gut. Über mehrere Monate hinweg trank ich ganz normal, abends ein bis zwei Gläser Wein oder auch mal gar nichts. Doch egal, wie sehr ich mich bemühte, irgendwann übertrieb ich es doch wieder. Später bezeichneten abstinente Freunde dies als meinen Versuch, die »dritte Tür« zu finden – wenn man nicht aufhören will, es einem aber auch nicht gelingt, sich zu mäßigen. Als ich schließlich akzeptiert hatte, dass es für mich keine dritte Tür gibt, eröffnete sich mir ein neues Leben.

Am Neujahrsmorgen tauchte meine Tochter auf, schlang die Arme um mein Bein. »Alles gut«, sagte ich zu ihr.

Sie sah mich zweifelnd an und fragte: »Mama, können wir was lesen?«

Ich schenkte mir heißen Kaffee in einen Becher, setzte mich damit ins Wohnzimmer. Meine Tochter kuschelte sich an mich, Daumen im Mund, ihre Wange lag auf dem elfenbeinfarbenen flauschigen Besatz meines Morgenmantels. Als ich *Madeleine* aufschlug und vorlas, wachte erst der eine, dann auch der andere Sohn auf, und beide kamen zu uns. Und plötzlich war ich da: die Mutter, die ich so furchtbar gerne sein wollte.

Ich schwor mir, ich würde niemals, absolut nie und unter gar keinen Umständen, noch einmal mehr als vier Gläser Wein an einem Abend trinken.

Und brach meinen Schwur schon im Februar.

Und auch während ich dies tippe, habe ich Lust auf ein Glas Chardonnay.

Meine Jade-Ohrringe habe ich übrigens nie wiedergefunden.

Als ich fünfzehn war, wurde mein Vater trocken. Zum Schluss war sein Kampf das größte Geschenk, das er mir je machen konnte: durch die Einsicht, dass Alkohol das Herz zerstört, und indem er ein lebendes Beispiel dafür wurde, dass man in die Freiheit durchbrennen kann.

Am fünfzehnten Geburtstag meines ältesten Sohns hatte ich die Suche nach der dritten Tür aufgegeben und bereits seit zwei Jahren keinen Alkohol mehr getrunken. Nachdem wir das mit der Familie bei einem Essen gefeiert hatten, zog ich meinen Schlafanzug an und legte mich mit einem Buch ins Bett. Ungefähr um acht Uhr tauchte mein Sohn in der Tür auf. Er trug Shorts und ein T-Shirt. »Hey Mom«, sagte er.

Ich schaute auf.

»Ich geh ne Runde laufen. Kommst du mit?«

Früher hätte ich träge erwidert: »Ich bin schon im Schlafanzug.« Außerdem hatte ich um acht Uhr abends normalerweise schon drei Gläser Chardonnay intus. Aber jetzt klappte ich mein Buch zu, verlor die Stelle, an der ich stehengeblieben war, warf die Decke zurück und sagte: »Warum nicht?«

Die Sonne stand tief am Himmel. Gerade erst war ein Gewitter über uns hinweggezogen, es war kühl, der Abend roch nach warmem Asphalt und Magnolien. Mein Sohn war Crossläufer und schnell. »Lauf ruhig vor«, sagte ich. Er nickte und fand sein Tempo.

Fünfzehn Jahre nachdem ich ihn zum ersten Mal in den Armen gehalten hatte, sah ich ihm jetzt hinterher. Ich nahm das Tempo raus, fing an zu gehen, blieb stehen, überwältigt von einer schlichten, friedlichen Ruhe. Mein Sohn würde bis ans Ende der Straße laufen, kehrtmachen und zurückkommen. Ich würde da sein, mit heißen Wangen und Tränen in den Augen – und er würde beim Anblick seiner Mutter lächeln.

Die Angst der ersten nüchternen Monate, die anstrengende Wandlung, jemand anderer zu sein, die verwirrende Erfahrung, sich mitten im Leben ein neues Umfeld suchen zu müssen, und die Nächte, in denen ich einfach nur wahnsinnig gerne einen einzigen Schluck oder am liebsten gleich eine ganze Flasche Chardonnay hatte trinken wollen. Die unzähligen Flaschen Mineralwasser. Die Tränen auf Jardines Sofa.

Über mir tauchte der Mond auf, und ich wusste: Dafür hatte ich all das getan.

Anbrandendes Türkis

Jardines Geschichte

August auf Long Island. Ich bin sieben Jahre alt und stehe mit meiner Familie am Hafenanleger; wir steigen einer nach dem anderen auf unser Boot, um rüber nach Fire Island zu fahren und mit befreundeten Familien dort vor Anker zu gehen, den ganzen Sonntag lang zu schwimmen, Schinkensandwiches zu essen und Strandglas zu suchen. Der Himmel ist diesig, die Sonne steht tief am Himmel. Die Mütter – riesige Siebzigerjahre-Sonnenbrillen auf der Nase – zünden sich Zigaretten an, unterhalten und sonnen sich auf den Booten. Die Väter sind Cowboys, sie stehen bis zur Taille im schillernden Glanz der grauen Bucht, prosten sich mit Bierflaschen zu.

Nach dem Mittagessen spazieren alle einmal quer über die schmale Insel auf die Ozeanseite, wo wir Kinder stundenlang in der Brandung surfen, uns auf den Wellen hochtragen, fallen und herumschleudern lassen, danach luftschnappend wieder auftauchen. Als die Sonne untergeht, milchig und pink, tuckern wir auf dem dickbäuchigen alten Kahn heimwärts – jeder allein mit seinen Gedanken, müde, aber zusammen. Am Ufer stakst ein Reiher geziert durch Seetang und Treibholz in die Abenddämmerung davon. Später im Bett schließe ich die Augen und sehe nichts als der endlosen Kreislauf des türkisfarbenen Wassers, die schöne und schreckliche Brandung. An jenem Tag war ich vollkommen im Ozean aufgegangen, Teil von etwas viel Größerem als mein winziges Ich. Und so lebendig.

Dann bin ich fünfzehn und baue mit meinen Freundinnen ein Baumhaus im Wald. Wir wollen an diesem blauen Herbstnachmittag dort abhängen, Camel Lights rauchen und jede für sich ihr Notizbuch vollschreiben. Das Laub um uns herum ist bereits grellorange und gelb. Wir trinken noch nicht, nehmen keine Drogen, wir schreiben nur Gedichte und listen absurde Dinge auf, schreiben immer und immer wieder Prince-Texte ab, verewigen »Starfish and Coffee« mit seinen Butterscotch Clouds und unsere magisch befreiten Gedanken in unseren Tagebüchern. Meine Freundinnen und ich, in Flanelljacken, Basecaps und zerrissenen Jeans, probieren Kautabak und lachen, bis wir beinahe aus dem Himmel fallen. Wir wollen alle dasselbe: unseren Geist befreien, wild sein. Sternschnuppen werden, uns Reißzähne wachsen lassen und durch die Nacht tigern, geliebt werden, durchdrehen. Wir sind in dem Alter, in dem jedes einzelne unserer Moleküle lichterloh zu brennen scheint. Wir behelfen uns mit Charles Bukowski, Anaïs Nin und Comics, mit Witzen und Frotzeleien, wir nehmen unzählige Mixkassetten mit Songs von den Rolling Stones, Bad Brains und Joan Jett auf. Wir sind Außenseiter und anders als die anderen, aber echte Freundinnen füreinander. Nichts ist wichtig außer diesem Nachmittag unter strahlend blauem Himmel.

Als ich dreiundzwanzig werde, mache ich meinen Master in Literatur an der University of Michigan, bin versessen auf Bücher und möchte nichts anderes im Leben als Schreiben. Um Geld zu verdienen, arbeite ich abends in einem Jazzclub namens Bird of Paradise. Am späten Nachmittag beginne ich dort meine Schicht, und wenn ich den Staubsauger über den schmutzigen Teppich schiebe, sondert er einen schlimmen Geruch ab. Der Club wirkt deprimierend und eng. Nachts, wenn die Musiker aufbauen, die Jazzfans an kleinen runden Tischen mit rosa Tischdeckchen sitzen und ich und die andere Kellnerin Getränke servieren, die Kerzen leuchten und der Bassist sich warm spielt, wird die Bar zu einem mitreißenden Ort. Eigentlich bin ich keine gute Kellnerin, weil ich wie hypnotisiert das Trio anstarre, wie sie sich in der Musik verlieren, irgendwas von John Coltrane oder Sarah Vaughn. *Hier*, das wird mir bewusst, ist die Wildheit zu Hause. So verliert man den Verstand, macht sich frei, ist mit allen Sinnen wach. In diesem dunklen, schillernden Raum mit Künstlern und Zuhörern dämpfen alle ihre Stimmen, schwitzen, rauchen – erleben diesen einen Augenblick zusammen.

Sprung in einen anderen Club – den Bungalow 8 in New York City. Downtown, West Side. Inzwischen bin ich dreißig, und gerade ist mein erster Roman erschienen, den ich nachts schrieb, während ich in Manhattan jobbte. Heute Abend findet die Party anlässlich seiner Veröffentlichung statt, und die Leute sind in die Bar gekommen, um zu tanzen, zu trinken, zu flirten, zu lachen und mit mir zu feiern. Ein Traum ist für mich wahr geworden, oder? Besser als alles, was ich mir je hätte vorstellen können? Ich bin froh, dankbar und glücklich, oder doch nicht? Es fühlt sich an, als befände sich eine Trennscheibe zwischen mir und den anderen, ich komme mir vor wie ein Fisch im Aquarium. Oder vielleicht sind auch die anderen die Fische, und ich bin draußen, irgendwie kann ich zu niemandem so richtig durchdringen. Inzwischen habe ich eine Ahnung, was da schiefgelaufen sein könnte. Die Erkenntnis beschlich mich ganz allmählich, immer wenn ich gerade nicht aufpasste: Irgendwann in den vergangenen zehn Jahren hatte ich die Kombination aus Alkohol und Chemikalien zu meinem Rezept für Ekstase gemacht. Verschiedene Substanzen, zu viele und zu häufig. Und ja, sie stimulierten mich, schärften meinen Verstand, ich fühlte mich großartig – einen kurzen Augenblick lang. Da war die ersehnte Wildheit, und schon war sie wieder weg. Am nächsten Morgen war ich toter denn je. Und allein.

Mit achtunddreißig ziehe ich nach Texas. Irgendwo in meinem dumpfen Hinterkopf hoffe ich, dabei ein paar meiner Süchte hinter mir zu lassen. Mein Haus ist ein alter Bungalow, im Garten wachsen Rosen, Jalapeños, Amaryllis und Jasminsträucher. Der Duft eines Neuanfangs. Ich stehe mittendrin, der goldene Morgen berührt mein Gesicht wie die Hand einer Mutter, sagt mir, hier könnte ich glücklich sein. Ich fühle mich willkommen. Und ich tauche ein in die Stadt, ich habe wirklich Spaß und liebe diese neue Welt mit Cowboys, Motorrädern, Dancehalls und ungenierten Originalen. Aber sonst? Sonst ist alles wie immer, einfach weil ich denke, dass man das so macht. Nach wenigen Monaten ist es wieder einmal acht Uhr morgens, ich stehe seit vierzehn Stunden an der Bar, davon überzeugt, dass sich Wildheit, Lebendigkeit und Wahrheit an einem frühen Morgen hier finden lassen. Ich bin mit tollen Leuten unterwegs, großartigen Seelen – wir sind alle befreundet, aber eigentlich sind wir uns in dieser Stunde fremd; ich bin mir sogar selbst fremd. Das morgendliche Licht ist grob und gemein, die Vögel sind grausam. Ich finde in mein Bett, verschlafe mal wieder den Tag. Als ich aufwache, zeige ich im Spiegel auf mich und sage, *Mach das bitte nicht noch einmal.* Und dann ziehe ich los und mache es wieder.

Ich bin einundvierzig und arbeite ehrenamtlich in einem texanischen Frauengefängnis, wo ich der Graduiertenfeier eines Literaturstudiengangs beiwohnen soll. Drinnen sind keine Telefone erlaubt, keine Portemonnaies, keine Stifte, nicht mal Lippenbalsam, nichts außer uns selbst. Am Eingang werden unsere Ausweise kontrolliert. Die Wände sind bemalt, und es riecht nach billigem Putzmittel, nach Bohnen und Reis. Wir kommen in der Sporthalle zusammen, es gibt keine Klimaanlage, ein Ventilator dreht sich langsam, und als ich meinen Klappstuhl zurechtschiebe, hallt das Geräusch durch den riesigen Raum. Die inhaftierten Frauen kommen im Gänsemarsch herein, tragen Uniformen, wir sehen sie an, und sie sehen uns an. Körperkontakt ist verboten.

Seit beinahe zwei Jahren bin ich jetzt nüchtern und sehe alles aus einer anderen Perspektive. Was ich von diesem Tag halten soll, weiß ich allerdings noch nicht genau. Ich war noch nie in einem Gefängnis. Kenne hier niemanden. Die

Seminarleiterin erhebt sich, das Mikrofon quietscht, und sie stellt die erste Rednerin vor.

Die Frau steht auf, weiße Sneaker, ein einzelnes mit Kugelschreiber beschriebenes Blatt zittert sichtbar in ihren Händen, sie räuspert sich; wir warten, im Publikum hustet jemand, dann Stille. Die Frau beginnt zu sprechen, sagt uns, wer sie ist, erzählt Geschichten über BMX-Räder und große Brüder, Eiskrem und erste Liebe, dreibeinige Katzen und Großmütter, Autounfälle und Prügeleien, Aushilfsjobs in Küchen, das Kinderkriegen, Valentinskarten und Kredite. Mein Herz klopft, im Raum wird es stickig vor lauter Leben, die Luft ist zum Schneiden, es ist heiß. Alle schwitzen unter der drückenden Erkenntnis, dass wir einander doch kennen, jede Einzelne die andere.

Sechsundvierzig Jahre alt, sieben Jahre nüchtern, lebe ich heute in einem kopfstehenden Wunderland aus Highways, Feigenbäumen, Kinos, Kolibris und Surfboards: Los Angeles.

Ich habe keine verfluchte Ahnung, was ich tue, aber ich tu's. Gertrude Stein hat gesagt: »Du siehst blöd aus, wenn du tanzt. Du siehst blöd aus, wenn du nicht tanzt. Also kannst du ebenso gut auch tanzen.« Ich bin mit meinem Mann hergezogen, wir leben in einem schiefen Haus aus Stahl und Beton neben dem Elysian Park, vor der Haustür wächst ein Zitronenbaum. Ich schreibe für Film und Fernsehen, arbeite mit Regisseuren und Schauspielern zusammen, feile tage- und nächtelang wie im Fieber an Storylines und Figuren. Hier brodelt es nur so vor neuer Kunst und Möglichkeiten, alten Geschichten und mythischen Wesen.

Ich kann immer noch sehr gemein zu mir sein, grausam sogar, wegen all der vergeudeten Jahre, weil ich keine Kinder bekommen, aber andere im Stich gelassen habe, doch inzwischen bin ich besser darin geworden, das alles zu durchschauen und zur Kostbarkeit des Augenblicks zurückzukehren.

Pitch-Meeting in einem Konferenzraum aus Glas und Chrom im vierundzwanzigsten Stock, meine Nerven liegen blank. Plötzlich erzähle ich den Anwesenden eine eigenartige und dunkle Geschichte. Als würde ich einen Traum oder ein Geheimnis verraten. Die anderen kommen auch mit ihren Ideen, Sachen, die sie ganz für sich allein zusammenphantasiert haben, werden nun allgemein zur Diskussion gestellt. Wir reden und debattieren, die Unterhaltung zerfasert kurz und fügt sich dann wieder zusammen. Das Projekt wird wie ein Neugeborenes in den Arm genommen und hin und her gewiegt, es bekommt einen Namen, und jeder erklärt seine Vorstellung davon, wie man es großziehen müsste.

Während sich das Gespräch weiterdreht, blicke ich unwillkürlich auf die Panoramalandschaft, unzählige helle Gebäude, Palmen, Berge in der Ferne, Wolken, die sich nicht bewegen. Ganz schön unheimlich, so weit oben in diesem unbekannten Raum zu schweben. Aber genau hier bin ich wie elektrisiert, wild, frei. Hier erinnere ich mich mit jeder Faser meines Körpers, wie es damals war, als Mädchen auf einer schäumenden brechenden Welle zu reiten, Teil des Ozeans zu sein – ich hatte Angst und wusste nichts, aber ich war *so* lebendig.

Himmlische Grenzüberschreitungen

I swim in a shaft of light, upside down,
and I can see myself clearly,
through and through, from every angle.
Perhaps I stand on the brink of a great discovery ...
Jamaica Kincaid

Das Eisbärbad

Früher wurde der Neujahrstag häufig von dem langen übermächtigen Silvesterabend überschattet. Wir wachten um vier Uhr nachmittags auf, kratzten uns das Make-up vom Gesicht und schleppten uns zu einem späten Brunch oder frühen Abendessen mit Freunden, die noch Konfetti im Haar und wilde Geschichten zu erzählen hatten. Oder wir standen unanständig früh auf, weil die Kinder nicht zur Schule mussten und vorgelesen bekommen oder zu Freunden gefahren werden wollten. All das mit roten Augen und hektisch rotierenden Gedanken daran, was in der Nacht zuvor wohl geschehen war. Irgendwie kaputt, aber auch herrlich. Es ist eine amerikanische Tradition, dass man den ersten Tag eines funkelnagelneuen Jahres vollkommen fertig begeht. Vielleicht glauben wir an die Zerstörung des eigenen Ichs, damit sich ein neues wie ein Phönix in den fahlen Winterhimmel erheben kann. Aber verdammt, gibt's keine andere Möglichkeit? Müssen wir, wenn wir nüchtern sind, immer höflich und vernünftig sein? Oder können wir einfach darauf pfeifen?

Eine Antwort: das Eisbärbad am Neujahrsmorgen. Man wacht klar und ausgeschlafen auf, ist sich des Neuanfangs bewusst, der noch leeren ersten Seite im Kalender. Bikini oder Badehose verschwinden unter dicken Klamotten und

Karojacken, man steigt in Cowboystiefel und macht sich, ausgerüstet mit stapelweise Handtüchern und Wolldecken, gemeinsam mit seinen Lieblingsverrückten oder auch mutterseelenallein auf den Weg zum Schwimmbad, ans Meer oder an einen See. Man blickt hinaus aufs eisige Wasser, schaut sich entweder gegenseitig oder innerlich an, und genau in dem Moment, in dem man es sich anders überlegt, wird man an der Hand gepackt und springt – atemlos – wild – die Kälte wie ein Stromschlag – lachend und bibbernd und kreischend rennt man schnell wieder raus, wickelt sich in Decken, und ab zum Wagen.

Zu Hause angekommen, macht man ein Feuer. Jede einzelne Zelle des Körpers strahlt.

Früher gehörte ein bisschen Großtun zum Neujahrstag dazu, Heldengeschichten nach einer langen aufregenden Nacht, und daran ist auch nichts verkehrt. Aber mit einem Sprung in eiskaltes Wasser kann man genauso gut angeben. Beginnt den Januar mit ein bisschen Masochismus und einer großen Portion Stolz, esst danach die Reste vom chinesischen Takeaway oder von den Pfannkuchen, und ihr werdet merken, dass ihr ganz und gar nicht bezwungen seid, sondern stärker denn je. Alles kribbelt, und ihr seid bereit für das, was kommen mag.

Die Mädchen-Motorrad-Gang

Vor ein paar Jahren postete Jardines Freundin Emily ein Foto, auf dem sie mit Helm und Lederjacke neben einem großen, starken Monster von einem Motorrad zu sehen ist – das Bike und sie funkelten auf dem Seitenstreifen eines kalifornischen Highways in der goldenen Sonne, und Emily lächelte irgendwie eigenartig und schön. Sie war einem Motorrad-Club nur für Frauen beigetreten, einer Gruppe von Bikerinnen, die an jeweils einem Wochenende im Monat die Straßen eroberten, gemeinsam Ausflüge unternahmen, das Zelt im Gepäck.

Jardine horchte sie über die Einzelheiten aus. *Hast du keine Angst? Wer sind die anderen Frauen? Wie hast du sie gefunden? Wo hast du Fahren gelernt?* Emily muss die Ausflüge neben ihrer Arbeit einplanen und kann nur weg, wenn ihr Exmann ihre Tochter übernimmt, wodurch ihr nicht viel Spielraum bleibt. Aber es reicht. Ihr Lohn sind blauer Himmel, neue Freundinnen mit faszinierenden Geschichten und ein enormer Adrenalinkick. Sie ist zu einer Entdeckerin geworden, der die Zeit wie im Flug vergeht.

Jardine sah, was ihre Freundin da machte, und plötzlich sprang auch für sie eine Tür sperrangelweit auf. Mag sein, dass sie nicht gleich morgen loszieht und sich ebenfalls eine gebrauchte Ducati kauft, aber die Saat fiel auf den reichen Nährboden ihrer Phantasie. Vorbilder verändern sich mit der Zeit, und neue Möglichkeiten kristallisieren sich heraus. Heutzutage achtet Jardine darauf, was Bekannte, Nachbarn und Kollegen in ihrer Freizeit für verrückte Sachen machen, an welchen Abenteuern sie schnuppern, welche neuen Wege sie gehen.

Früher waren wir voller Sorge: *Was sollen wir machen, wenn wir keinen Alkohol mehr trinken? Niemand wird sich mit uns abgeben wollen, wir werden allein sein und uns langweilen, ausgeschlossen von jedem Spaß.* Als wir unsere Scheuklappen abnahmen, entdeckten wir plötzlich überall Menschen, die uns auf unglaubliche Ideen brachten, wir hatten sie vorher nur nicht bemerkt. Wir mussten sie erst sehen *wollen*.

Glamourös kaputt

Jardines liebe Freundin Justine hat ihr vieles beigebracht – aber eine Erkenntnis übertrifft alle anderen: Ein Abendkleid ist glamouröser, wenn man damit wenigstens einmal über einen Zaun gesprungen ist, oder es Flecken bekommen hat, weil man um Mitternacht unbedingt Kirschen essen musste; eine Party, über die ein Gewitter hereinbricht, kann viel prickelnder und großartiger sein, wenn sich alle ins Haus drängen und von Blitz und Donner in helle Aufregung versetzen lassen.

Mit anderen Worten: Das Nicht-Perfekte ist bezaubernd. Zu viel Kontrolle und Genauigkeit sind wie Desinfektionsmittel für die Liebe.

Das japanische Konzept des *wabi-sabi* gewinnt für uns immer mehr an Attraktivität. Es bestärkt uns in dem, was wir tun, weil wir damit spirituelle Blessuren und Prellungen unserer Ernüchterung akzeptieren (und möglicherweise sogar begrüßen) können. Das Konzept ist komplexer, aber im Kern bezeichnet *wabi-sabi* den Versuch, jeden Gegenstand als schön zu betrachten – nicht, *obwohl* er unbeständig ist, sondern eben, *weil* er es ist. Auch *Kintsugi* will uns etwas Ähnliches verdeutlichen: Bei dieser japanischen Methode wird beispielsweise eine kaputte Vase instandgesetzt, und zwar mit goldenem Kitt, so dass die Bruchstelle immer sichtbar bleibt und an die Vergänglichkeit des Gegenstands erinnert. Die Bruchstelle ist nichts, das versteckt werden müsste, sie zeigt vielmehr den Fortgang der Zeit und macht das Objekt wertvoller.

Manche Menschen hören vor allem deshalb mit dem Trinken auf, weil sie besser aussehen wollen. Zu denen gehören wir nicht. Wir sind glücklich und zufrieden, wenn man uns am Ende unserer Zeit auf Erden ansieht, wie abgerissen und verbraucht wir sind. Wir hätten auch nichts gegen ein kürzeres Leben, wenn es dafür ein umso tieferes, reicheres, ehrlicheres, mit Edelsteinen geschmückteres, schockierenderes (je nachdem, wohin es uns gebracht hat), vorzüglicheres (je nachdem, wen wir lieben durften und von wem wir geliebt wurden), unvollkommeneres, eigenwilligeres, ja sogar chaotischeres oder einsameres war. Wir haben mit dem Trinken aufgehört, um tiefer zu empfinden, um Risiken einzugehen. Nicht weil wir ewig leben, sondern weil wir uns lebendig fühlen wollen.

Nachthimmel

Nachdem wir jahrelang wie die Wilden bis in die frühen Morgenstunden gefeiert haben, können wir jetzt mit einem guten Gefühl die Sonne aufgehen sehen. Unglaublich. In unseren schönen Köpfen hat sich neben so einigem anderen auch festgesetzt, dass der Sonnenaufgang mit Traurigkeit verbunden ist, und irgendwann ließ sich daran nicht mehr rütteln.

Uaahhh. Manchmal wird Jardine bei der Erinnerung heute noch mulmig – dieses Gefühl, wenn man aus der Bar oder dem Club in den trüben Morgen hinaustritt und in ein Taxi steigt. Irgendwie ist es einem peinlich, dass der Fahrer einen so sieht, und dann kommt sie, die spektakulär große Woge aus Depressionen, und man will nur noch nach Hause. Auf dem Weg dorthin ist alles um einen herum bestens ausgeleuchtet, weil die gottverfluchte Sonne bereits am Himmel steht.

Schon komisch, dass etwas so Herrliches, das eigentlich spirituelle Ehrfurcht erzeugen sollte, zu etwas so Feindlichem werden konnte. Wenn Jardine nach einer langen Nacht die ersten Vögel zwitschern hörte, hatte sie die Vögel wirklich gehasst. Aber wer bitte hasst denn Vögel? Sie hat die Sonne gehasst. Den Tag. Eines Morgens musste Jardine sich in Downtown Manhattan einen Weg durch eine Armee von Radfahrern bahnen, die sich vor ihrer Haustür für eine frühmorgendliche Ausfahrt versammelt hatten. Kopf gesenkt, damit bloß niemand die verschmierte Wimperntusche auf ihren Wangen und ihre weiten Psychopupillen sah. Sie hasste die Radfahrer. Hasste deren Räder. Und das, wohin sie fahren wollten – vor allem aber hasste sie das einsame feuchtkalte Bett, in das sie gleich fallen würde, jetzt, da ihre eigene kleine Tour beendet war.

Es schien ein fairer Tausch – die Nacht gegen den Tag. Die darauf folgende Depression war nun mal der Preis für den ausgelassenen Spaß. Und manche Nächte waren es wirklich wert, kein Zweifel. Aber es gab auch viele, für die das nicht gilt.

Es dauerte Jahre, bis wir uns wieder in den Sonnenaufgang verlieben konnten, ihn nicht mehr als eine Strafe, ein Symbol unseres schlechten Gewissens oder eine vage Bedrohung betrachteten.

Jetzt kann er ein Augenblick voller Hoffnung sein. Ein Bad im Licht. Und in der Stille.

Und der Zeitpunkt ist perfekt, um konzentriert zu arbeiten. Kurz bevor die E-Mails hereinströmen, wenn die Kinder aus dem Haus und in der Schule sind, wenn es ganz ruhig ist im Haus, dann bekommen die Gedanken und Ideen Raum, sich zu entwickeln und sich auf der noch unbeschriebenen Seite zu verbreiten. Früher hatten wir Leute damit angeben hören, dass sie kurz vor Morgengrauen aufstehen, um zu schreiben, hatten dabei zähneknirschend gelächelt und gedacht: *Wirklich? Wie schön für dich. Ich hoffe, du fällst tot um.* Dabei war für uns allein die Vorstellung schon erschreckend, *wir* könnten möglicherweise unsere Gewohnheiten ändern und unsere Arbeitsleistung um das Zwanzigfache steigern. Denn im Umkehrschluss hieße das ja, dass wir jeden Tag, an dem wir dies NICHT taten, etwas verloren gaben, das wir eigentlich liebten.

Jardine hat einen Freund, ein taffer Typ mit Riesenarmen, Bart und Lederweste, der einmal im Jahr in die texanische Wüste fährt und dort drei Tage und Nächte allein und ohne Zelt verbringt, um spirituell wieder ins Gleichgewicht zu kommen. Bei seiner Rückkehr spricht er immer sehr liebevoll darüber, wie es ist, wach zu sein und die Sterne zu betrachten, Nachttiere zu beobachten und dem Geruch der Luft nachzuspüren, einzuschlafen und aufzuwachen, wenn die Sonne die Dunkelheit am violett-schwarzen Horizont vertreibt. Davon, wie es sich anfühlt, wieder ein Teil von allem zu sein.

Jardine wohnte einmal im Sommer auf einer Insel vor Maine in einer Künstlerresidenz. Ein Maler dort beschloss, eine Nacht allein aufzubleiben und spazieren zu gehen, Skizzen und Fotos von den mondbeschienenen Wäldern, dem Ozean und der aufgehenden Sonne zu machen, von allen atmosphärischen Veränderungen der Landschaft. Es hatte etwas Anarchistisches, einfach Tag und Nacht zu vertauschen. Danach war er ein paar Tage ein bisschen verpeilt und kam sich komisch vor, wie neben der Spur, durcheinander. Ein kleiner Spalt hatte sich aufgetan und neue Rätsel und Ideen zum Vorschein gebracht.

Downsizing ist Punkrock

Bei einer Lesung erklärte George Saunders, ein Autor, den Amanda sehr schätzt, er habe gelernt, sich von Dingen zu verabschieden, die nicht für ihn bestimmt seien. Eine schlichte Aussage, die ihr sehr gewaltig vorkam. Seither sagt sie sich jeden Tag: *Verabschiede dich von den Dingen, die nicht für dich bestimmt sind.*

Wie sich herausstellte, gehörte Chardonnay dazu. Aber was noch?

Marie Kondō drängt ihre Leser, sich bezüglich jedes einzelnen Gegenstands in ihrem Besitz zu fragen, ob er »Funken der Freude schlägt«. Lautet die Antwort nein, dann weg damit.

Das ist so viel leichter gesagt als getan. Bringt uns alter Groll etwas? Alte Ängste? Alte Gewohnheiten? Du lieber Himmel, nein! Trotzdem bleiben sie wie Blutegel an uns kleben. Aus der Alkoholentwöhnung kennen wir eine ähnliche Methode: Wir betrachten genau, gegenüber wem oder was wir Abneigung empfinden, und überlegen, welche Personen und Dynamiken daran beteiligt sind, um schließlich zu begreifen, welche Rolle wir selbst in einer bestimmten Situation spielen. Aus irgendeinem Grund scheint dieser letzte Teil der Schlüssel zum Glück zu sein. Aber nur weil man keinen Alkohol mehr trinkt, werden Abneigungen nicht einfach aufgehoben, ebenso wenig wie Ängste und Gewohnheiten. Wir bekommen nur einen klareren Blick darauf und können daran arbeiten.

Manchmal bricht einem dieses Abschiednehmen auch das Herz. Viele haben schreckliche Angst, dass sie sich aus einer Ehe lösen und von lebenslangen Freunden trennen werden, wenn sie nein zu Alkohol sagen. Sie trinken nur wegen dieser Ängste jahrelang weiter. Auch wir mussten das lernen: stark sein, auf unser Herz hören, bereit sein, das Nötige zu tun. Erkennen, was für uns bestimmt ist. Wir wollen es nicht beschönigen: Das eigene Leben niederbrennen tut weh.

Aber es kann sich lohnen. Und etwas verdammt Schönes dabei rauskommen.

Raum schaffen bedeutet häufig auch, einem neuen Leben Platz zu machen. Vor vielen Jahren besuchte Jardine Lizzie, eine Freundin, die gespart hatte und dann für ein halbes Jahr mit nichts außer einem Bikini, ein paar Taschenbüchern, einem Kleid und einem Lippenstift in ein Hotel in Miami gezogen war – um den Kopf freizubekommen und sich genau zu überlegen, was sie eigentlich wollte. Jardine staunte, war tief beeindruckt von Lizzies Punkrock-Entscheidung, sich in dieses leere Zimmer einzumieten, ohne ihre Sachen, ohne *Dinge,* an denen sie sich festhalten konnte. Sie war ganz auf sich gestellt, allein mit der Sonne und dem Ozean in Florida.

Neil, Jardines Partner, hat Freunde, die in Sprinter-Vans leben, Kletterer, die in der Nähe der Berge parken und von einem Augenblick auf den anderen umziehen können. Außerdem kennt sie Leute, die ihre Wohnung und ihre Jobs aufgegeben haben und mit ihren Kindern ein Jahr lang im Wohnmobil unterwegs waren. Eine andere Familie hat dasselbe zwei Jahre lang mit einem Segelboot gemacht. Und wer in Tiny Houses wohnt, ist schlimmstenfalls ein Idealist und Minimalist mit guter CO_2-Bilanz.

Downsizing hat etwas zutiefst Revolutionäres. Weil es um mehr geht als nur darum, Überflüssiges abzuschaffen. Dem ganzen bürgerlichen Kram, dem Eigenheim mit Doppelgarage und Pool, einem soliden Leben in einer anständigen Stadt, wird der Mittelfinger gezeigt. Lebenslange Bindung an ein mittelständisches Unternehmen eingeschlossen. All das mag an sich nicht schlecht sein, es sei denn, Angst und Zwang stecken als Beweggründe dahinter.

Wir hoffen, mit jedem Tag unseres Lebens immer genauer herauszufinden, wovon wir uns verabschieden sollten und wie wir das am besten anstellen, anstatt nur immer weiter Dinge anzuhäufen und unseren Status zu steigern. Ein würdiges Leben ist unserer Ansicht nach eines, das sich im Fluss befindet und vielleicht sogar zum Ende hin leert. Dann gäbe es umso mehr Raum für Liebe. Sich an einem Ort aufzuhalten, der leer ist von weltlichen Dingen, in einem physischen, mentalen und emotionalen Vakuum, kann beunruhigend wirken. Manchmal gibt erst Langeweile den Ideen Raum, sich einzustellen. Für den Anfang braucht es Mut. Aber schließlich brauchen alle guten Experimente Zeit.

Schneetag für Erwachsene
(geht auch ohne Schnee)

Amanda wuchs an der Ostküste auf. Im Winter wartete sie nur darauf, dass das Telefon klingelte, ihr geliebtes Wandtelefon mit den »großen Tasten«. Dass die Schule dran wäre und »Schneetag« verkünden würde. Dieser Anruf bedeutete einen herrlichen freien Tag, den sie mit Eimern voller Mikrowellenpopcorn im Schlafanzug vor dem Fernseher verbringen durfte. Sie hatte kein schlechtes Gewissen oder das Gefühl, dass sie eigentlich etwas anderes, etwas Besseres, machen sollte. Vielleicht würde sie sich später auch noch warm einpacken und draußen einen Schneemann bauen, aber jetzt waren erst einmal Zeichentrickfilme und Knabberzeug dran. Es war *Schneetag*!

Jetzt, wo wir vermeintlich erwachsen sind, gibt es immer noch Tage, an denen wir am liebsten einfach wieder ins Bett gehen würden. Tage, an denen wir krank spielen und uns einfach mal ausruhen möchten. Endlich essen, was wir wollen, ohne darüber nachzudenken, gucken, was wir wollen, und schlafen, so lange wir wollen.

Zu einem alkoholabstinenten Leben gehört auch, dass man auf seine innere Stimme hört, die hin und wieder eine Pause verlangt – von der Arbeit, der Kindererziehung, dem Alltag einer verantwortungsbewussten Bürgerin –, und sich zu überlegen, was man damit anfängt. Auf Betriebsfeiern bedeutete das früher immer, sich an der Bar ins Vergessen zu trinken. Es kam vor, dass wir uns von Thanksgiving bis Neujahr im Zustand dauerhafter Unzurechnungsfähigkeit befanden, und irgendwie sehnen wir uns noch immer nach diesem Gefühl. Nur ohne den Kater, die im Suff abgeschickten unpassenden Nachrichten an Kollegen und die Dellen im Auto. Über die Feiertage driften unsere Gedanken in den *Was-wäre-wenn*-Modus, und wir überlegen, ob wir uns nicht vielleicht doch einen einzigen Drink gönnen könnten. In dieser Stimmung ist es manchmal das Beste, einfach ins Bett zu gehen.

Wenn wir Vergessenheit brauchen oder eine Auszeit vom Alltag, sollten wir uns auch als Erwachsene hin und wieder einen Schneetag gönnen: ohne besonderen Anlass einen Tag freinehmen. Sich glücklich zu machen ist so einfach, auch wenn wir es meist schwierig und verboten finden.

Macht es einfach mal. Ab und zu oder überhaupt nur ein einziges Mal. Hört auf, euch zu schämen. Bleibt im Schlafanzug. Verabschiedet euch von eurer Familie, euren Mitbewohnern oder eurem Start-up und der Achtzig-Stunden-Woche, schaltet das Handy aus und schließt die Schlafzimmertür. Dann ab unter die Decke, und träumt schön. Wenn ihr aufwacht, lest ihr Klatschzeitschriften, guckt *House Hunters Honolulu* und tragt eine pistaziengrüne Gesichtsmaske auf. Amanda hat einmal einen ganzen Tag nur gelesen und dabei ganz langsam eine Tüte Schokoladentropfen gegessen, weil keine Kekse mehr im Schrank waren. Der Alltag wartet auf euch. Wenn ihr irgendwann die Tür wieder öffnet, ist er immer noch da. Aber jetzt macht erst mal in eurer eigenen Schneekugel blau, während ungezählte Stunden sachte und glitzernd an euch vorbeiziehen. Es ist erlaubt, einfach abzutauchen. Denn das ist der Witz am Erwachsensein: über die eigene Zeit bestimmen zu dürfen.

Früher war es der Grundschuldirektor, heute machen wir den Anruf selbst. *Hallo? Legt den Autoschlüssel wieder hin. Habt ihr was zu Knabbern im Schrank? Piroggen in der Tiefkühltruhe? Alte Ausgaben von* Vanity Fair *und noch ein paar nicht angesehene Folgen* Black Mirror? *Dann rein in die gemütlichen Klamotten und kuschelt euch ein: Es ist Schneetag!*

Memento mori

Um sich sehr lebendig zu fühlen, genügt es, über den Tod nachzudenken. Für ein Memento mori genügen ein paar einfache Dinge: ein gläserner Totenschädel, ein toter Schmetterling, eine Pfingstrose in einer Glasflasche. Damit bauen wir uns einen Altar, der uns an unsere Vergänglichkeit erinnert. Es ist eine ganz konkrete Möglichkeit, das tägliche Chaos zu durchdringen und sich zu vergegenwärtigen, wenn auch vielleicht nur unbewusst, dass jeder einzelne Augenblick zählt.

An vielen heiligen Stätten finden wir Altäre oder etwas Ähnliches – in Meditationsräumen und Moscheen, Synagogen, Kirchen, heidnischen Häusern oder buddhistischen Tempeln. Schon immer haben Menschen unabhängig von ihrer gesellschaftlichen Stellung oder ihrer Religion versucht, Vorstellungen und Träume durch Gegenstände greifbarer zu machen.

Wenn Jardine sich zum Schreiben setzt, blickt sie auf ihre Fensterbank, die nie zum Altar erklärt wurde, sich aber nach und nach in einen verwandelt hat. An der Scheibe hängen zwei Porträt-Postkarten in Schwarzweiß, die eine zeigt Maya Angelou, die andere Cookie Mueller. Außerdem steht dort ein Glas Ylang-Ylang-Creme, die Jardine von einer Freundin geschenkt bekommen hat, ein winziges

Seepferdchen, ihre japanischen Glasfedern, eine Tillandsie in einem trübe angelaufenen Schnapsglas aus Las Vegas, ein Keramikpudel aus den Fünfzigerjahren und eine Vase, die ihr Freund als junger Glasbläser für sie gefertigt hat. Unbewusst hat sie am Rande ihres Blickfelds lauter Dinge gesammelt, die sie an die Vergänglichkeit erinnern.

Memento mori müssen nicht unbedingt Altäre sein. Jardine hat zum Beispiel ein Armband geerbt, das aus dem Haar einer ihrer Vorfahren geflochten wurde – eine viktorianische Methode der Trauerbewältigung. Auch ein Totenschädel-Ring ist ein Memento mori. Einige großartige Kunstwerke sind welche, angefangen bei den flämischen Stillleben des 18. Jahrhunderts mit toten Kaninchen und Obst, bis zu dem rauchenden Totenkopf von van Gogh oder dem Kuhschädel mit den weißen Rosen von Georgia O'Keeffe. Sie alle würdigen die Vergänglichkeit als Säule unseres Lebens.

Mehr noch als Sex oder Drogen ist der Tod vielleicht das verbotenste Thema unserer Gesellschaft. Sterben und Trauern geschieht im Stillen, so dass es kaum unser Bewusstsein erreicht. Die Toten sollen von allem Lebendigen getrennt bleiben, und trotz dieses Tabus machen wir uns gerne bewusst, dass das Leben nicht ewig währt. Es hilft, sich ins Gedächtnis zu rufen, dass nichts außer den Basics wirklich wichtig ist: etwas zu essen, Wasser, ein Dach über dem Kopf und jede Menge Liebe. Zu wissen, dass wir sterben müssen, lässt uns alles intensiver erleben, weil es außer dem Moment nichts gibt. Wie oft haben wir das schon gehört und wieder vergessen? Einmal laut ausgesprochen, muss man es doch als Wahrheit in sich spüren? Doch es fällt uns schwer, dieses Gefühl auszuhalten, und ein Memento mori kann helfen.

Einige Menschen suchen Altäre auf, damit sich ihre Wünsche erfüllen. Nehmen wir sie doch als Anstoß, um über das nachzudenken, was uns wichtig ist. Manchmal steckt in Fotos, Blumen oder Federn viel mehr, als wir mit Worten zu sagen vermögen. Anstatt also Notizbücher vollzuschreiben oder zu lesen, können wir uns vor einem solchen Altar über so manches klar werden, uns neu verankern. Er ist ein Zufluchtsort, an dem wir zur Ruhe kommen, an dem wir uns behütet fühlen dürfen. Auch wenn wir mit dem Trinken aufgehört haben, müssen wir uns trotzdem hin und wieder verstecken.

Maskenbälle

Als Jardine noch nicht ganz in der Pubertät war, hielt sie Maskenbälle für den Gipfel der Romantik. Andere Mädchen wollten shoppen gehen, wollten sich mit Gleichaltrigen treffen und flirten, aber Jardine (ein schüchterner, melodramatischer Bücherwurm) stand eher auf Venedig 1750.

Bevor sie zum ersten Mal einen Jungen küsste, hatte sie stundenlang von düsteren Burgen, Ballkleidern und maskierten Tänzern phantasiert.

Ein paar Jahre später, mit fünfzehn, trank sie zum ersten Mal ein ganzes Bier aus, anstatt nur daran zu nippen. Bier war bitter und scheußlich, sie verstand nicht, wie man ein ganzes Six-Pack trinken konnte. Mit achtzehn zahlte sich ihre Hartnäckigkeit aus, und sie überwand ihre Abneigung gegen den Geschmack. Jetzt wusste sie die magische Kombination aus Gras und Alkohol zu schätzen: Man setzte sich eine Maske auf und zog hinaus in die Nacht, war mittendrin, gleichzeitig aber verborgen. Endlich konnte sie ganz sie selbst sein.

Jardine hat nicht mit dem Trinken aufgehört, um für den Rest ihres Lebens durchschaubar und damit angreifbar zu sein. Besonders wenn man eher introvertiert ist, rennt man nicht einfach schutzlos und nackt in der Welt herum. Jeden

Tag zeigen wir nach außen hin verschiedene Persönlichkeiten, wobei das weniger unehrlich als kreativ ist. Nicht die Maskerade ist das Übel, aber die Art, sie zu tragen, hat alles noch schlimmer gemacht. Jetzt können wir es besser.

Versucht es doch mal mit Perücken, Umhängen, Flügeln und Kronen. Probiert sie aus, all die Kostüm- und Maskenbälle: Mardi Gras in New Orleans, Burning Man in Nevada, Gay-Pride-Paraden auf der ganzen Welt, Karneval in Venedig, Mermaid Parade auf Coney Island, Karneval in Rio. Geht in die Clubs oder zu Leuten, die eine Kostümparty geben oder einen Cosplay-Geburtstag feiern. Es hat etwas Künstlerisches, und obwohl – oder gerade weil – man sich vor aller Augen versteckt, kommt man schnell in Kontakt.

Sich selbst neu zu erfinden hat uns schon als Kindern Spaß gemacht. Damals haben wir uns mit Edding Schnurrbärte aufgemalt und goldene Aufkleber auf die Arme gepappt. Wir hatten eine Truhe mit Morgenmänteln, Uniformen, Strohhüten und weißen Handschuhen. Wir haben dem Hund Schleifen ans Halsband gebunden und unsere Puppen bemalt. Amandas Tochter verbringt Stunden im begehbaren Kleiderschrank ihrer Großmutter Savannah, taucht in legendären Aufmachungen wieder auf und geht über ihren eigenen Phantasie-Laufsteg.

Ein bisschen Verkleidung geht immer. Rihannas Henna-Maori-Handtattoo, Nicki Minajs Regenbogen-Haare oder der flammend rote Schopf der verstorbenen Künstlerin Jeanne-Claude sind die besten Beispiele. David Bowie hat es allen gezeigt mit Aladdin Sane, Ziggy Stardust und dem Goblin King. Auch Anna Piaggi haben wir geliebt, die italienische Journalistin, die sich mit roten Rougekreisen auf den Wangen und einem blauen Vogelkäfig als Handtasche inszenierte. Wir bewundern das Genie des Künstlers und Modedesigners Leigh Bowery und huldigen dem Meister der manipulierten Identitäten RuPaul, der als einer der Ersten Drag auf die großen Bühnen brachte.

Wir können auch erst mal nur dran schnuppern. Färbt euch goldene Strähnchen in den Bart. Lackiert euch die Fingernägel mit schwarzem Glitzer. Tragt Sonnenbrillen aus dem Billigladen, die im Dunkeln leuchten, oder bittet euren Nachwuchs um ein abwaschbares Tattoo – vielleicht bekommt ihr ja ein Einhorn aufs Handgelenk und freut euch den ganzen Tag darüber.

Verkleidungen provozieren uns. Wolltet ihr auch schon immer über den Zaun springen und im Pool der Nachbarn schwimmen oder ohne Erlaubnis hinter die Bühne schleichen? Seid ihr damals auch im Auto der Eltern durch mondbeschienene Vororte gefahren, während sie ahnungslos schliefen? Jardine hat einmal mit zwölf Freundinnen in einer Last-Minute-Aktion eine Burg in Schottland für einen Kurzurlaub gemietet. Alle trugen karierte Strumpfhosen und schwarze Samtjacken, aßen Forelle, tranken Tee und machten sich ein kleines bisschen lustig, fanden es aber auch ziemlich aufregend, ihr ganzes Leben für einen Moment einzutauschen.

Amanda würde im Traum nicht daran denken, eine Texas Book Festival Gala zu besuchen, ohne vorher gleich einen ganzen Haufen Kleider bei »Rent the Runway« zu bestellen. Einmal war ihr Oscar-de-la-Renta-Kleid (drei Tage lang ihrs allein!) im Wert von 3000 Dollar zwanzig Zentimeter zu lang, und sie rannte in einen Secondhand-Laden, um hundert Meter hohe Stilettos aufzutreiben. Anschließend wackelte sie den ganzen Abend darauf herum, immer kurz vorm Umkippen. Zu Hause wurde das märchenhafte, überirdische Ballkleid plötzlich zum Horror. Sie trat die hohen Hacken durchs Zimmer und genoss den Augenblick, in dem sie sämtliche Häkchen, Reißverschlüsse, Schleifen und Bänder lösen und sich aus dem Kleid schälen durfte, weil es ihr fast die Luft zum Atmen genommen hatte.

Die Kunst des Zuprostens

Trinksprüche können für jemanden, der nicht trinkt, eine Gefahr sein.

Wir erlauben dem Kellner auf einer Hochzeit, das Champagnerglas vor uns stehenzulassen. Schließlich geht es ja nur um das Ritual, wir haben nicht die Absicht, davon zu trinken. Wir werden lediglich mit allen gemeinsam das Glas auf das Ehepaar erheben, aber nicht mal daran nippen. Dann haben wir das kühle Getränk in der Hand, alle anderen nehmen einen Schluck – und plötzlich reißt unser Körpergedächtnis das Steuer an sich, und wir trinken.

Amanda hat eine trockene Freundin, deren sterbender Vater sie anflehte, doch bitte etwas mit ihm zu trinken. Noch bevor sie wusste, wie ihr geschah, hatte sie ein kaltes Bier in der Hand. Sie entschied sich dagegen. Und obwohl sie so hart dafür gekämpft hatte, zweihundertundzwei Tage lang enthaltsam zu bleiben, hatte sie ein schlechtes Gewissen.

Wer kein Problem mit Alkohol hat und nie darüber nachgedacht hat, damit aufzuhören, kann bisweilen nicht nachvollziehen, inwiefern ein einziger Schluck eine ungeheure Anstrengung zunichte machen und das ganze Vorhaben vereiteln kann. Alle anderen wissen genau, was dieser eine Schluck bedeutet: Unserem gerissenen Geist eröffnet sich ein verlockender Rückweg ins alte Leben. Im fraglichen

Augenblick erscheint uns der soziale Druck wie ein Gesetz des Universums. Ist es aber nicht. Trinksprüche sind ein Ritual, das durchaus Bedeutung hat, auch wenn sie nicht im Alkohol begründet liegt. Wenn wir verstehen, worauf es bei einer Zeremonie ankommt – im Fall einer Hochzeit, dem Brautpaar Glück zu wünschen –, dann spielt es keine Rolle, welche Flüssigkeit sich in unserem Glas befindet. Und wer wirklich nicht damit klarkommt, dass wir vom Kleingedruckten abweichen, der kann uns mal.

Bei einer Essenseinladung in den Hamptons wollte Jardine gerade mit allen gemeinsam anstoßen, als ein älterer Mann im Kaschmirpullover sie quer über den Tisch hochnäsig anschaute und ihr mit einer abfälligen Geste seiner braungebrannten, manikürten Hand beschied: *Sie nicht, mit Wasser anstoßen bringt Unglück.*

Wissen Sie, was noch Unglück bringt, Sir?, dachte sie. *So ein blöder Arsch zu sein.*

Und hob ihr Glas.

Partys

Quite collected at cocktail parties,
Meanwhile in my head
I'm undergoing open-heart surgery.
Ann Sexton

Verschwinden

Wir haben überlegt, ob wir dieses Kapitel »den französischen Abgang« nennen sollten, um dem Ganzen ein bisschen Pariser Glamour zu verleihen. »Adios ohne Ansage« geht ebenfalls leicht von der Zunge, wobei auch »der kurze Abschied« denkbar wäre. Am besten hätte gepasst: »Ab nach Hause, und gönn dir ein Schaumbad, weil du es dir wert bist.« Zum Schluss haben wir uns für »Verschwinden« entschieden, weil es bei uns Schmetterlingen genau darauf hinausläuft.

Wir hatten uns immer mit Freunden und Freundinnen umgeben, die gerne trinken. Wer sonst hätte bis in die frühen Morgenstunden mit uns gelacht und getanzt? Wir haben uns SEHR bemüht, uns zu mäßigen, haben unsere Drinks gezählt, nur Wein getrunken (oder nur Wodka) oder haben zu jedem Glas Wein auch ein Glas Wasser getrunken. Und hatten trotzdem einen Blackout. Wir haben es übertrieben. Wir haben es vermasselt. Die Hoffnung auf eine harmlose Party, die wir ausnahmsweise mal vor Sonnenaufgang verlassen, endete – fast immer – morgens mit bitterer Unzufriedenheit im Bauch, zittrigen Händen und einem langen Tagebucheintrag, dass man »es jetzt aber wirklich, nie wieder machen« wolle. Oooookaaayy.

Wir haben uns mit dem Alkohol nicht auch von unseren Partyträumen verabschiedet; wir jagten immer noch dem Drachen nach; sehnten uns nach jenem glorreichen Moment, in dem sich der ganze Raum in einer funkelnden Wolke der Gemeinsamkeit und des Glamours auflöst. Kam eher selten vor, galt aber jahrelang als Ziel. Diese Freude musste spät nachts gefunden werden und nur dann: im trüben Licht eines Konzertsaals am Ende eines Abends, wenn man sich gegenseitig seine Geheimnisse anvertraute und der Barmann schon den Tresen wischte. Es ging um die Illusion, wahre Schwestern im Morgengrauen zu finden, sich gerade neu zu verlieben, während die anderen aus der Bar torkelten.

Bleib noch, ermahnten wir uns, *du wirst dafür belohnt werden, geh noch nicht nach Hause, geh niemals nach Hause, warte noch …*

Dann verabschiedeten wir uns vom Alkohol.

Wir wurden nach wie vor zu Partys eingeladen, also gingen wir hin. Natürlich wollten wir dort nicht nüchtern rumstehen, aber wir wollten auch nicht nüchtern zu Hause sitzen. Alles erschien uns trist und farblos ohne die einzige uns bekannte Möglichkeit, uns mit anderen zu amüsieren.

Erst wenige Monate trocken, ging Amanda zur Geburtstagsparty einer Freundin in eine Bar. Eine Stunde lang hatte sie Spaß, dann taten ihr die Füße weh, und ihre innere Stimme erinnerte sie ununterbrochen daran, wie müde sie war. Nur Alkohol hätte diese Gedanken gedämpft. Dabei wollte sie so gerne unkompliziert sein, sich gut fühlen, vielleicht sogar ein bisschen aufgekratzt sein. Aber nein: Sie war einfach erledigt.

Allein der Gedanke, jedem einzelnen erklären zu müssen, warum sie jetzt schon ging, wirkte abschreckend. Sie trank zwar nicht mehr, aber sie war doch trotzdem total gut drauf! Ihre Freunde sollten nicht denken, ihr wäre die Party zu langweilig oder sie wären ihr nicht wichtig genug. Unauffällig bezahlte sie ihre Getränke (ein Ginger Beer und drei Mineralwasser), dann stand sie an der Tür herum. Ihr fiel wieder ein, was ihre Therapeutin sie einmal gefragt hatte: »Hältst du dich für so bedeutend, dass du glaubst, alles bricht zusammen, sobald du tust, was du möchtest? Sollen sich die anderen um sich selbst kümmern, du kümmerst dich um Amanda.«

Würde es überhaupt jemand merken, wenn sie verschwand? Sie versuchte, sich zum Bleiben zu zwingen, aber ihr Herz verlangte, nach Hause zu gehen. Mit schlechtem Gewissen schlich Amanda sich schließlich heimlich von Bord. Das heißt, sie rannte hinaus auf die Straße, als hätte sie Angst, aufgehalten zu werden. Sie stand im Regen unter der Markise der Bar und rief sich ein Taxi. Holte tief Luft. Und verschwand. Nur wenig später tauchte sie im Schlafanzug wieder auf, sicher und im Warmen, dort wo sie hingehörte, in ihrem Bett.

Verschwinden ist eine Möglichkeit, Partys zu besuchen, ohne dort plötzlich in der Falle zu sitzen. Die einzige Regel lautet: *Geh, wann du willst.*

Wir müssen uns nicht verabschieden.

Wir müssen keine Kopfschmerzen haben, einen Termin früh am nächsten Morgen oder das Gefühl, eine Erkältung sei im Anflug. Es ist nicht unser Problem, was andere von uns halten. Den meisten wird es nicht einmal auffallen, wenn wir weg sind.

Am Anfang mag sich das eigenartig anfühlen, aber dieses Gefühl von *Das gehört sich nicht* ist ein kleiner Preis, um zu tun, was man will. Wir halten das aus. Wenn der Abend schal wird, wenn wir allein sein wollen, hauen wir ab. Wir stellen den Mantelkragen auf und verziehen uns im Licht der Straßenlaternen immer tiefer in die Dunkelheit.

Happy Birthday, du vom Leben Berauschte!

Als Amanda sechs Monate lang keinen Alkohol mehr getrunken hatte, kam Jardine mit einer Schachtel selbstgemachter Süßigkeiten zum Feiern vorbei. Als eine gerade erst trocken gewordene Freundin Amanda erzählte, dass sie ihr Leben ändern wollte, schenkte Amanda ihr ein Schaumbad und Pfefferminzbonbons. Abstinenz kann sich am Anfang wie ein überwältigender Verlust anfühlen. Freundinnen, die es in der Schwangerschaft mit dem Nüchternsein versuchen, im Januar alkoholfrei leben, die eine Woche oder bis an ihr Lebensende ohne einen Drink auskommen wollen, verwöhnen wir gerne ein bisschen.

Besonders in den ersten Tagen wissen wir ein Stück Red Velvet Cake oder eine Dose mit französischer heißer Schokolade zu schätzen. Auch eine köstliche Praline in einem lavendelfarbenen Döschen mit Schleife kann jemanden in seinem Bemühen unterstützen.

Manche müssen mit dem Zucker aufpassen, deshalb sind Seetangseife, Wildrosensalze und Lippenbalsam mit Kirschgeschmack wunderbare Alternativen. Jardine erzählte Amanda von einer Website, wo man klitzekleine Parfumfläschchen bestellen konnte, und wenig später entdeckte Amanda Sets für die Herstellung von Düften zu Hause. Nüchtern Berauschte lieben Patchouli-Kerzen und

Duftzerstäuber, die nach Orangen oder Zitronengras aus Sri Lanka riechen. Kurz vor Amandas erstem Weihnachten ohne Alkohol öffnete sie ein Päckchen ihrer Schwester Sarah mit einer Auswahl an Tees: Weißer Pfirsich, Vier Jahreszeiten, Jasmine Oolong und andalusischer Zitronenrooibos. Es bedeutete ihr viel, dass ihre Schwester darüber nachgedacht hatte, was ihr während der ersten nüchternen Festtage bevorstand. Selbst eine Teetasse mit eingravierten gelben Rosen aus dem Second-Hand-Laden ist eine liebe Geste.

Wir mögen schmale Bücher zum Lesen in der Badewanne, in der U-Bahn oder beim Schlangestehen. Jardine liebt *Siddhartha, Les Enfants terribles* und alte Taschenführer über Wildblumen, Musiknoten, *Leaves of Grass,* alte Skater-Zeitschriften oder Ausgaben der *Vogue* aus den 80ern. Amanda schwört auf den Leitfaden zum Erhalt der Schönheit der Sprache, *Dreyer's English.*

Seit Jardine ihr einen Gutschein für eine Saftbar geschickt hatte, trank Amanda jeden Morgen mit ihrem Sohn einen Mango-Clementinen-Saft, bevor sie ihn an der Schule absetzte. Solche kleinen Aufmerksamkeiten sind eher Glücksbringer als Wertgegenstände, deshalb tut es ein selbst gepflückter Apfel ebenso wie eine gebrauchte Platte von Dusty Springfield, eine Postkarte von Baseballlegende Jackie Robinson, auf deren Rückseite man Glückwünsche kritzelt. Und natürlich sollte man sich selbst Geschenke machen. In einer Autorenresidenz in Tennessee bewohnte Amanda einmal ein Zimmer mit einer alten Badewanne mit Füßen, die eine Ablage zum Beispiel für ein Buch hatte. Das war so dekadent, dass sie sich genau so eine Ablage auch für ihre Wanne zu Hause kaufte.

Wir machen keine Geschenke, um jemanden »in der Spur« zu halten oder Druck auszuüben, damit er oder sie trocken bleibt – jeder geht seinen eigenen Weg. Und selbst wenn man »nur« unterstützen möchte, kann das schnell mal zu viel sein. Es hilft wirklich, jemanden in der Abstinenz bei sich zu wissen, und doch ist uns das niemand schuldig. Häufig entsteht das Problem, wenn mehrere Leute beschließen, zusammen einen Monat lang auszusteigen, aber nur die Hälfte davon durchhält. Nicht vergessen: Leben und leben lassen, erstmal um die eigenen Vorhaben kümmern.

Aber wir geben gerne zu, dass uns eine koreanische Gesichtsmaske für 1,99 Dollar, geschenkt von einer Kollegin am ersten Jahrestag unserer Alkoholabstinenz, zu Glückstränen gerührt hat.

Bridgeparty

Amandas Großeltern wussten, wie man rauschende Feste feiert.

Eine Bridge-Party (Domino, Canasta oder Mah-Jongg geht auch) zu ihren Ehren und nach ihrem Vorbild könnte in die Kategorie »so uncool, dass es schon wieder cool ist« fallen. Man stelle sich Frauen aus der *Mad-Men*-Ära vor, in taillierten Sommerkleidern und passendem Schmuck, Taschen mit Kordelzug liegen zu ihren Füßen; Männer in Anzügen fläzen auf dem Sofa, heben die Augenbrauen, halten wahlweise die Siegerkarten oder Schnittchen in Händen.

Man kann Kartentische mieten oder einfach ein paar Kindertische zusammenschieben, Großmutters Tischdecken hervorkramen und den Raum mit malvenfarbenen Rosen oder Iris schmücken. An kühlen Nachmittagen servierte Amandas Großmutter kannenweise heißen Tee mit Würfelzucker und Zitrone, an heißen Tagen Limonade oder Fruchtpunsch, in dem Dosenananasstücke schwammen.

Serviert am besten etwas, das man mit einer Hand essen kann – niemand will wegen des Essens das Spiel unterbrechen. Amanda liebt Sandwiches mit Pimento Cheese, Eiersalat oder Frischkäse mit Gurkenscheiben. Auch Cracker und Cheddar auf einem Tablett kommen immer gut an. Außerdem gebratene Okraschoten, eingelegte Shrimps und kleine Waffelspießchen mit Huhn. Überhaupt alles im Miniformat: Minicheeseburger, Miniwürstchen im Schlafrock, Cake-Pops. Gemüsesticks sind immer super, besonders mit diesen schwarzen Oliven aus dem Supermarkt, und als i-Tüpfelchen geröstete Pekannüsse.

Auf einen Zahnstocher gespießt schmeckt sowieso alles aufregender.

Der sogenannte Bridge-Mix ist herkömmlicherweise eine Mischung aus Nüssen und Schokolade, Amanda liebt aber außerdem salzigen Knabberkram und Erdnüsse. Wenn ihr Kristallgeschirr habt, dann ist dies die beste Gelegenheit, es zu benutzen. Wenn nicht, wird es Zeit, mal auf dem Flohmarkt vorbeizuschauen. Amanda arrangiert oft einfach eine große Schachtel Pralinen auf einer Platte. So kann man sich immer noch auf Kekse, Petit Fours und Cupcakes freuen, auch wenn man beim Kartenspiel verliert.

Das Beste an einer Bridge-Party ist, dass sie ein Anlass ist, sich zu treffen, ein Hoch auf gemeinsam verbrachte Freizeit. Sobald Menschen bei einem Spiel zusammensitzen, entsteht diese gewisse Energie. Ob beim Blitzschach im Central Park, Domino in Havanna, Mah-Jongg in San Francisco oder Bingo in Texas – Menschen beim Spielen zuzusehen macht einfach Spaß.

In Italien traf Jardine einmal in einem kleinen Ort am Meer auf dem Dorfplatz auf eine Gruppe weißhaariger Männer mit wettergegerbten Gesichtern, die um einen Tisch saßen, rauchten und Karten spielten. Sie hatte keine Ahnung, was für ein Spiel es war, da sie kaum Italienisch verstand. Aber auch so wusste sie, dass die Männer ein Leben lang Freunde waren.

Feuerwerk

Der vierte Juli hatte für Amanda immer vor allem zweierlei bedeutet: Feuerwerk und Bier. Ob sie als Beifahrerin in einem Landcruiser Baujahr 1972 in die Berge von Colorado rauschte oder irgendwo am Strand lag, es gab immer schon früh etwas zu trinken, und das Feuerwerk war unglaublich toll.

Jedenfalls dachte Amanda das. War es etwa nicht unglaublich toll? Ehrlich gesagt konnte sie sich am 5. Juli immer gar nicht mehr so richtig daran erinnern. Das Beste war die Zeit davor, bis es so weit war, bis sie voller Vorfreude Feuerwerk kaufen ging, die Tasche voller Geld zum Verjubeln – und die Geschichten hinterher. Das eigentliche Ereignis nahm sie meist nur eher verschwommen war.

Als sie älter wurde und Kinder hatte, nahm der Spaß immer weiter ab ... naja ... es wurde ganz schön öde. Sie war reif für eine Veränderung. An ihrem ersten nüchternen vierten Juli blieb sie lieber zu Hause, als mit ihren Freunden loszuziehen. Mit ihren Lieblingscousins und -cousinen breitete sie nach dem Essen Decken draußen auf dem Rasen aus, sie kuschelten sich wegen der Kälte in Colorado warm ein und schauten in die Sterne. Anstatt Bier zu trinken, tranken sie nichts. Sie redeten.

Viele Feiertage muss man neu erfinden, damit sie funktionieren, aber manchmal erscheint einem genau dasselbe Feuerwerk einfach leuchtender, wenn das Gehirn nicht betäubt ist. Man kann es gar nicht genug betonen, wie unmöglich uns so etwas früher vorgekommen wäre: einen ganzen Abend lang nüchtern auf einer Decke zu liegen und zu reden. Es gelang erst, als die Alternative so richtig unerträglich wurde.

An jenem ersten nüchternen vierten Juli lachte Amanda laut auf, als das Feuerwerk krachend über ihr explodierte. Sie schaute in den Himmel, und es war, als hätte sie noch nie ein Feuerwerk gesehen: Die Farben waren herrlich, die sprühenden Formen unglaublich, das ganze Spektakel war so irre, dass sie fast geweint hätte. Über so viele Jahre hatte sie all das nur gedämpft gesehen.

»Mommy!«, schrie Amandas Tochter und wirbelte über den Rasen. »Schau mal! Das Feuerwerk!«

»Ich seh's, ich bin hier!«, rief Amanda zurück.

Rote Ballkleider und Cowboyhüte

Wir waren immer schon Fans von Secondhand-Läden gewesen (seit wir in der neunten Klasse zum ersten Mal in Greenwich Village nach Militärjacken und Konzert-Shirts gestöbert hatten). Damals schien uns grundsätzlich alles besser zu sein, das nicht fabrikneu war, und daran hat sich nichts geändert. Jardines Gucci-Slipper sind umso großartiger wegen ihrer uns unbekannten Vergangenheit an den Füßen ihrer früheren Besitzerin, die damit vermutlich Jachtclubs besuchte, zum Lunch in den Golf-Club ging und sich während der Scheidung einen schrecklichen Rosenkrieg mit ihrem künftigen Exmann lieferte. Sie beflügeln unsere Phantasie. Amanda verbringt hin und wieder ganze Abende mit ihren Kindern in einem Secondhand-Laden, kommt immer mit Taschenbüchern und manchmal sogar einem echten Hauptgewinn nach Hause *(Hallo? Eine butterweiche Coach-Handtasche für zwei Dollar!)*.

Tauschen ist Secondhand für Fortgeschrittene und sich zum Klamottentauschen zu treffen kann geradezu verbindend wirken.

Jardine hat solche Treffen sowohl besucht wie auch selbst veranstaltet – und liebt sie. Man lädt ein paar Leute ein, die alle mitbringen, was sie gerne loswerden würden, serviert eine große Platte mit Kirschen, Ziegenkäse und Crackern, außerdem kalte Zitronenlimonade und verteilt die Klamotten im ganzen Haus auf dem Mobiliar. Die Gäste laufen herum, probieren Sachen an, reichen goldene Kimonos oder Overalls weiter, weiße Cowboystiefel, die zwar schön sind, ihre Besitzerin aber am kleinen Zeh drücken. Eine liebe Freundin bringt ihre sehr große Tochter mit, die in die abgelegten Klamotten einer anderen sehr großen Freundin passt, und alle sind glücklich. Ladies ziehen sich aus und wieder an, schüchtern und verspielt, schauen in den Spiegel, drehen sich hierhin und dorthin, und irgendwann probiert endlich eine das rote Ballkleid an, das wirklich an jeder anderen hier blöd aussieht, nur an ihr einfach zum Niederknien schön, als wäre sie dafür gemacht (ähnlich wie Aschenputtels Schuh) und alle Partygäste rufen: *Das musst du nehmen! Überleg dir, wo du's anziehen kannst!* Am Ende des Abends sind die Gäste ihren alten Ballast los und gehen dafür mit neuen, großartigen Klamotten (für die sie keinen Cent ausgegeben haben) nach Hause. Die Gastgeberin spendet den Rest einem Frauenhaus in der Stadt, betrachtet dann ihr leeres Apartment und denkt daran, wie sie als Kind mit Freundinnen die Kleider ihrer Mutter anprobiert hatte.

Stündlich werden in Tausenden von Fabriken Tausende Gegenstände, Kleidungsstücke aus Synthetikfasern, Plastik und Gummi hergestellt. Wir kaufen Dinge, die nicht lange halten, aber auch nicht verrotten, stopfen die Welt voll mit irgendwelchem Kram. Allein vom Tauschen zu leben ist nicht unbedingt realistisch (eher unwahrscheinlich, dass wir unsere Familien ausschließlich so ernähren könnten), aber wenn man es mal versucht, kommt man vielleicht auf den Geschmack und lässt sich häufiger auf Dinge ein, die nichts mit Kommerz zu tun haben, Bauernmärkte zum Beispiel oder Tiny Houses.

Der Ansatz ist nicht neu, er geht dem Überfluss, wie wir ihn heute kennen, voraus. Als wir den Alkohol sein ließen und plötzlich ein bisschen Kleingeld und auch die Zeit übrighatten, es auszugeben, hätten wir leicht dem Kaufrausch erliegen können. Aber Tauschen ist besser und bringt außerdem Menschen zusammen.

Amanda füllt Plastiksäcke mit den abgelegten Klamotten ihrer Kinder und stellt sie den Nachbarn vor die Tür. Sie findet es großartig, sich mit ihrer Lieblingskindergarten-Erzieherin Andrea zu treffen, die die alten Palletten-Shirts ihrer Tochter Kasey ausmustert. Eine andere Mutter überlässt Amandas Tochter Ugg Boots, fließende lange Kleider und Klamotten aus dem coolsten Laden der Stadt, in dem Amanda nicht einkauft, weil sie zu knauserig ist. Dann schicken sie sich Fotos ihrer Kinder, auf denen sie in den abgelegten Sachen der anderen zu sehen sind.

Als Tauschexperiment bot sich Jardine einmal als Autorin auf Craigslist an und wurde von zwei Grafikdesignern kontaktiert. Viel kam nicht dabei heraus, aber sie freute sich über die Geschichten der beiden, die eigentlich nicht viel von Grafikdesign verstanden, sich aber auf einer Pferderennbahn in Florida kennengelernt hatten, ständig unterwegs, ohne festen Wohnsitz und seit vielen Jahren ein Paar waren.

Einmal arbeitete sie auf einer Farm in Texas und ließ sich mit Obst und Gemüse, Eiern und Blumen entlohnen. Dadurch bekam sie zumindest einen winzigen Einblick in das Leben auf einer Farm. Und die Artischocken schmeckten besser als alle Artischocken, die sie je gegessen hatte.

Musikfestivals und späte Konzerte

In Austin fährt Amanda mit dem Fahrrad zu Austin City Limits, spaziert von einer Bühne zur nächsten, von einem dänischen Singer-Songwriter zu einem meisterhaften Fiedler, weiter zu Parquet Courts, Florence and the Machine und Childish Gambino. Manchmal bleibt sie nur kurz, manchmal für den ganzen Auftritt; lässt sich treiben.

Wenn sie genug hat, holt Amanda ihr Fahrrad und fährt direkt nach Barton Springs, der Badestelle in der Nähe des Festivals. Während des Festivals ist dort nie viel los, und Amanda bekommt alles mit: den Mond, das Wasser, das Konzert von Paul McCartney – *dem* Paul McCartney –, der »Blackbird« singt, seine Stimme dringt kraftvoll und wahr zu ihr herüber. Auf dem Heimweg, als sie in ihrem nassen Badeanzug durch die dunkle Nacht radelt, hat Amanda das Gefühl, ihn endlich gefunden zu haben: den Ort, an den sie gehört.

Jardine hat Musikfestivals grundsätzlich nur chemisch verstärkt erlebt und war nicht sicher, ob sie jemals wieder eines würde besuchen können. *Liebes South by Southwest: Ich weiß nicht, ob es mit uns noch mal so wird wie früher.*

Wenn sie bei einem großen Konzert ist, schaut Jardine sich jetzt in der Menge um und pickt sich die Person heraus, die am eindeutigsten neben der Spur ist. *Oh – Mo-*

ment – ja, genau der Typ da, der wird kotzen. Ebenso wie sich kein Kellner je in einem Restaurant entspannen kann, weil ihm unwillkürlich auffällt, dass an dem Vierertisch nebenan die Wasserkaraffe fehlt, wird Jardine das ganze Konzert über den Blick nicht von dem schielenden Mädchen in der ersten Reihe abwenden, das ganz offensichtlich zu viel Acid intus hat.

Früher hatte sie sich gern Bands in all den legendären Bars und Kellern angesehen, sich durch dicht gedrängte Menschen gezwängt, sich wohl gefühlt mitten in der Menge bei ohrenbetäubender Musik – sie liebte es, über Grenzen zu gehen, das Brodeln, wenn ein Haufen Freaks dieselbe Band toll findet. Heutzutage ist das für sie nur noch schwer erträglich. Ihr Herz und ihr Hirn lieben es, ihr Körper nicht. Sie liebt nur noch die Vorstellung davon.

Dasselbe gilt für das Schlangestehen vor einem Konzert, das sich früher so gut angefühlt hatte. An einem New Yorker Winterabend ein halbes Päckchen rauchen, sich mit Freunden unterhalten, mit denen man schon ein paar Stunden vor dem Konzert begonnen hatte zu trinken. Alle sind entspannt und albern, die kalte Luft macht niemandem etwas aus, auch wenn sie an den nackten Händen frieren und die Füße in den hohen Schuhen zu Eisklumpen werden.

Vielleicht funktioniert es deshalb nicht mehr so gut, weil Jardine keine einundzwanzig mehr ist, vielleicht weil sie nicht mehr trinkt, oder weil sie es einfach nicht mehr gewohnt ist, so lange aufzubleiben und es schlicht bescheuert wäre, um ein Uhr nachts ein Konzert zu besuchen, aber vielleicht ist es auch alles zusammen – Jardine muss ehrlich eingestehen, dass sich ein paar Dinge für sie nicht umwidmen ließen – zumindest noch nicht. Manches fühlt sich nicht mehr genauso an, funktioniert nicht mehr so wie früher, und sie würde lügen, wollte sie behaupten, es würde ihr nicht das Herz brechen. Aber so ist das Leben, oder? Ein Kommen und Gehen. Doch es hat auch was, sich das einzugestehen. Nicht mehr alles zu wollen oder alles zu erwarten kann sich wie eine Kapitulation anfühlen, doch es hat auch eine gewisse Würde.

Was aber nicht heißen soll, dass Punkkonzerte spät in der Nacht nichts für alkoholfrei lebende Menschen sind. Einige von Jardines Straight-Edge-Freunden haben es noch nie anders gemacht, echte Nachteulen, die für die Mosh-Pit leben und pro Woche drei Konzerte besuchen.

Auch was das Nüchternsein betrifft, ist zusammen vieles leichter. Aber herausfinden, wovon wir mehr oder weniger brauchen, das muss jeder für sich alleine.

Kalter, verregneter Filmabend

Früher sorgten wir als Gastgeberinnen dafür, dass es allen gutging – auch wenn wir selbst in den Seilen hingen. Natürlich wollten wir in unserem neuen Leben ebenfalls Partys feiern. Also schenkten wir Perrier in Champagnerflöten und ließen uns möglichst nicht anmerken, dass wir schon um 22 Uhr hundemüde waren. Eine Alternative musste her.

Eines Tages entdeckten Amanda und ihre Tochter, dass *Born in China* endlich gestreamt werden konnte: »Der Pandabär-Film!«

Aufgeregt verschickte Amanda Einladungen. Sie bestellte chinesisches Essen beim Lieferservice, kaufte goldene Essstäbchen und kleine Schälchen für Sojasauce. Freunde und Freundinnen kamen und schlemmten. Einige brachten Wein und Bier mit, und als Amanda langsam unruhig wurde, waren die Pandabären dran.

Umringt von Freunden und inmitten Schalen voller Glückskekse sah sie den Film. Ihre Tochter saß warm auf ihrem Schoß und schaute wie gebannt zu. Jedes Mal, wenn ein Panda über den Bildschirm kullerte, jauchzte sie laut auf.

Inzwischen lieben wir Filmabende. Natürlich muss es das passende Essen geben, bei *Susi und Strolch* (oder auch

Der Pate) Spaghetti mit Fleischbällchen, zu einer Nachmittagsvorstellung von *Frühstück bei Tiffany's* passen Gebäck und Kaffee, Gazpacho zu Almodóvars *Frauen am Rande des Nervenzusammenbruchs,* selbstgemachte Milchshakes und Cheeseburger zu *Pulp Fiction,* und zur Oscarverleihung gibt es Shrimps-Cocktails und alkoholfreien Sekt. Selbstgemachtes, getrüffeltes Popcorn passt natürlich zu jedem Film.

Wir feiern immer noch gern. Während der Film läuft, unterhält man sich, lacht, trinkt oder trinkt nicht. Und wenn der Abspann läuft, nehmen sich alle noch mal kurz in den Arm, drücken sich gegenseitig ein Küsschen auf die Wange und gehen nach Hause.

Bezaubernde Jeannie

Amandas schönste Kindheitserinnerung an Halloween ist das Jahr, in dem sie sich als »Jeannie« aus *Bezaubernde Jeannie* verkleidete. Ihre Mutter hatte ihr ein Pillbox-Hütchen mit einem Schleier gebastelt, ein hellblaues Turntrikot gekauft, dazu eine Haremshose mit einer kleinen goldenen Weste genäht. Amanda trug Sandalen und tanzte in einem New Yorker Vorstadtviertel durch die Straßen, in der kühlen Oktoberluft lag der Geruch von Holzfeuern, in der Hand hielt sie einen Plastikkürbis voller Süßigkeiten – es war magisch.

Viele Jahre später musste Amanda feststellen, dass es überhaupt nichts Magisches hatte, als »müde Mutter« verkleidet mit einem Glas warmem Chardonnay in der Hand hinter ihren Kindern her zu trotten. Irgendwann war da was schiefgelaufen.

An ihrem ersten trockenen Halloween ging Amanda mit einer Flasche alkoholfreiem Rotwein bewaffnet auf eine Party. Alle anderen Erwachsenen hatten bereits »echten« Rotwein intus und den verkleideten Kindern mitgeteilt, sie würden *ganz bald* mit ihnen von Haus zu Haus ziehen, sie dann jedoch immer wieder auf *gleich* vertröstet. Alle waren bester Stimmung, knabberten Häppchen und führten beschwipste Gespräche. Nur Amanda und die Kinder wollten *wirklich* los. Amanda begriff, dass es ihr immer schon so gegangen war, sie hatte das Gefühl nur im Merlot ertränkt. Doch nicht dieses Mal.

»Ich gehe!«, rief sie, rief ein paar Kinder zusammen, nahm die Kleineren an die Hand und trat hinaus in die blendende, quirlige Nacht von Austin. Nein, sie brauchte keinen Drink für den Weg. Amanda spazierte durch die Straßen ihrer Wahlheimat, die Kinder schwirrten wie Motten zu jeder hell erleuchteten Haustür und danach zu Amanda zurück, zeigten ihr, was sie bekommen hatten, und kreischten vor lauter Freude über jedes Bonbon und jeden Schokoriegel! Amandas Tochter, die sich als Wonder Woman verkleidet hatte, war völlig baff. »Die schenken mir einfach so Süßigkeiten?«, fragte sie.

»So ist es«, sagte Amanda, die ihre Verwunderung nachfühlen konnte.

»Jippie!«, rief ihre Tochter, während ihre Söhne – der eine als Baseballstar Jose Altuve verkleidet, der andere als Hot-Dog – Kissenbezüge mit Süßigkeiten füllten, die sie später zusammen mit ihren Freunden sortierten und tauschten.

Den ganzen verbliebenen Abend über fühlte Amanda sich wieder wie elf Jahre alt – ein Flaschengeist, der keine Flasche mehr brauchte.

Brief an das betrunkene Mädchen
beim Sommergrillfest

Jardine war gerade mit ihrem Freund Neil nach LA gezogen, und ihre neue Wohnung hatte ein riesiges Fenster mit einem phantastischen Ausblick. Der Mann im Haus gegenüber bereitete seit einer Woche ein großes Grillfest vor, und heute endlich war es so weit. Schon mittags kamen die ersten Freunde, es roch nach gebratenem Fleisch, und dazu wummerte laut ein Bass. Soweit sie sehen konnte, lief alles super.

Lange vor Sonnenuntergang torkelte eine junge Frau aus seinem Garten, stolperte und fiel auf den Gehweg. Sie trug eine dunkle Jeans, ein seidenes Top, Plateauschuhe und die Haare raffiniert geflochten, aber jetzt kam sie nicht mal mehr vom Boden hoch. Ihr Begleiter eilte zurück zur Party und kam mit ihrer Handtasche wieder. Er beugte sich zu ihr herunter, sie senkte den Kopf und schlug eine Hand vors Gesicht, wollte oder konnte offenbar nicht mit ihm reden. Dann kam ein Taxi. Der Fahrer schaute aus dem Fenster, schien abzuwägen, ob er sie mitnehmen sollte, und der Mann auf dem Gehweg diskutierte lange mit ihm. Schließlich schaffte es die Frau, sich auf die Knie hochzurappeln, aufzustehen und sich in den Wagen helfen zu lassen.

Vielleicht setzten uns vor allem unsere eigene Scham und

unsere eigenen schlechten Gefühle zu, aber das mitanzusehen war herzzerreißend. Manche Menschen lassen sich niemals derartig volllaufen. Oder vielleicht nur ein einziges Mal mit siebzehn. Andere, und zu denen gehören wir auch, haben es viel zu häufig getan oder bei Freunden miterlebt. Wir wissen, wie es sich da auf dem Bürgersteig anfühlt.

So was ist keine Lappalie, auch wenn alle ständig so tun. Am nächsten Tag sollen wir lachend aus dem Bett springen, witzige Nachrichten schreiben, voller schwarzer Herzen, Clownsgesichtern und anderen Emojis. *Haha, gestern bei der Party voll auf die Nase gelegt, dabei wollte mir mein neuer Freund seine Freunde vorstellen. Total besoffen in den Garten gekotzt. So peinlich. Super Abend, Ende mit Schrecken. Haha! Wahnsinn!* Man lässt uns in dem Glauben, so etwas würde zum Erwachsenwerden dazugehören und müsse möglichst häufig wiederholt werden. Aber wir haben für uns entschieden, dass es *wirklich* okay ist, da anderer Ansicht zu sein und nicht mitzumachen. Inzwischen sehen wir solche Vorfälle gar nicht mehr so gelassen.

Das hier ist für dich, liebes betrunkenes Mädchen vom Sommergrillfest: Wir hoffen, du bist gut nach Hause gekommen und hast deinen Rausch ausgeschlafen. Auch dass du eine tolle Mitbewohnerin hast, die dir am nächsten Morgen ein Sandwich mit Ei gemacht und einen Iso-Drink geholt hat. Eine, die dir versichert, wie toll du bist und dass du dich morgen besser fühlst. Die mit dir zusammen irgendeinen Mist im Fernsehen anschaut. Wir denken voller Zuneigung an dich, liebes betrunkenes Mädchen auf dem Sommergrillfest, auch wenn du gar nicht weißt, dass es uns gibt.

Essen

Pull up a chair. Take a taste. Come join us. Life is so
endlessly delicious.

Ruth Reichl

Honig

Weidenröschen. Limettenhonig aus Florida. Orangenblüten. Texanischer Klee.

Es hat riesigen Spaß gemacht, die unterschiedlichen Honigsorten zu probieren. Und dann, du liebe Güte, der echte, wahre, nicht homogenisierte Honig aus unserer Gegend. Wir dachten, *Was soll daran schon so toll sein? Wieso kostet ein Glas Honig acht Dollar, nur weil er vom Blütenstaub wilder Heidelbeeren in Maine stammt? Schmeckt er wirklich so anders?*

Allerdings. Und wie.

Man muss ja nicht gleich alles, was man durchs Nichttrinken spart, für neue Lebensmittelfetische ausgeben. Aber ein Glas Löwenzahnhonig aus Neuseeland kostet so viel wie ein Wodka Tonic, und man hat sehr viel länger was davon.

Honig. Es gibt ein Gedicht von Emily Dickinson, darin heißt es: »Für eine Lichtung braucht's Klee und eine Biene / ein Kleeblatt und Bienengesumm‹ / Und Träumerei.« Zwischen Blüte, Insekt und Traum ereignet sich ein Wunder, das wir auch sehen wollen. Honig ist das einzige Nahrungsmittel, das niemals verdirbt – wie abgefahren ist das bitte? Und wenn dann auch noch das Wort *unbehandelt* fällt, spitzen wir die Ohren. Kommt zusätzlich *geschleu-*

dert ins Spiel – meine Lieben, ich sehe schon, wir sprechen dieselbe Sprache. Was ist das am Honig, dass er gar nicht von dieser Welt zu sein scheint? Klar, der Geschmack, das Gesunde daran und die Konsistenz – zähflüssig und klebrig –, aber Honig ist weit über das Kulinarische hinaus betörend. Honig kommt uns vor wie aus Licht gemacht, in Harz gegossene Sonne.

All das erlebt man noch viel intensiver, wenn man selbst versucht, welchen herzustellen. Amanda schenkte ihrem Mann einmal einen Gutschein für einen Imker-Kurs. Danach legte er sich zusammen mit dem Sohn einen Imkeranzug, Kopfschutz, eine Bienenpfeife, Holzrahmen und 30,000 Bienen zu.

Trotz fürchterlicher Anfangsschwierigkeiten gelang es den beiden, einen Bienenstock im eigenen Garten anzusiedeln. Ihre Bienen sind gutmütig und faszinierend. Zwei Jahre später feierten sie, dass die Bienen einen der Rahmen mit Honigwaben gefüllt hatten.

Den ersten Honig eines Bienenvolks darf man allerdings noch nicht essen. Das ist der, den sie zum Überleben brauchen. Amandas Ehemann und ihr Sohn brachten eine zweite Kiste an, und wenn alles klappt, ziehen die Bienen um und füllen weitere Rahmen, die dann abgeerntet werden dürfen.

Erst wenn die Bienen selbst satt und in Sicherheit sind, machen sie Honig für andere.

Tasting Menus

Nicht mehr trinken – sollte das etwa auch bedeuten, dass Schluss war mit tollen Restaurants? Dabei hatten wir doch gerade erst Tasting Menus für uns entdeckt.

Tatsächlich sind manche dieser Menüs genau auf den Wein abgestimmt, den es dazu gibt. Die stehen auf unserer Hitliste also schon mal nicht mehr ganz oben. Wir können natürlich absagen, wenn wir zu einer solchen Veranstaltung eingeladen werden. Andernfalls dürfen wir den Kellner auch bitten, uns alkoholfreie Alternativen anzubieten, was er gern tun wird, wenn er seinen Job versteht. Doch immer mehr Restaurants bieten Tasting Menus mit alkoholfreien Speisen und Getränken an, die einzelnen Gänge werden dann von Zero-Proof-Cocktails oder Limonaden, Trinkessigen mit Kräuter- und Gewürznoten oder kreativen, pflanzlichen Elixieren begleitet.

Ein Tasting Menu macht einen Abend zu etwas ganz Besonderem und man lernt die Menschen kennen, die die Speisen zubereiten. Jeder einzelne Gang ist ein Fest mit jenem Glanz, der sich früher nur mit vielen Flaschen Wein heraufbeschwören ließ.

Als Jardine mit dem Trinken aufhörte, befürchtete sie, von diesem Dinnervergnügen bliebe nur noch die Hälfte übrig – es müsse zwangsläufig weniger intensiv, verbindlich und auch viel kürzer sein. Der Alkohol berechtigte die Gäste stillschweigend, sich beim Aperitif Zeit zu lassen, das Essen mit dem Wein in die Länge zu ziehen und möglichst lange beim Digestif zum Dessert zu verweilen.

An Geburts- oder Jahrestagen bestellt Jardine statt Steaks und Champagner nun ein vom Chefkoch persönlich komponiertes Menü, das sich dekadent und feierlich über Stunden hinzieht. Einen ganzen Abend der Phantasie eines Kochs zu überlassen ist herrlich.

Als ihre Mutter Geburtstag hatte, schenkte Jardine ihr ein privates *omakase*-Dinner in Austin. Zehn Gäste saßen drei Stunden lang in einer wunderschönen Bar mit viel Holz, während der Koch jedes einzelne Sushi vor ihren Augen zubereitete. Dabei war er witzig und charmant, erzählte, wie er sein Menü entwickelt hatte, wohin ihn seine Reisen geführt hatten, wie er aufgewachsen war, was er in Japan gelernt hatte und jede Menge Wissenswertes über jeden einzelnen Fisch und dessen Zubereitung. Obwohl das Gespräch ganz ungezwungen war, spürte man eine gewisse Disziplin, eine Mission, aber auch Intimität, die diesen Abend prägten. Man sah, dass die Speisen nicht einfach aus Tokio eingeflogen worden waren, sondern Generationen von Köchen sich darüber die Köpfe zerbrochen und sie durch ihre Erfahrung angereichert hatten; weder die wilde Distel hier noch der Abrieb von der Meyer-Zitrone dort war Zufall, nicht die Abfolge der Speisen, die glänzende oder matte Glasur der verschiedenen Keramikschälchen. Als die Mochi-Eiskrem serviert wurde, hatten sich auch die zurückhaltendsten Gäste geöffnet.

So etwas muss nicht nur den großen Anlässen im Leben vorbehalten bleiben. Selbst ein gewöhnliches Menü oder ein Early-Bird-Special kann in vielen Restaurants ein besonderes Erlebnis sein. Jardine und ihr Mann gehen häufig in ein kleines Restaurant um die Ecke, wo es jeden Dienstag ein superbilliges und wahnsinnig leckeres Drei-Gänge-Menü gibt. Man isst dort wie bei Großmutter, es ist rappelvoll, und man trifft lauter zufriedene Nachbarn, weil der Preis wirklich fair ist und eine tolle Atmosphäre herrscht. Ein paar Stunden lang sind sie eine kleine eingeschworene Gemeinschaft inmitten der großen Stadt.

Es mag bizarr erscheinen, aber Jardine glaubte früher, wenn sie in einem Nachtclub gleich eine ganze Flasche Alkohol bestellte oder Drogen für alle mitbrachte, dass dann auch automatisch auch alle lange bleiben würden, eine Art Wink mit dem Zaunpfahl: *Heute rocken wir das Haus, die nächsten sechs Stunden gehören euch.* Und irgendwie war es ja auch so. Aber was ist, wenn der neue Nachtclub ein Teehaus ist? Bestellt man sich ein Tässchen und verabschiedet sich kaum fünfzehn Minuten später draußen vor der Tür? Mit Tasting Menus kann man den alten Pakt zwischen Freunden erstaunlich gut erneuern.

Aber eigentlich ist das auch gar nicht nötig. Inzwischen können wir einfach so zu einem Freund oder einem Date sagen: »Mir ist nach einer langen, ausführlichen Unterhaltung, lass uns doch einfach noch was Kleines bestellen und bleiben?« Eine der wichtigsten Erfahrungen mit dem Nüchternsein bestand für uns darin zu begreifen, dass wir uns sozialen Gepflogenheiten nicht beugen müssen. Wer sagt eigentlich, dass wir in einem Restaurant nach dem Essen nicht sitzenbleiben dürfen, nur weil wir keinen Brandy in der Hand halten?

Deshalb lasst Platz für ein Dessert, auch wenn's nur eine kleine Schüssel Beeren und ein Löwenzahntee ist.

Brot

Die letzte Szene in *Ein starker Abgang* von Jay McInerney kam uns beim Lesen sofort bekannt vor – die Jungs sind nach einer durchfeierten Nacht noch wach, die Sonne geht auf, und der Duft nach frisch gebackenem Brot wabert aus der benachbarten Bäckerei herüber, es riecht nach Gesundheit, Ganzheitlichkeit und Hoffnung. In der Szene schließt sich ein Kreis. Eine gebeutelte Seele erhält ein dringend benötigtes Geschenk und fühlt sich wie neugeboren.

Immer wenn wir Brot kaufen, weht uns etwas vom großen Ganzen an: ob es das sagenumwobene Baguette in Paris ist, wunderbare kleine Ciabatta-Brötchen in einem kleinen Markt im Echo Park in LA oder eine Tüte mit hausgemachten Tortillas in einer mexikanischen Bäckerei in Austin. Selbst der Kauf von Wonder Bread in einem Supermarkt in Brooklyn ist etwas Besonderes.

Patti Smith schreibt, dass sie täglich in einem ihrer Lieblingscafés eine Scheibe dunkles Brot mit Butter zu ihrem Kaffee isst – und dieser Gewohnheit ebenso beständig folgt, wie die Sonne aufgeht. Das braune Brot, eine dicke Scheibe Leben – wir können praktisch spüren, wie es nicht nur ihrem Körper, sondern auch ihrer Seele Nahrung gibt, wie es Gedichte und Ideen befeuert.

Barry Goldensohn, ein Lyriker und Jardines Professor am Skidmore College, hielt seine wöchentlichen Schreibwerkstätten in seiner Küche ab, wo es hausgemachte Suppe mit Brot gab. Dazu schenkte er seinen Studenten und Studentinnen die Worte von June Jordan, W. H. Auden und Adrienne Rich. Er ließ ihnen Zeit und gab ihnen Tipps, was sie ändern sollten, brachte sie auf Ideen, wie sie ihr eigenes Schreiben betrachten könnten, und besorgte ihnen neuen Lesestoff. Er schuf einen geschützten Raum, in dem sie sich ausprobieren konnten, zeigte ihnen, wie man Traditionen fortsetzt und Regeln bricht. Suppe und Brot gehörten immer dazu. Wenn sie jetzt zurückblickt, betrachtet sie seine Großzügigkeit durch eine Linse, die sich erst mit den Jahren entwickelt – sie musste erwachsen werden, um zu begreifen, dass ein Lehrer nicht mehr für seine Schüler tun kann als er. Er ernährte sie. Er gab ihnen Futter.

Als Jardine mit Mitte zwanzig in einem Haus lebte, brachte eine Freundin eine Bekannte von außerhalb der Stadt mit, eine junge Frau, die ein paar Tage bei ihnen wohnen sollte. Morgens wachten alle auf von einem himmlischen Duft. Die junge Frau hatte im sommerlichen Morgengrauen Brombeeren gepflückt und ein Frühstücksbrot für alle gebacken. Die Beeren glänzten dunkellila in dem Laib, und jeder aß eine Scheibe mit Butter. Obwohl sie die Frau kaum kannten, fühlten sie sich ihr verbunden, und sie erinnerten sich auch noch nach vielen Jahren an sie und an diesen Morgen.

Was wir damit sagen wollen: Brot ist ein Grundbestandteil unserer Kultur. Jardine dachte, dies würde auch für Wein gelten, da Wein ganz ähnlich tief in der Geschichte der

Menschheit verankert ist, in religiösen Texten auftaucht, in der Mythologie, in der klassischen Literatur. Es diente ihr als bequemer Vorwand, um sich weiter einreden zu können, sie müsse nicht mit dem Trinken aufhören (bei den ewigen, verfluchten Streitgesprächen, die sie mit sich selbst führte, bevor sie dem Alkohol abschwor). Zum Schluss unterlag Dionysos der Nüchternheit. Doch anstatt uns so lange mit dem Verlust des Weins aufzuhalten, sollten wir uns lieber auf einen anderen Eckpfeiler der Weltgeschichte konzentrieren: Brot.

Jardine kann absolut nicht backen, aber ein einfaches Fladenbrot kriegt sie hin. Der Geruch ist das halbe Vergnügen, deshalb bleibt sie in der Nähe des Ofens, und wenn es fertig ist, beschmiert sie ein Stück mit Honig oder Butter und isst es, solange es noch heiß ist. So ein schnelles Brot ist ganz simpel. Man muss dafür nicht mal wie bei den meisten anderen Broten die Zutaten genau abmessen – wahrscheinlich ist es deshalb das einzige, das Jardine immer gelingt. Sie liebt Rezepte, in denen die Wörter »einfach«, »leicht,« »nur fünf Zutaten« vorkommen. Das Endergebnis verbucht sie unter »rustikal«.

Ob es sich um Naan oder ein Blitz-Brot mit Himbeeren und Pistazien handelt, Backen ist eine sinnliche und spirituelle Angelegenheit – wenn es zu duften beginnt, das Aroma sich im Raum ausbreitet, die Vorfreude, dass es bald fertig ist, es dann mit anderen zu teilen oder es sich alleine schmecken zu lassen. Am nächsten Tag isst man es getoastet mit Marmelade oder Honig. Irgendwann ist es dann weg, verschwunden, und alles beginnt wieder von vorn.

Große und kleine Picknicks

Ein Picknick kann vieles sein. Wir nehmen unsere Brote von der Arbeit mit in den Park oder packen Freunden oder Verwandten ein ganzes Bankett für unterwegs ein – beides gilt für uns als Picknick. Wir lieben Thermoskannen mit kalter Ingwer-Kokosmilch, bunte Decken, auf denen wir mit Freunden herumliegen, eindösen oder in den Himmel schauen. Wir durchstöbern Flohmärkte nach vergoldetem Picknickzubehör und großen alten Flechtkörben mit Lederriemen, klappbaren Rattanstühlen, zerschlissenen Perserteppichen und tragbaren Espressomaschinen (das gibt es, sie sind billig und leicht zu bedienen!). Wir parken am Waldrand, öffnen die Tür eines Minivans, lassen den Hund raus und packen ein oder zwei Kühltaschen sowie einen Bluetooth-Lautsprecher mit der richtigen Picknickmusik aus – zum Beispiel von Leonard Cohen, den Isley Brothers oder den Cocteau Twins. Amanda verteilt den gesamten Kühlschrankinhalt auf Servierplatten, holt Limonade dazu und trägt alles nach draußen in den Garten – *voilà!* – »Resteessen« kann richtig glamourös sein (und es gibt keine Krümel auf dem Teppich).

Es hebt die Stimmung beträchtlich, wenn man die richtigen Zutaten kombiniert: ein grauer Tag in Brooklyn, ein Sandwich mit Hühnersalat aus unserem Lieblingsfeinkostladen, dazu die Katze der Nachbarin, die mit uns aufs Dach steigt (auf der Treppe stolpern wir fast über sie), an unseren Füßen liegt und schnurrt, während wir auf dieses majestätische, rußige und rätselhafte Wunderland hinausblicken, dazu das Sandwich essen und ein eiskaltes Malzbier trinken. Wir zerknüllen das Einwickelpapier, betrachten die Stadt, und wenn wir wieder runtergehen, hat der Tag plötzlich ein Leuchten bekommen. Wir haben nicht einfach nur so vor uns hin gearbeitet, sondern ein bisschen Zeit herausgeschlagen.

An so vielen Wochenendabenden in unserem Leben sind wir einfach zu Hause geblieben, statt auszugehen und etwas zu unternehmen. Wir wollten uns keine Gedanken ums Autofahren machen. Draußen war es zu heiß. Oder zu kalt. Da waren Käfer, Massen von Menschen, Verkehr. Damals fühlte es sich gar nicht wie Ausreden an, aber rückblickend war es schlicht einfacher, zu Hause zu bleiben und zu trinken.

Klar ist es gemütlich auf der Couch, aber Sommerabende und klare, sonnige Wintertage schreien einfach nach einem Ausflug. Also suchen wir uns im Stadtmagazin kostenlose Open-Air-Konzerte und merken uns die guten Picknickplätze an Seen oder im Park.

Besonders extravagant sind Speisen, die man normalerweise nicht draußen essen würde, zum Beispiel gegrillte Shrimps (am Abend vorher zubereitet und kalt mit Joghurt-Dip serviert), Schweinelende in Scheiben oder Ananas-Spießchen. Geräucherte Austern werden mit Zahnstochern aufgepikt und man kommt sich vor wie Ernest Hemingway. Man kann sich auch am Strand Brote belegen, dazu gibt es die Chips, die wir immer gegessen haben, als wir klein waren, scharfe Sauce und Gewürzgurken. Außerdem ein Backgammon-Brett und ein paar Zeitschriften.

Die Picknick-Königin ist Amandas Schwiegermutter, die aus Montana stammt. Sie bringt in Geschirrhandtücher eingewickelte Gabeln, Messer und Löffel mit. Zu Tomaten und Basilikum aus ihrem Garten reicht sie frischen Mozzarella, Eistee mit Minze oder reife Pfirsiche, die sie ohne eine einzige Druckstelle auspackt (sind die Pfirsiche gegessen, kann man in den Behältern Pilze sammeln und am Abend dünsten). Mit ihr wird jeder Ausflug zu einem Ereignis. Einmal nahm sie sogar einen Kerzenleuchter für ein Picknick mit.

Auf langen Wanderungen halten sich belegte Bagels gut, ebenso gewürzte Erdnüsse, marinierter Blumenkohl oder Salami, von der man sich unterwegs mit einem Taschenmesser zwischen Wildblumen eine Scheibe abschneiden kann.

Spaghetti und Sternschnuppen

Jardine hatte immer geglaubt, für ein gelungenes Essen seien Wein und Alkohol unerlässlich. Alle ihre Mahlzeiten würden ohne Wein ab jetzt den vergangenen nachstehen. Und das wäre ein echtes Opfer. Punkt.

Aber dann nahm sie wunderbare Mahlzeiten ohne Alkohol zu sich – doch von Unzufriedenheit keine Spur, im Gegenteil. Wie oft hatte sie in der Vergangenheit darüber nachgedacht, wie viel Wein noch in der Flasche war und ob ihre Gastgeber nicht bald eine weitere aufmachen würden (hoffentlich!). Oder sie überlegte, wie viel sie schon getrunken hatte und ob sie noch nach Hause fahren konnte, schließlich brauchte sie ihren Wagen gleich früh am nächsten Morgen wieder. Oder sie bemerkte, wie betrunken die Gastgeberin war und deshalb plötzlich gemein zu ihrem Freund wurde, und fühlte sich unwohl. Natürlich verdirbt ein guter Wein kein Essen, aber Alkohol allein macht es auch noch nicht perfekt.

Jardine hatte eine Offenbarung, als sie am wenigsten damit rechnete. Im Winter fuhr sie mit Neil, dessen Bruder Chris und Chris' Ehemann John für fünf Tage zum Zelten in den Big Bend, einen so wilden und leeren texanischen Nationalpark, dass sie sich vorkamen wie die letzten Menschen auf Erden. An einem Tag unternahmen sie eine Wanderung über zwölf Stunden. Auf dem Weg nach unten wurde es richtig kalt. Sie humpelten zu ihrem Zeltplatz zurück und bereiteten mit eisigen Fingern und kurz vorm Verhungern eine (sehr schlichte) Mahlzeit zu: Auf dem Campingkocher kochten sie Pasta, machten fertige Tomatensauce heiß und streuten Parmesan darüber. Dann saßen sie im Dunkeln und verschlangen im Licht der Stirnlampen ihre Portionen, dazu tranken sie Wasser auf Umgebungstemperatur. Worte können nicht ausdrücken, wie köstlich das war – ein Hochgenuss. Der Himmel über Mexiko und Texas war samtschwarz, und als sie hinaufblickte, entdeckte Jardine alle paar Minuten eine Sternschnuppe. Die Luft war kühl und klar. Sie war mit Menschen zusammen, die sie liebte. Ihr eigenes Glücksgefühl und das der anderen war beinahe greifbar. Der ganze Tag hatte kaum etwas gekostet und war doch ausgefüllt gewesen.

Neulich bei einer Lesung fiel uns das Essen in der Wüste wieder ein. Der Autor erzählte von seinem Lektor, der das Ende des Buchs, an dem er bereits seit Jahren arbeitete, nicht stimmig fand, es würde das Buch ruinieren. Am Boden zerstört versuchte er, sich ein besseres einfallen zu lassen. Plötzlich hatte er eine Eingebung. Er begriff, dass das Ende notwendig und wichtig war, der Rest der Geschichte wurde ihm aber nicht gerecht. Die Erzählung hatte das großartige Ende gar nicht verdient. Daraufhin schrieb er das gesamte Buch noch einmal neu – bis auf das Ende, das nun endlich Sinn ergab.

Und gewann damit den Pulitzer-Preis.

Es ist wichtig, auf seine Mitmenschen zu hören, aber wir müssen trotzdem unsere eigenen Geschichten schreiben. Manchmal ist die Mahlzeit die falsche, und manchmal haben wir einfach nicht genug Hunger.

Lady Godiva

Die meisten Menschen scheinen zu glauben, man müsse sich vor einem Date oder dem ersten Sex erst einmal »Mut antrinken«. Dabei gibt es neben Alkohol noch viele andere Aphrodisiaka. Menschen essen und trinken seit tausenden von Jahren alles Mögliche, um der Libido auf die Sprünge zu helfen, und das überall auf der Welt.

Bestimmte Gewürze und Lebensmittel machen uns heiß. Von Wasabi, spanischem Pfeffer und Sriracha-Sauce, rohem Knoblauch und Piri Piri bis hin zu chinesischem Ingwer, Harissa, Cayenne-Pfeffer, Thai-Chilis und Meerrettich – all diese Gewürze, Öle und Pulver bringen das Blut in Wallung.

Andere beflügeln eher, sagen wir mal, optisch unsere Phantasie. Beispielsweise Bananen. Und auch Feigen, besonders überreife, die fast schon platzen und aus denen der Zuckersaft tropft. Okay, am besten zählt man sämtliches überreifes Obst dazu, egal welcher Sorte. Dann haben wir noch Spargel. Gedämpfte Muscheln. Artischocken, wenn man das Herz freilegt. Salatgurken.

Kräuter und Gewürze sind echte Verführer – gezupft, gehackt und gerieben! Anis, Basilikum, Lorbeer, Kapern, Kardamom, Zimt, Curry, Bockshornklee, Ingwer, Lavendel, Zitronenmelisse, Pfefferminze, Senf, Muskat, Oregano,

Safran, Salbei, Estragon, Thymian, Kurkuma und Vanille. Ihre anregende Wirkung ist nicht wissenschaftlich verbürgt, aber allein ihr Duft hat uns alle schon mal verzückt.

Und dann sind da noch Jardines verboten gute Lieblinge, zum Beispiel Sprühsahne direkt aus der Dose, Lollis mit Grünem-Apfel-Geschmack, Ahornsirup aus einem fremden Kühlschrank direkt aus der Flasche genascht, blutiges Steak, Eierpunsch (mehr darüber im Kapitel »Im Glas«) oder die gebratenen Grashüpfer, die sie mal mit ihrem Mann in einem mexikanischen Restaurant in Los Angeles (selbstverständlich in der Grashüpfer-Saison) gegessen hat. Neil liebt fermentierte Speisen und isst jeden Mittag Kimchi. Jardine gefällt der Gedanke, dass Nahrungsmittel leben, sich verändern, und hält daher alle fermentierten Speisen für aphrodisierend – auch wenn sie nicht jeden Tag Kimchi braucht.

Isabel Allende spricht das Thema gleich am Anfang ihrer großartigen Geschichtensammlung *Aphrodite – Eine Feier der Sinne* an: »Mich reuen die Schlankheitsdiäten, mich jammern die köstlichen Gerichte, die ich aus Eitelkeit zurückwies, und ebenso leid tut es mir um die Gelegenheiten zur Liebe, die ich vorübergehen ließ.«

Ein Aphrodisiakum kann einem die Beherrschung rauben, so dass man Unbekanntes ausprobiert, sich unvoreingenommen darauf einlässt.

Und das wird bei jedem etwas anderes sein. Allende liebt zum Beispiel heiße Suppe, die bei Amanda nur das Bedürfnis auslöst, sich hinzulegen und zu schlafen. Und so ist das auch in einem Leben ohne Alkohol: Nur weil man mit dem Trinken aufgehört hat, weiß man noch lange nicht, was man stattdessen mag. Es ist lediglich der Weg frei geworden, es herauszufinden. Früher haben wir uns einfach einen angetrunken und alles Weitere geschehen lassen. Jetzt müssen wir die Dinge selbst in die Hand nehmen und uns überlegen, was wir wollen.

Wie bei allem, was wir uns erträumen, könnte uns die Realität einen Strich durch die Rechnung machen. Wer genug mit Kindern oder Arbeit zu tun hat, der wird kaum an einem Mittwochabend ein aphrodisierendes Festessen zaubern. So gern wir einen Gang runterschalten, stundenlang Coltrane hören und unsere Liebhaber mit Trauben füttern, darf das gern einfach ein Wunschbild bleiben, wenn wir dann tatsächlich mit jemandem ins Bett gehen.

Aphrodisiaka können einem auch ganz überraschend begegnen: An einem Sonntag reicht vielleicht schon ein Omelett mit frischer Butter und Lachs auf Roggenbrot, dazu ein bisschen kalter Sauerrahm, so dass man direkt nach dem Frühstück wieder mit seinem Partner im Bett verschwindet. Oder man bekommt beim Kauf von Lilienzwiebeln in einem kantonesischen Laden so ein gewisses Funkeln in den Augen. Könnte aber auch an einer besonders gehaltvollen Ramenbrühe oder einer sehr scharfen mexikanischen Sauce liegen, einem schwarzglänzenden Klecks Kaviar auf jemandes Verlobungsparty oder einem selbstgemachten Trüffelrisotto beim ersten Date zu Hause – schon prickelt es. Ein Schwips, ihr seht es, lässt sich mühelos durch aufregende kulinarische Erlebnisse ersetzen. Und auch wenn wir es nicht belegen können, herrscht vermutlich Einigkeit darüber, dass die Auster darunter das Kronjuwel ist.

Roh, natürlich.

Die Kunst des kalten Tellers

Als sich einmal mehrere Abgabetermine ballten, lebte Jardine beinahe ausschließlich von Proteinriegeln und kam sich vor wie eine Astronautin. Die Riegel erinnerten sie an die kreideartigen Würfel aus Trockeneiskrem, die sie als Kind auf Klassenausflügen ins Planetarium bekommen hatte. Darauf hat sie manchmal noch heute eine unglaubliche Lust. Wenn man nicht tatsächlich in einer winzigen Raumkapsel durchs All treibt, sind sie allerdings nicht gerade das, was man unter optimaler Ernährung versteht. Wenn wir es eilig haben, in die Arbeit vertieft oder unterwegs sind, schnappen wir uns einfach etwas, das gerade zur Hand ist. Allerdings fühlt man sich wie in einem traurigen Sciencefiction-Filmen, wenn man sich ausschließlich von Schockgefrostetem ernährt, und rutscht auf den Stufen der eigenen schwindenden Selbstachtung immer tiefer. Etwas selbst Zubereitetes ist doch irgendwie auch eine bedeutsame Geste. Dabei muss es nicht mal eine richtige Mahlzeit sein, was Jardines Freundin Emilia ständig vorbildlich zubereitet, erfüllt seinen Zweck wunderbar: ein kalter Teller.

Die Kunst des kalten Tellers geht auf die Neufundländer Tradition des kalten Buffets zurück, bedient sich aber auch an Antipasti-Platten und Hotel-Buffets. Drauf kommt, was sich in der Küche findet. Ein Stück Cheddar, ein paar geräucherte Mandeln und ein grüner Apfel. Oder Pita Chips, Ricotta und getrocknete Aprikosen. Eine Scheibe Hühnchen aus dem Kühlschrank, ein reifer Pfirsich, dazu Schimmelkäse. Gegessen wird mit den Fingern.

Eine Variante davon ist der minimalistische warme Teller, wahlweise mit einer dicken Scheibe getoastetem Brot und Wildblumenhonig, Pasta mit frischem Thymian, Butter und Meersalz oder einer gekauften Tomatensuppe mit frischem Basilikum vom Fensterbrett. Jedes Kraut, das draußen im Garten wächst, in Hochbeeten oder in den Töpfen auf der Fensterbank, selbstgezogener Kopfsalat, Radieschen oder Zucchini bereichert die kalte / warme Teller-Kultur. Eine Handvoll reife Kirschtomaten, die man in drei Minuten jeweils einmal in der Mitte durchschneidet, mit Meersalz bestreut und mit Olivenöl beträufelt, können einen Tag schon unglaublich viel schöner machen.

Ja, okay, wir haben es kapiert. Einige von uns sind ganz schön überarbeitet. Viele sind müde, und das ständig. Manchmal vergessen wir, etwas zu essen, oder sind so erledigt, dass wir's gerade noch schaffen, Nudeln für die Kinder zu machen. Wenn die beiden fleischfressenden Jungs und die vegetarische Tochter aufstehen, bleiben Amanda und ihr Mann häufig am Tisch sitzen und schlagen ihre Pläne für ein »Erwachsenen«-Essen in den Wind – vor Erschöpfung oder weil jemand zum Fußballtraining gefahren werden muss. Müsli zum Abendessen ist manchmal gar nicht so übel.

Genehmigt man sich ein übriggebliebenes Stück Pizza, gönnt man sich dazu auch bitte ein Glas Cola mit Eiswürfeln. Nur ein paar Vorbereitungen – Erdbeeren in ein kleines geblümtes Porzellanschälchen legen, eine Kerze anzünden und Stoffservietten benutzen –, bevor man über die Reste der Kinder herfällt, werten eine solche Mahlzeit schon enorm auf. Die kristallenen Eiskremschalen von Amandas Großmutter haben schon so manch anstrengendem Abend Eleganz verliehen: Eis direkt aus der Ben-&-Jerry-Packung zu essen, ist das eine. »Chunky Monkey« aus echten Kristallgläsern löffeln, was ganz anderes – oh là là!

Unser französischer Freund sah uns immer mit traurigen Augen an, wenn wir uns vor dem Drive-In im Wagen vollstopften. Er nahm seine Tüte jeweils mit, richtete das Essen auf einem Teller an, setzte sich, verzehrte seinen Cheeseburger und die Fritten und rauchte anschließend eine Zigarette auf der Terrasse. Irgendwie war sein Mittagessen besser als unseres – nicht nur wegen seiner Manieren –, sondern weil er es besser zu würdigen verstand.

Wir haben Alkohol, Drogen und die dazugehörigen Katerzustände gestrichen und damit Platz in unserem Leben geschaffen. Aber womit füllen wir ihn?

Mit Kirschen. Einem hartgekochten Ei und Salz. Geräucherter Forelle. Einer sauren Gurke.

Chocolate Chip Cookies

Manche kochen für ihr Leben gerne, Amanda nicht. Obwohl ihre Mutter jede Woche Rezepte mailt (im Betreff steht »Ganz einfach!« oder »Das beste Erdnusshuhn!«), und sich ihr Mann bestimmt über ein aufwändig und liebevoll zubereitetes Essen freuen würde, musste Amanda sich endlich ihre Abneigung gegen das Kochen verzeihen – sonst hätte sie das mit dem Alkohol nicht geschafft. Die Wut, die sie erfüllte, wenn sie Gemüse schnippelte, konnte sie nur mit viel Mühe und Wein bändigen. War das Essen fertig, konnte es ihr niemand recht machen. Sie bellte Befehle, wie der Tisch zu decken sei, sah ihre Familie ungehalten an, während diese eine Mahlzeit verzehrte, die ihr sowieso nie richtig zu gelingen schien. Zuzusehen, wie ihre Familie niedergeschlagen angebrannte Pfannkuchen verdrückte, war kein guter Start ins Wochenende.

Apropos Rezepte: Der Wunsch, jemand ganz anders zu sein, führt todsicher in die Katastrophe. Liebe Leserinnen und Leser: Es ist völlig okay, nicht gerne zu kochen. Es ist okay, beim Lieferdienst zu bestellen oder den Kindern Nudeln und Babymöhren aus der Dose vorzusetzen. Bestellt einfach eine Kochkiste, oder lasst die Kinder selbst kochen. Wenn wir uns schon beim bloßen Gedanken an ihre kleinen Bento-Boxen die Haare raufen, sollen sie sich lieber was zum Mittagessen kaufen. Wir bestellen Pizza und lesen ein Buch, bis sie geliefert wird. Selbst wenn man gerne kocht, tut man es manchmal lieber nicht, weil man sich den ganzen Tag mit einer Krise der besten Freundin oder dem Nervenzusammenbruch des Liebhabers beschäftigt hat.

Wenn uns etwas stresst, so dass wir uns nach einem Drink sehnen, sollten wir hellhörig werden.

Wie sagt man so schön? »Nein« ist ein vollständiger Satz.

Amanda will keine Märtyrerin oder Übermutter werden. Die Bezeichnung »vielseitig begabt« hat sie noch nie als Kompliment verstanden. Und nüchtern zu bleiben ist wie der Sand, der sich in einem Glas Wasser absetzt: Mal sehen, wo er liegen bleibt. Man darf ihn nicht in Muster zwingen, die er nicht halten kann.

Abgesehen davon hat Amanda sich mit ihrem Dasein als nicht kochende Mutter versöhnt, indem sie lernte, eine Sache sehr gut hinzubekommen: Chocolate Chip Cookies.

Sie hofft, wenn sie eines Tages auf dem Sterbebett liegt, werden ihre Kinder und Freunde nicht sagen: »Sie hat ihren *New Yorker* nicht mal weggelegt, um uns eine Tiefkühlpizza in den Ofen zu schieben«, sondern dass sie sich stattdessen an Amanda als eine glückliche Frau erinnern, die immer für sie da war. Und die hin und wieder, aber nur wenn sie in Stimmung war, phänomenale Kekse gebacken hat. Amandas Geheimrezept steht übrigens hinten auf der Packung mit den Schokotropfen.

Man sollte dafür unbedingt mexikanische Vanille verwenden. In den texanischen Grenzstädten kann man sie kaufen, sonst eben online bestellen. Tolle Vanille wird meist in großartigen Verpackungen angeboten, aber Amandas Ansicht nach bekommt man die absolut beste Vanille auf der Straße in Jalisco, in Mexiko in einer für den Zweck recycelten Halbliterflasche Wasser, Kostenpunkt vier Dollar. Gibt man zwei bis drei Esslöffel braunen Zucker zum Teig, zerlaufen die Kekse etwas, und am besten holt man sie ein klitzekleines bisschen zu früh aus dem Ofen, wenn sie an den Rändern schon braun sind, aber in der Mitte noch weich. Am leckersten sind sie, wenn man sich beim Backen von anderen helfen lässt. Sie sollten unbedingt noch warm gegessen werden.

Klarkommen

I wanted to be my own heroine.
Jesmyn Ward

Zeit für eine Piñata!

Ob Seder, Weihnachten, Ostern, Kwanzaa oder Thanksgiving, wenn wir an das Festtagsessen unserer Träume denken, stellen wir uns immer einen langen mit Blumen geschmückten Tisch vor, an dem wir mit unseren Familien und Freunden sitzen, die Tischwäsche ist gebügelt, das Tafelsilber gedeckt, Kerzen brennen. Im Kamin knackt und knistert ein Feuer (auch wenn wir gar keinen Kamin haben). Jemand – *wir?* – hat Häppchen gemacht, ist im Morgengrauen aufgestanden und hat einen Truthahn in den Ofen geschoben, später Schüsseln mit französischen grünen Bohnen gefüllt, Rosmarinkartoffeln aus dem Ofen geholt und Ambrosia gemacht (das ist der Nachtisch von Amandas Großmutter aus Savannah, für den man penibel zerteilte frische Mandarinenfilets braucht und mit Kokossahne mischt).

In unseren Träumen sind unsere Familien intakt und liebevoll. Verwaiste Freunde, Hunde und / oder Katzen sind ebenfalls gekommen. Die Sonne leuchtet am Horizont; sie lässt uns hell erstrahlen. Später wird es Trinksprüche geben, Gelächter, drei verschiedene selbstgebackene Pies stehen bereit. Wir packen die Kinder ins Bett, decken sie zu, streichen ihnen über den Rücken, dann werden wir selbst zugedeckt, und jemand streicht uns über den Rücken. Wir werden dankbar sein.

Von Perfektion zu träumen ist der direkte Weg zur Enttäuschung.

Festtagsessen können eine wunderbare Tradition sein. Weniger angenehm ist es, wenn diese Treffen eingefordert werden, und demjenigen, der fern bleibt, die Todesstrafe droht. Unter diesen Umständen kann man schon mal vergessen, was überhaupt gefeiert wird. Vor lauter Vorschriften und Etikette ist man mit dem Herzen nicht mehr dabei.

Als Jardine einmal an Thanksgiving nicht quer durchs Land zu ihrer Familie reisen konnte, blieb sie einfach, wo sie war, und bestieg einen Berg im Norden Pasadenas, einem idyllischen Fleckchen Natur am Rand von Los Angeles, keine Stunde von ihrem Zuhause entfernt. Ihre Freunde und sie hatten ein Picknick dabei und schmausten auf dem Gipfel. Es war ein kühler Tag, Nebel zog auf und wirbelte über die Skyline der Stadt, und nach dem Abstieg fuhren sie nach Koreatown und ließen sich ein weiteres köstliches Essen schmecken.

Wir haben vegetarische Freunde, die zu Weihnachten ein alternatives Festessen aus regionalen Erzeugnissen, Getreide und selbstgemachtem Brot auf den Tisch bringen. Andere machen ihren Traumurlaub, verbringen die Feiertage in Shanghai, essen Dim Sum und trinken Suan Mei Zhi, ein alkoholfreies Getränk aus sauren geräucherten chinesischen Pflaumen.

Viele Familientreffen laufen seit Jahren gleich ab. Sie zu hinterfragen bedeutet Wirbel machen. Manchmal tun wir nichts lieber als das, aber manchmal sind wir einfach nicht in Stimmung. Wir wollen die Aufmerksamkeit nicht, wenn wir früher gehen oder gar nicht erscheinen – wir wollen kein Drama. Ohne Alkohol leben kann auch bedeuten, dass man sich seine Kämpfe aussuchen darf.

Wir haben viele Freunde, die ihrer geistigen Gesundheit zuliebe bestimmte Feste einfach ausließen, weil das Familiendrama bereits anschwoll wie eine überreife Frucht. Viele Leute halten Feiertage für das größte Risiko in einem alkoholfreien Leben, weshalb man sie einfach mal ganz anders begehen sollte. Wenn man sich umhört, findet man meist ein paar Leute, die ein alternatives Dinner veranstalten. Freunde von uns fuhren mit ihren Kindern zum Zelten, weitab vom letzten Funkmast, und machten, wozu sie Lust hatten. Andere begannen eigene Traditionen, sahen sich zum Beispiel im Kino drei Filme hintereinander an und gingen anschließend in Chinatown essen.

Sobald die Feiertage näher rücken, hilft es häufig schon, mit anderen abstinenten Menschen zu sprechen, gemeinsam Vorhaben und Alternativen abzuwägen. Oder vielleicht auch nur kurz auf die hintere Veranda zu verschwinden und ihnen eine Nachricht zu schicken. Wer keinen Alkohol trinkt, kann sich an einem Tisch mit Trinkenden ganz schön einsam fühlen. Doch an jeder Festtafel sitzt jemand, der lieber Granatapfel-Limonade trinkt, während er darauf wartet, dass die Tante wie jedes Jahr vom Stuhl fällt. Manchmal müssen wir's einfach überstehen, und auch dafür sind wir dankbar.

Weil wir gerade bei Getränken sind: Einmal, als Amanda schwanger und bei Freunden in New Orleans zu Besuch war, trank sie sechs Dosen Orangenlimonade. Inzwischen hat sie mehr Übung und bringt eine Flasche Rosenlimonade oder Martinelli's Sparkling Apple Cider mit. Wir können auch selbst etwas zusammenbrauen, etwas Herbstliches, das genau so poetisch schmeckt, wie es aussieht. Wir stellen die Karaffe auf die Anrichte, und jeder darf sich bedienen. Wir können Topo Chico oder Root Beer aus einer Glasflasche trinken (Amanda kommt sich mit einer Flasche in der Hand immer gleich viel verwegener vor).

Alkoholfreies Bier, Wein, Bitter und inzwischen auch alkoholfreie Spirituosen sind mit Vorsicht zu genießen, denn bei manchen bringt der Geschmack dieser Getränke den süchtigen Teil des Gehirns auf Touren – dann sollte man sich davon fernhalten. Amanda nippt ab und zu gern an einem Glas alkoholfreiem Wein, aber nach einem halben Glas trinkt sie lieber etwas anderes. Als sie jedoch eine Dose »Bob Marley's Mellow Mood« probierte, eine besondere Sorte Eistee, fühlte sie sich wie benebelt und wollte am liebsten noch drei Dosen davon trinken. Das Gefühl kannte sie und kaufte die Sorte nie wieder.

Als eine Freundin Amanda einmal ein Marihuana-Bonbon anbot und behauptete, danach würde sie sich fühlen »wie nach zwei Gläsern Chardonnay«, zögerte Amanda kurz. Wer wollte das nicht? Doch es ging ja darum, sich nüchtern gut zu fühlen, das eigene Herz wieder zu hören, und dafür hatte sie wirklich einiges gegeben. Also wollte sie jetzt keinen Mist bauen. Sie hatte Geschmack an ihrem wahren Leben gefunden, und es fühlte sich so heiter und so schön an, dass sie sich jederzeit wieder dafür entscheiden würde, selbst wenn es oft ungeheuer schwer war. Und sie sich nie wieder beschwipst fühlen würde.

Wenn ein Gastgeber oder eine Gastgeberin fragt, was sie

uns Gutes tun können, sind wir anfangs eher zurückhaltend und wollen bloß keine Umstände machen, *bitte macht euch keine Gedanken, wir kommen schon klar, blablabla.* Aber wir dürfen ruhig ehrlich sein, denn die Menschen, die uns lieben, wollen gerne etwas für uns tun. Und das ist gar nicht so schrecklich. Wir erinnern uns noch gut, dass auch wir damals nicht wussten, wie wir mit abstinenten Freunden umgehen sollten, und manchmal ignorierten wir sie, weil wir feige waren. Hut ab vor denen, die uns einfach fragen.

Zwei von Amandas besten Freunden besitzen einen Weinberg und lieben komplizierte und köstliche Weine. Als Amanda einmal an einem Feiertag, frisch entwöhnt, zu ihnen zum Essen kam, war sie beinahe zu Tränen gerührt, weil ihr Freund Drew jedes Mal, wenn er seinen Gästen Wein nachschenkte, auch Amandas Glas mit kaltem Mineralwasser auffüllte. Als wäre sie genauso wichtig wie die anderen. Eine Erkenntnis, die viel veränderte.

Inzwischen verbringen wir Feiertage so, wie es sich für uns gut anfühlt. Wir laden Leute ein, die die Situation verstehen, machen Dinge, mit denen wir uns wohl fühlen. Wurde der Tag immer auf eine ganz bestimmte Weise begangen, nehmen wir uns die Zeit und überlegen uns was anderes. Auch wenn wir immer die Gastgeberin waren, dürfen wir auf das Gastgeben verzichten. Wir dürfen eine Happy Hour am späten Nachmittag auslassen, wenn wir uns dabei zu nüchtern und befangen fühlen, und erst mit dem Abendessen einsteigen. Wir dürfen uns zwischen Leute platzieren lassen, die nicht viel trinken. Und wir dürfen betrunkene Verwandte ignorieren, sie stehenlassen, weil wir wissen, dass deren Geschichte nichts mit uns zu tun hat. Wir dürfen mit dem eigenen Wagen kommen und verschwinden, wenn wir wollen.

Und wir dürfen eine Piñata in Form eines Truthahns kaufen und mit Süßigkeiten füllen, weil das eine gute Möglichkeit ist, eine betrunkene Tischrunde zu verlassen. Man steht einfach auf und schreit: »Ran an die Piñata!«

Die Luxuswanne

Früher bot ein Hotelzimmer eine Fluchtmöglichkeit. Immer, wenn sie auf Lesereise war, leerte Amanda die Minibar. An einem verschneiten Abend in Portland, Maine, trank sie Martinis am knisternden Kamin der Hotellounge. Wenn sie in fremde Städte unterwegs war, herrschte an der Bar am Abfluggate immer ein gewisser einsamer Kameradschaftsgeist. Im Flugzeug gab es Chardonnay für sieben Dollar das Glas. Eines Morgens kramte sie verzweifelt in ihrem Gedächtnis, um sich zu erinnern, was am Vorabend nach dem Essen passiert war, stieß aber nur auf gähnende Leere.

Für ihre erste »trockene« Lesereise packte Amanda einen Seidenpyjama ein, eine koreanische Gesichtsmaske, die ihr Freund Tomàs empfohlen hatte, und Badesalz. Statt Geld für Alkohol auszugeben, kaufte sie eine Packung Pfefferminzbonbons mit Schokoüberzug, ein paar dicke Zeitschriften und noch eine Packung Pfefferminzbonbons mit Schokoüberzug. Es stimmt, dass sie zu den Leuten an der Bar hinübersah und sich an die Gelassenheit erinnerte, die sie nach einem Bier vor dem Boarding immer überkommen hatte. Trotzdem trank sie keins.

Einmal befand sich ihr Hotel in einem Einkaufscenter in Houston, Texas. Ihr Zimmer war groß und freundlich, aber es gab keine Badewanne. Dabei hatte sie sich schon den ganzen Tag vorgestellt, wie sie sich nach der Lesung stundenlang in die heiße Wanne legen würde. Sie starrte die Dusche an und fühlte sich betrogen. Ihr Verleger war bereit, für den gesamten Inhalt der Minibar aufzukommen, aber was sie jetzt wollte, gab es in keiner Minibar. Nicht mehr.

Sie betrachtete die funkelnde Skyline. Schlug ein Buch mit Kurzgeschichten auf und schloss es wieder. Sie war zwar allein, aber nach Freiheit fühlte sich das nicht an. Sie war einsam.

Also rief sie Jardine an und beklagte sich wegen der Dusche. Es war klug und wichtig, darüber zu sprechen, wenn sie sich schlecht fühlte, nur so würde sie der allzu vertrauten Echokammer ihrer Unzufriedenheit entkommen. Jardine riet ihr, die Rezeption anzurufen und um ein Zimmer mit Wanne zu bitten. Amanda war nicht der Typ, der einfach so die Rezeption anrief. Wie man mit Unrecht umgeht, dass einem widerfahren ist, dass wusste sie jedoch genau. Man öffnet die Minibar.

Das Eigenartigste an der Geschichte ist, wie schwer ihr der Telefonhörer vorkam. Sie hielt ihn einen Augenblick in der Hand, legte wieder auf, nahm ihn erneut und wählte. Der Mann an der Rezeption wirkte genervt. *Was bildete sie sich nur ein?* Sie entschuldigte sich und stammelte, sie habe gehofft, ein Zimmer mit Badewanne zu bekommen. Um etwas zu für sich selbst bitten war alles andere als einfach.

Der Mann sagte, sie solle warten, und sie setzte sich aufs das sorgfältig gemachte Bett. Der weiche Teppich unter ihren nackten Füßen machte ihr schlechtes Gewissen komplett.

Da klopfte es an der Tür. Ein junger Hotelpage mit einer neuen Schlüsselkarte. Er fragte, ob sie Hilfe mit ihrem Gepäck benötigte, und sie sagte ganz automatisch »oh nein«, schließlich hatte sie für ihren Geschmack bereits zu viel verlangt.

Sie musste in den obersten Stock. Im Fahrstuhl schlug ihr das Herz bis zum Hals. Das Zimmer lag am Ende eines langen Gangs. Sie schob die Karte hinein und hörte ein Klicken. Dann trat sie ein.

Man hatte sie in die Penthouse Suite verlegt. Es gab zwei Schlafzimmer und ein Wohnzimmer mit Blick auf die Stadt aus jedem Fenster. Und im Bad stand eine riesige freistehende Wanne. Sie schien ihr die Antwort auf eine Frage zu sein, die sie gerade erst in Worte zu fassen lernte.

Hallo, Barkeeper, hallo!

Klassentreffen von der Highschool, eine Freundin hat Geburtstag, nach einer langen Arbeitswoche geht man mit den Kollegen aus, eine Hochzeit, eine Premierenparty auf einem Filmfestival, eine Wohltätigkeitsveranstaltung – und wir stehen an der Bar.

Wir kennen das alle, sind alle schon mal im Pulk in eine dämmrige Bar eingefallen, die anderen verteilen sich auf den Hockern, ziehen mit diesem bestimmten Blick – ein bisschen verträumt, ein wenig gierig – Portemonnaies aus den Taschen, sehen nach, was es gibt, mustern die Zapfhähne und bitten um die Weinkarte. Eine ungeduldige Freundin weiß längst, was sie will, und zwar sofort. Sie stiert den Barmann an, hält das Geld schon in der Hand.

Dann sind wir an der Reihe. Alle haben einen französischen Wein, einen doppelten Scotch oder einen schicken Cocktail bestellt, und wir sagen: *Dürfte ich bitte ein Mineralwasser mit ein bisschen Limettensirup haben, bitte?* Der Barmann sieht null Profit, unsere Freunde drehen sich um und gaffen, als hätten wir lautstark verkündet, dass mit uns heute sowieso nichts anzufangen ist und wir ihren Lebenswandel grundsätzlich verurteilen.

Am Anfang kultivierte Jardine ihre Wut: Wenn sie bestellt hatte, lächelte sie die anderen an und dachte: *Wehe, einer von euch sagt mir, was ich trinken soll oder wie ich zu leben habe, ihr verfluchten scheiß Arschgesichter.* Und ehrlich gesagt hat das eine Zeit lang wunderbar funktioniert. Aber von Wut haben wir nichts, sie ist nicht gut für unsere Nerven, und letztlich hat Jardine ja auch niemanden wirklich gehasst und wollte gar nicht jedes Mal wütend sein müssen, nur weil sie sich etwas zu trinken bestellte.

Amanda ließ ihre beste Freundin für sich bestellen. Rückblickend findet sie ihre Unerfahrenheit richtig rührend. Damals jedoch schämte sie sich und brachte es nicht über sich, um ein Weinglas mit Perrier und einer Limettenscheibe zu bitten. Sie quatschte viel zu viel, kaute desinteressierten Barkeepern mit Geschichten von ihrem letzten Alkohol-Blackout ein Ohr ab. Dann blieb sie eine Weile lang zu Hause.

Wir haben es bereits gesagt, wiederholen es aber gerne noch einmal: Nicht auszugehen ist tatsächlich eine Strategie. Immer. Ebenso wie vorzeitiges Verschwinden. Auch wenn es sich um die Hochzeit der allerbesten Freundin handelt. Birgt der daran anschließende Empfang die Gefahr, dass wir Alkoholisches trinken, dürfen wir direkt nach der Trauung gehen. Und auch wenn wir schon den halben Parkplatz vor der Bar überquert haben, dürfen wir es uns noch anders überlegen. Wir dürfen abhauen. Wir dürfen das. Am nächsten Morgen können wir immer noch eine E-Mail mit einer vagen Entschuldigung schreiben. Aber dann haben wir's geschafft. Wie oft haben wir einander auf dem Weg nach Hause angerufen, weinend, und wussten doch, dass wir's richtig gemacht hatten, es hatte keine andere Möglichkeit gegeben. Wir mussten verschwinden, um einen weiteren Tag nüchtern zu bleiben.

Mit der Zeit wurde uns klar, dass es in einer solchen Situation weniger darum geht, Alkohol zu meiden, als es anderen recht zu machen. In vielen Kreisen hat Nüchternheit etwas Beschämendes, man zieht die Augenbrauen hoch: *Trink doch einfach weniger.* Wir haben eine Weile gebraucht, aber inzwischen ist es okay, wenn andere das nicht kapieren.

Auch über uns selbst ist uns etwas klar geworden: Das Bedürfnis, es allen recht zu machen, führt uns mindestens so sehr in Versuchung wie der Alkohol selbst. Wir wollen unbedingt allen versichern, wie sehr wir uns freuen, da zu sein, mit ihnen. Wir fürchteten Enttäuschung, wenn ein Freund oder eine Freundin mit einer durchzechten Nacht die zurückliegende, beschissene Woche vergessen möchte. Weil er oder sie (so wie wir früher auch) Freundschaft und ein Gefühl von Verbundensein untrennbar mit Trinken und Drogen verband; ein Abend ohne konnte nur seicht und unbefriedigend bleiben, wie eine halbe Nacht, ein Blindgänger.

Wir haben keine sichere Methode, wie man einen Abend an der Bar am besten nüchtern übersteht, weil das bei jedem so unterschiedlich ist. Amanda trifft sich mit Freundinnen lieber zum Kaffee oder zum Mittagessen, weil sie in Bars unsicher wird. Wenn sie es nicht vermeiden kann und doch eine besucht, wählt sie nach Möglichkeit eine mit einer Charcuterie oder dekadenten Desserts.

Für den Notfall haben wir Ausweichmanöver: Man kann immer behaupten, man würde gerade eine Entgiftungskur machen oder bis zum Ende der Fastenzeit auf Alkohol verzichten. Oder nur im Februar (im April, November oder sonst irgendeinem Monat). Man nimmt gerade Antibiotika. Man ist schwanger oder möchte schwanger werden. Man hat eine Konferenzschaltung um fünf Uhr morgens. Man muss aus nicht weiter auszuführenden Gründen früh am nächsten Tag zur Blutabnahme.

Manche trinken alkoholfreies Bier, während andere davon erst recht Lust auf Alkohol bekommen und die Finger davon lassen – wir erwähnten es bereits. Manche trinken Tonic mit Zitrone, damit es nach Wodka aussieht – ein Camouflage-Getränk, durch das sich die Trinkenden entspannen. Inzwischen gibt es in vielen Bars und Restaurants elegante alkoholfreie Alternativen; ein Zeichen dafür, dass die soziale Akzeptanz des Nüchternbleibens doch steigt. Vielleicht liegt es aber auch an den vielen innovativen Rezepturen mit frischen Zutaten, ein anhaltender Trend, der uns zugutekommt.

Nun werden Getränke ohne Alkohol gemixt und aufwändig mit frischgepresstem Ingwer, Kiwischeiben oder Hibiskussirup verfeinert. Mehr noch, seit Gastlichkeit auch Nüchternsein einschließt, wird in vielen Bars und Nachtclubs gar kein Alkohol ausgeschenkt, aber Musik gehört, geflirtet, gespielt und getanzt. Wir finden es aufregend, dass Alkoholfreiheit ins Nachtleben Einzug hält und Menschen, die sonst vielleicht trinken würden, es unterhaltsam und sexy finden, mal was anderes zu probieren. Wie bitte?

Doch so viel Glück hat man nicht überall. Amanda erfuhr in einem wahnsinnig schicken Restaurant in Austin einmal, dass die einzigen alkoholfreien Begleiter zu ihrem Vierzig-Dollar-Hauptgang Leitungswasser und Kaffee seien. In einem anderen Lokal erklärte man ihr, als sie um einen alkoholfreien Cocktail bat, »der *Geschmack* kommt vom Alkohol«. Manchmal ist es so. Manchmal gibt es nur schales 7-Up aus einem Zapfhahn, dessen Leitungen seit zehn Jahren nicht mehr gesäubert wurden. Man kann den Dreck praktisch schmecken. Hindernisse sind unvermeidbar, und sie herunterzuspielen wäre nicht ehrlich.

Aber wir können folgendes sagen: Es ist uns im Lauf der Jahre immer leichtergefallen, mit den Leuten hinter der Bar zu reden und ihnen ohne Scheu klarzumachen, was wir möchten. Natürlich gehen wir lieber dorthin, wo das für uns gut funktioniert, und halten uns von anderen Bars und Restaurants fern. Manchmal nehmen wir uns einen Augenblick auf der Toilette Zeit, um unsere wirren Gefühle zu sortieren oder einfach nur zuzulassen, und wir machen uns nichts daraus, wenn ein Freund etwas Blödes sagt oder ein Barmann herablassend grinst.

Während des San-Antonio-Book-Festivals bestellten Amanda und Jardine eines Abends in einer phantastischen Hotelbar eine Flasche Perrier bei einem gerade vorbei eilenden Kellner. Als er mit einer Flasche Perrier-Jouët-Champagner für dreihundert Dollar zurückkam, mussten Jardine und Amanda lachen und ließen sie zurückgehen, behielten aber die Champagner-Flöten und prosteten einander wenig später mit Wasser zu.

Eine Zeit lang war es verdammt schwer. Wir waren Anfängerinnen, und es blieb uns nichts anderes übrig, als die Zähne zusammenzubeißen. Was uns allerdings Spaß gemacht hat, war, die Dinge einmal ganz anders anzugehen. Und auch wenn einige in unserem Umfeld es nicht kapieren oder nicht kapieren wollen, kennen wir viele, die uns verstehen.

Quengelkreischstunde

Amandas Verwandte in Savannah nennen es die Quengelkreischstunde – wer kleine Kinder hat, weiß, warum. Gemeint ist die Zeit am späten Nachmittag, in der das Geschrei immer lauter wird, dich alle gleichzeitig brauchen und dir dein Jüngster Marmelade auf die Lieblingshose schmiert. Amanda glaubt, auch dann noch ruhig und gefasst bleiben zu müssen, wenn alle um sie herum durchdrehen – und nebenbei noch eine Feinschmeckermahlzeit zuzubereiten und ihrem Mann eine geistreiche Ehefrau zu sein.

Die Sonne geht unter. Sie steht am Herd und fragt sich, wie sie von der High School hierher in diese Küche kam. Sie weiß, dass sie »jeden Augenblick genießen«, bei Mathe helfen, ihrer Kleinen ein Schaumbad einlassen und den jungen Hund füttern sollte. In solchen Momenten schenkte sich Amanda früher ein Glas Wein ein.

Ob mit oder ohne Kinder, manchmal kommt einem das Leben vor wie eine einzige elende Plackerei. Schlürft man beim Wäschezusammenlegen jedoch Champagner, fühlt sich das Ganze gleich viel festlicher an. Aber wir ertragen schlechte Momente auch alkoholfrei. Wir halten das aus. Es geht vorbei, jeden Tag aufs Neue.

Und manchmal dürfen wir einfach »nein« sagen.

Wir dürfen die Tür öffnen und rausgehen, uns in die

Hängematte legen oder auf die Stufen vorm Haus setzen. Als Amanda zum ersten Mal während einer solchen Quengelkreischstunde die Küche verließ, hatte sie ein schlechtes Gewissen – aber es fühlte sich phantastisch an.

Sie schloss die Augen. Lauschte abwechselnd den Zikaden oder dem Verkehr, atmete ein paar Mal tief ein und aus. Ihr Herzschlag beruhigte sich. Sie blieb, so lange sie konnte, und zwang sich dann, noch zehn Minuten dranzuhängen. Ein Abend mit Zeichentrickfilmen und Cornflakes war keine vorbildliche Erziehung, aber das wäre ein perfektes Dinner, zubereitet von einer Frau randvoll mit Wut und Chardonnay, schließlich auch nicht.

Eure Lieben dürfen ruhig mitbekommen, dass ihr manchmal müde werdet. Gute Vorbilder für unsere Kinder sind wir dann, wenn sie zu Menschen heranwachsen dürfen, die auf sich selbst achten.

Ein leichter Windhauch berührte Amandas Gesicht. Ihre Tochter sah ihr zu, wie sie den Nachthimmel betrachtete. Sie winkte, und Amanda winkte zurück. Die Quengelkreischstunde war fast vorbei und bis zur Schlafenszeit war es nicht mehr lang.

Ein Himmel voller Kronleuchter

Einmal gab Jardine aus einer Laune heraus fünfundzwanzig Dollar auf Ebay für eine kitschige, mit Pflanzen verzierte Lampe aus den Fünfzigern aus. Der Fuß verzweigt sich in grün und weiß bemalte Blätter und Blumen aus Blech, oben drauf sitzt ein mottenzerfressener seidener Lampenschirm mit Rostflecken. Ausgeschaltet sieht sie aus wie das, was niemand gekauft hat, wenn der Straßenflohmarkt vorbei ist. Eingeschaltet bringt die Lampe Licht in den kindlichen Teil von Jardines Gehirn, dorthin, wo Märchenbücher und Comics lagern.

SAD, oder saisonal-affektive Störung – klingt nach etwas, das in einem Roman von Ursula K. Le Guin vorkommt, nach einer Krankheit auf einem fremden Planeten. Doch als Jardine einmal zu Frühjahrsbeginn ein Wochenende in Stockholm verbrachte, als die Stadt nach einem langen dunklen Winter erstmals wieder von der Sonne in Licht getaucht wurde, drehten die Leute dort völlig durch – sie erwachten aus ihrem Winterschlaf, ihre Seelen erholten sich von der Lethargie. Wir alle kennen Winterdepressionen, diesen lästigen Gemütszustand, der uns in den grauen feuchtkalten Monaten überfällt. Aber auch an einem verhangenen Nachmittag im Sommer oder im Dauerregen auf Cape Cod befällt uns manchmal schlechte Laune.

Licht tut uns gut. Jardine hat kürzlich in eine geniale Erfindung investiert: Die »Sonnenaufgangsuhr« fängt eine halbe Stunde vor dem Klingeln des Weckers an zu leuchten, taucht das Schlafzimmer in ein dunkles Kirschrot, das sich langsam über Mandarin-Gold, dann Hellgelb in weißes Licht wandelt. Schließlich wird sie mit Vogelgezwitscher geweckt, nachdem ihr Gehirn sich ganz langsam auf das Aufwachen vorbereiten konnte. Vitamin D tut einem sonnenentwöhnten Geist ebenfalls gut. Eine Freundin und ihre Kollegen hatten im Büro sogenannte »Lichtmaschinen« für den Schreibtisch bekommen, wodurch sich die Atmosphäre im Raum vollkommen veränderte. Wir stellten uns vor, dass sich dort alle ständig anlächelten, miteinander lachten, sich vielleicht sogar am Kopierer küssten. Eine andere Freundin hat einen Dauervorrat an Dutzenden schwarzer Kerzen, mit denen sie einen Armleuchter bestückt und anzündet. Wenn mit der Abenddämmerung jene unheilvolle Stimmung einsetzt, verwandelt sie die Schatten in hellen Lichterglanz.

Vor Jahren war Jardine hin und wieder durch die tristen kalten Straßen des winterlichen New Yorks gewandert. Dann schaute sie manchmal in einem Lampengeschäft in Chinatown vorbei. Der ganze Laden strahlte und funkelte, von der Decke hingen Dutzende Kronleuchter – manche waren furchtbar protzige Achtzigerjahre-Gestelle, andere zarte Art-déco- oder Rokoko-Gebilde, an manchen hingen geschliffene lila Steine, an anderen rote Glasblumen. Jardine ließ sich mit Licht besprühen, stand in einem Nieselregen, der so sanft war, dass niemand einen Schirm aufspannen würde. Dieser Regen füllte ihren Seelenspeicher auf.

Das Feuerbuch

Wenn sie ihre Emotionen nicht mehr wegtrinken, merken viele, dass sie wütend sind. Nüchternheit befreit uns davon nicht. Als Amanda ihre Kinder in die Schule brachte, nahm ihr ein Honda Odyssey die Vorfahrt, und sie spürte einen Schrei in ihrer Kehle wachsen, wie bei einer Figur in einem Horror-Sciencefiction. Auch beim Abwasch, den sie nun ohne ihren Wein-Puffer erledigte, brannte ein unangenehmer Zorn in ihr. Sie war wütend auf die nüchterne und fragile Person, die sie neuerdings war.

Trockene Freunde erklärten Amanda, das sei normal – auch sie hatten über ihre eigene Wut gestaunt. Sie rieten ihr abzuwarten und die Lava einfach glühen zu lassen. Die Wut würde verblassen, wenn sie sich erlaubte, sie zu »spüren«, anstatt sie tief in sich zu vergraben. Aber Amanda wusste nicht, wie sie die Wut »spüren« sollte, und ehrlich gesagt, machte sie ihr Angst. Über Monate wurde Amanda immer wieder von Wogen der Angst und Traurigkeit überflutet und in die Knie gezwungen – und das nicht immer zur passenden Zeit.

Sie war wütend, weil sie nicht mehr trinken konnte. Es war nicht fair, und manchmal wollte sie sich einfach nur ein Glas einschenken und auf diesen ganzen Blödsinn mit der Entwöhnung pfeifen. Sie war wütend auf sich selbst, weil sie in ihrem Leben so viel getrunken hatte. In Gedanken ging sie ihre Absturznächte eine nach der anderen durch, bekam Bauchschmerzen und machte sich Vorwürfe – sie war wütend, wahnsinnig wütend und enttäuscht darüber, wer sie geworden war.

Sie war wütend über alte Verletzungen: aus Kinderjahren, an die sie sich kaum erinnern konnte, gemeine Mädchen am College, Kränkungen im Büro irgendwann in den neunziger Jahren. All die alten Schrammen kamen ihr so läppisch und sinnlos vor, und deshalb steigerte sich ihre Wut, weil sie überhaupt wütend geworden war. Außerdem war sie wütend über neue Verletzungen, echte und eingebildete *(Fick dich, du sonnenbebrillter Arsch im Honda Odyssey!)*.

Sie war wütend, weil keine Chips mehr in der Packung waren. WER HAT DIE CHIPS GEGESSEN?

Auf einer Veranstaltung war ein bekannter Autor gemein zu Amanda. Sie ist immer noch sauer, ganz ehrlich. Was soll das? WOZU?

Als eingefleischte Leseratte suchte Amanda in Büchern nach einem Weg, mit ihrer Wut umzugehen. Neben Fressgelagen mit Chips und der Anschaffung mehrerer Familienpackungen Pfefferminzbonbons kam sie auf einige weitere gute Ideen und probierte sie aus. Mit dem »Feuerbuch« fing sie an. Dorthinein schrieb sie jeden unanständigen, schrecklichen, angsteinflößenden und zornigen Gedanken, der ihr in den Sinn kam, stellte sich den Gegenstand oder die Person vor, an der sich ihre Wut entzündet hatte, oder richtete sogar Briefe an sie. Auf einer Website wurde vorgeschlagen, dabei mit der linken Hand zu schreiben, um

Gedanken an die Kindheit zuzulassen. Als der Brief fertig war, machte sie ein Feuer im Garten und sah zu, wie er zu Asche zerfiel.

Als Nächstes versuchte sie es mit »Handtuchwringen«, man nimmt jeweils ein Ende eines großen, flauschigen Handtuchs, denkt an das Objekt seines Zorns und dreht und zerrt wie wild daran. Amanda brüllte den Namen des berühmten, unfreundlichen Autors und verdrehte das Handtuch, bis sie ihre ganze Wut ausgewrungen hatte und erschrocken, aber auch ein bisschen beeindruckt zusammensackte.

Außerdem probierte sie es mit »im Auto schreien«. Sie fuhr rechts ran, packte das Lenkrad, ballte die Fäuste, verzog das Gesicht und ließ alles raus, brüllte so laut sie konnte. »Kissen prügeln« ist eine weitere Möglichkeit, bei der man auf dem Bett kniet und Kissen von sich schleudert. Die Methode lässt sich sehr schön durch lautes Schreien ergänzen und birgt den zusätzlichen Vorteil, dass die Kissen hinterher hübsch aufgeschüttelt sind.

Irgendwann versuchen wir es hoffentlich auch einmal mit dem »großen Zerschmeißen«. Dabei handelt es sich um eine Methode für Fortgeschrittene, die ein bisschen Vorbereitung erfordert. Wir decken uns auf dem Flohmarkt mit billigen Gläsern und Geschirr ein. Nach Einbruch der Dunkelheit schleppen wir alles in den Garten und zielen auf den Schuppen. Wir sind fest davon überzeugt, dass sich das Geräusch von zerspringenden Tellern und Weingläsern viel besser anfühlt als ein Martini. Wir können es kaum abwarten, das zu beweisen.

Wenn wir gelernt haben, der Wut mehr Raum zu geben, können wir sie vielleicht auch besser deuten und uns überlegen, woher sie rührt. Wenn wir sie aber gar nicht erst rauslassen, kommen wir der Sache sicher nicht näher.

Danke

Mag sein, dass wir Gründe gesucht haben, um zu trinken. So was funktioniert: ein langer Arbeitsweg, ein lauter Nachbar, Liebeskummer, weil Dienstag ist. Wir dachten, wir würden uns feiern – mit Wein. Die Werbung hat uns darin bestärkt, uns wurde »Mommy Juice Merlot« verkauft und T-Shirts mit der Aufschrift »Ich trinke Kaffee, weil ich ihn brauche, und Wein, weil ich ihn verdiene!«.

Jetzt suchen wir Gründe, dankbar zu sein. Es hat eine Weile gedauert, neue Prioritäten zu setzen. An manchen Tagen fällt uns nicht mehr ein, als dankbar zu sein, im Bett liegen zu dürfen.

Also sagen wir danke für unser Bett. Auf einem langen Arbeitsweg dürfen wir dankbar sein für einen Podcast, für Zeit alleine. Dankbar für ein Buch, das uns jemand auf den Schreibtisch gelegt hat, den Anruf des Bruders, der sich erkundigt, wie's uns geht, für die blühenden Kakteen draußen, die Tamales, die jemand für uns zubereitet hat und die köstlich waren, auch wenn sie zerfallen sind, für die Katze, die zusammengerollt auf uns liegt und so laut schnurrt, dass uns das Geräusch durch und durch geht, für den Regen, den Vollmond am Himmel, den Halbmond und den Viertelmond. Dankbar dafür, dass wir leben. Nach Gründen zu suchen dankbar zu sein hat uns geholfen, unsere Lebensweise zu ändern. Je mehr uns einfiel, wofür wir dankbar waren, um so häufiger schienen solche wunderbaren Dinge zu passieren. Ein seltsamer Zauber.

Manche schreiben »Dankbarkeitslisten« in ein ledergebundenes Tagebuch. Andere besuchen »Dankbarkeitsgruppen« im Netz. Einige notieren sich ihre Listen während unglaublich wichtiger Dienstbesprechungen, die ihnen sonst unglaublich schlechte Laune machen würden. Am Ende eines jeden Tages, auch wenn es einer der schlimmsten überhaupt war, suchen wir Gründe, dankbar zu sein. Früher brauchten wir »Mommy Juice«, um unsere Wut zu besänftigen. In Dankbarkeit aber richten wir unseren Blick jetzt ins Licht.

Ein Fenster in Los Angeles oder
Wie man atmet

Wir interessieren uns schon sehr lange für Meditation, wie sie funktioniert und was sie bewirkt. David Lynch, der sein Leben lang meditiert hat, sagt: »Kleine Fische schwimmen an der Oberfläche, die großen schwimmen tief unten. Weite den Radius aus, in dem du fischst – das Bewusstsein –, dann fängst du auch größere Fische.« Wobei uns natürlich klar ist, dass man den Sinn des Meditierens untergräbt, wenn man dabei einen Fang machen will. Also Moment mal – wie funktioniert das noch mal mit der Meditation?

Einige werden bereit sein – oder zumindest wollen sie bereit sein –, es zu versuchen, wissen aber nicht, wo sie anfangen sollen. Wir haben weder die Zeit noch das nötige Kleingeld für einen ganzen Meditationsworkshop. Außerdem haben wir Angst, in einer Gruppe mit lauter Fremden zu landen, die Instrumente spielen und singen, und wir uns fragen, was wir dort verloren haben.

Als Amanda Jardine kennenlernte, hatte sie es drei Mal in ihrem Leben mit Meditation versucht. Einmal im Auto, als ihre Tochter später als erwartet vom Ballettunterricht kam. Amanda hatte die Augen geschlossen und versucht, an nichts zu denken. Daraufhin fielen sämtliche Sorgen des

Tages mit solcher Macht über sie her, dass sie die Augen wieder aufriss und sich hektisch im Wagen nach etwas umsah – irgendwas –, womit sie sich ablenken konnte. Hurra! Sie fand das *Captain Underpants*-Buch ihres Sohnes und schlug es auf, freute sich, eine Beschäftigung gefunden zu haben, egal wie grauenhaft es sich las. Und dann tauchte Amandas Tochter auf, hatte viel zu erzählen, was bei Amanda unwillkürlich zweierlei auslöste: Sie fühlte sich gebraucht und überfordert.

Ein zweites Mal versuchte Amanda es mit dem Meditieren während einer Massage, die sie von ihrem Mann zum Geburtstag geschenkt bekommen hatte. Normalerweise nutzt Amanda solche geistigen Verschnaufpausen, um über den Roman nachzudenken, an dem sie gerade schreibt (oder sie unterhält sich mit der Masseurin, ermuntert die Unglückliche dazu, von ihren Problemen zu berichten, damit Amanda diese in fünfzig Minuten für sie lösen und sich dadurch mal wieder beweisen kann, wie dringend sie gebraucht wird). Sie hat inzwischen begriffen, dass es die schlichte Angst ist, ihre Gedanken zur Ruhe kommen zu lassen, aber ihren Romanen tut das sehr gut. Doch diesmal wollte sie sich einmal nur auf ihre Atmung und die Massage konzentrieren. Ungefähr dreißig Sekunden lang funktionierte das sehr gut, die restlichen etwas mehr als neunundvierzig Minuten machte sie sich Sorgen um ihre Kinder, den Klimawandel und ob mit ihrer linken Schulter möglicherweise etwas nicht stimmte.

Und zu guter Letzt meldete Amanda sich in einem Yoga-Nidra-Kurs an. Das sogenannte »Schlaf-Yoga« versprach die wohltuende Wirkung von acht Stunden Schlaf in nur neunzig Minuten. Amanda betrat einen warmen und überfüllten Raum, die allermeisten waren sehr viel jünger als sie. Wie ihre Mitstreiterinnen suchte sie sich Kissen und eine schmuddelige Decke und machte es sich zwischen einer schwangeren Frau mit unglaublichen Tätowierungen und einem oberkörperfreien Mann mit Männerdutt und Bart bequem. Alle bereiteten gekonnt ihre Kissen vor, nur Amanda bekam es nicht richtig hin. Trotzdem legte sie sich auf den Boden und lauschte der beruhigenden Stimme des Lehrers und den Schwingungen des Gongs.

Oh Gott, war das heiß in diesem Raum. Amanda bekam Platzangst, und anstatt sich auf die friedvollen Gedanken zu konzentrieren, die der Lehrer anregte, fragte sie sich, ob in dem kratzigen Teppich unter ihr oder der Decke auf ihren Schultern vielleicht Bettwanzen lebten, die sie mit nach Hause tragen würde. Sollten sie ihr Bett oder die Betten ihrer Kinder befallen, wäre eine gründliche, möglicherweise aber krebserregende Ausräucherung gewiss unvermeidbar.

Dann fühlte sich Amanda wieder wie als Kind, ängstlich und bedrückt. »Ich muss hier schleunigst raus«, hallte es immer wieder durch ihren Kopf. Weil sie am Fenster lag, zog sie schwitzend und panisch den schweren (vermutlich ebenfalls von Wanzen befallenen) Vorhang beiseite und konzentrierte sich auf das Neonschild der Tankstelle gegenüber. Sie wünschte, sie wäre stärker, könnte einfach aufstehen und gehen. Aber das war sie nicht. Todunglücklich blieb sie zum Ende der Stunde liegen.

Später einmal saß Amanda bei Jardine zu Hause auf einem Holzstuhl, den Jardines Freund eigens zum Meditieren gebaut hatte. Jardine schlug ein Buch auf, *Die Weisheit der*

Ausweglosigkeit von Pema Chödrön, und sie suchten sich gemeinsam einen Absatz zum Vorlesen aus. Dann stellten sie einen Timer auf zehn Minuten. Jetzt hatten ihre Gedanken endlich eine Orientierung. In dem Absatz verglich Chödrön Gefühle mit Wolken, die über einen Berg hinwegziehen, wobei Amanda der Berg war. Das leuchtete ihr ein (sehr viel mehr als »denke nichts«). Dennoch spürte sie schon nach kurzer Zeit Panik aufsteigen, irgendwo lauerte eine To-do-Liste, aber sie wusste, dass sie die paar Minuten noch klarkommen würde. Die Panik hielt sich eine Weile, ließ ihr Herz schneller schlagen, flaute dann aber ab. Nach ungefähr sieben Minuten wurde Amanda unruhig und begann doch wieder, im Geiste eine Einkaufsliste zusammenzustellen. Trotzdem: sieben Minuten!

Freunde empfahlen Apps, die beim Meditieren helfen – und außerdem Glückshormone freisetzen, einfach weil es Apps sind. Amanda zieht gerne eine Tarotkarte, liest in Chödröns Buch oder einem anderen mit einzelnen Texten für jeden Tag, lehnt sich ein paar Minuten zurück und denkt nach.

Manchmal meditiert sie, um ein Erlebnis zu durchdringen. Und manchmal muss sie am Ende eines langen Tages einfach runterkommen. Wenn sie bei der Arbeit in Panik gerät oder an einen toten Punkt gelangt, stellt Amanda eine Frage und lässt sie sich von ihrem ruhenden Geist beantworten. Manchmal vergisst sie das Meditieren über Wochen, dann fällt es ihr wieder ein. Meditieren ist wie nüchtern bleiben, nichts wird dadurch automatisch perfekt – aber es hilft uns, damit klarzukommen, wie es ist.

Jardine überflog den Veranstaltungskalender des Los

Angeles County Museum of Art auf der Suche nach kostenlosen Veranstaltungen. »Mindful Mondays« klang interessant, also ging sie hin. Als das Museum für den Publikumsverkehr schloss, nahmen zwei Meditationslehrer die Teilnehmer mit in eine Ausstellung. Jeder suchte sich ein Gemälde aus, vor dem er meditieren wollte, und nahm zwanzig Minuten lang auf einen Klappstuhl davor Platz, versuchte sich auf das Atmen und das Sehen zu konzentrieren. Jardine kam sich wahnsinnig bescheuert vor, als sie dort saß, ließ sich dann aber doch darauf ein.

Sie glaubte das Gemälde schon nach wenigen Augenblicken im Wesentlichen begriffen zu haben, ihr Blick wanderte über die Leinwand. Aber wie empfohlen schaute sie weiter hin, bis sich Muster, Einzelheiten und Eigenheiten abzeichneten. Am Ende der zwanzig Minuten war sie absolut baff darüber, was ihr alles entgangen wäre, hätte sie es nur im Vorübergehen betrachtet oder gleichzeitig mit einem Auge auf ihr Handy geschielt und sich Gedanken um ihre Arbeit gemacht. Dieses eine Mal war ihre Aufmerksamkeit ungeteilt gewesen.

Neulich starrte Jardine aus ihrem Küchenfenster auf die für sie noch immer neue und unbekannte Stadt mit ihren Hügeln, der Bougainvillea an kreideweißen Hauswänden. Es wäre leicht gewesen, sich jetzt einsam und bedürftig zu fühlen, sich nach Sicherheit zu sehnen und danach, ganz bestimmt Bedeutung zu haben. Als Nächstes käme die Überzeugung, etwas zu brauchen, ohne zu wissen, was. Und wenn sie erst mal auf dieser Schiene unterwegs war, dann gab es kein Zurück mehr. Oder doch? Jardine konzentrierte sich auf ihre Atmung, und es gelang ihr, diese abs-

trakten Sehnsüchte von sich abfallen zu lassen, und plötzlich – es ist wahr, das schwört sie! – war sie total begeistert
von dem, was sie hatte, und wollte gar nichts anderes mehr.
Im Lauf der Jahre hatte sie durch gelegentliches Meditieren
neue Nervenbahnen aktiviert, die ihr ermöglichten, sogar
einen bereits fahrenden Zug noch in eine andere Richtung
zu lenken.

Trinken mit Kollegen

Jardine fährt über den Pacific Coast Highway, Lichter leuchten auf dem Wasser, Nebel liegt über dem Ozean, ihre nervösen Hände umklammern das Steuer. Sie ist unterwegs zu einem kleinen »Meeting« in einem Luxusrestaurant und biegt auf den Parkplatz ein. Einerseits freut sie sich darauf, mit potentiellen Kollegen über ein neues TV-Projekt zu sprechen, fürchtet sich andererseits aber vor dem Augenblick, in dem sie gefragt wird, was sie trinken möchte – *Trinkst du rot, oder bist du eher der Rosétyp? Ach kommt, wir nehmen Champagner! Wir haben was zu feiern. Wer trinkt einen Scotch mit? Hier gibt es eine tolle Spirituosenkarte, aged Whiskey …*

Worauf sie antwortet: *Also, ein Mineralwasser wäre mir eigentlich am liebsten.*

Während die Anwesenden diese Nachricht verarbeiten, entsteht ein Abgrund aus Stille, es rattert in ihren Köpfen, sie können ihre Verwunderung kaum verbergen – *Ich hätte gedacht, die ist ein bisschen lockerer drauf –*, dann setzen alle ein falsches Lächeln auf, bringen sich gegen sie in Stellung, und die Arbeitsbeziehung ist verdorben, aus dem neuen Projekt wird nichts …

Aber das ist ein Alptraum, nicht die Realität. Sie macht sich darauf gefasst – aber normalerweise kommt es nicht so weit. Ein Fünkchen Realität steckt trotzdem darin, eine Spur früherer Erfahrungen. Beziehungen knüpfen, Freundschaften unter Kollegen und Arbeitswochenenden sind so häufig mit Alkohol verbunden, dass sie für viele von uns zu einer großen Herausforderung werden.

Wir finden diese Situationen in unserem Arbeitsalltag unter anderem auch deshalb so schwierig, weil sich die jeweiligen Gründe, warum wir mit dem Trinken aufgehört haben, nur schwer zusammenfassen lassen. Sie sind individuell und komplex, sie zu erklären, würde Stunden dauern, und man müsste dabei viel Privates offenbaren. Es ist gar nicht so einfach, sich eine knackige Formulierung einfallen zu lassen, um derlei angespannte Situationen aufzulockern. Da wird ein großer Geschäftsabschluss im Restaurant gefeiert, alle bestellen Margaritas und versuchen uns zu überreden mitzutrinken. Sie fragen immer wieder, *Warum denn nicht? Warum nicht? Nur einer, nur heute Abend, ach komm schon.*

Was sollen wir sagen?

Ich trinke nicht, weil eine Freundin von mir Alkoholikerin war und daran gestorben ist? Ich bin zu häufig betrunken Auto gefahren und konnte mich hinterher nicht mal mehr dran erinnern, deshalb habe ich aufgehört? Alkohol hat bei mir zunehmend lebensbedrohliche Depressionen ausgelöst? Ich habe aufgehört, weil es mir keinen Spaß mehr gemacht hat und ich alles aus meinem Leben verbannen wollte, das mir überflüssig vorkam? Also, nein danke. Ich werde keinen Margarita mit euch trinken, auch nicht »nur einen«. Aber ich bin hier, ich feiere mit und hätte auch Spaß dabei, wenn ihr endlich aufhören würdet, mich von meinen sehr privaten Entscheidungen abbringen zu wollen.

Und schon rutscht die Nadel kratzend von der Platte. Stille.

Vielleicht wollen wir ja auch gar nicht, dass diese Leute was davon erfahren, vielleicht sind wir nicht bereit, mit anderen über das *Warum* zu sprechen, vielleicht wollen wir nicht über so ernste Themen sprechen, während alle Spaß haben. Erwecken wir den Eindruck, wir würden andere wegen ihrer Trinkgewohnheiten verurteilen? Unsere Gründe betreffen eigentlich nur uns selbst. Und trotzdem fragen sie. Wollen wissen, warum wir nur ein Ginger Ale bestellen. Warten auf eine Antwort. Gemeinsam Alkohol trinken ist eine Tradition unserer Gesellschaften und tief verankert in der Geschäftswelt.

Das »Trinken mit Kollegen«-Problem war für uns immer eins, das spontan im Manöver gelöst werden muss, wobei sich die Situation durch gute Vorbereitung entscheidend verbessern lässt.

Zur Planung gehört selbstverständlich ein spezielles Micro-Brainstorming zur Frage »Was trinkst du?«. Es gibt folgende Möglichkeiten: Wir treffen als Erste ein und haben, wenn die anderen auftauchen, längst etwas in der Hand, das nach einem Cocktail aussieht. Oder wir verkünden salopp, in der Hoffnung, dass es später sowieso niemanden mehr interessiert: *Ich nehme erst mal ein Mineralwasser mit Limettensirup, dann sehen wir weiter,* als kämen wir gerade vom Sport. Wir sagen auf keinen Fall: *Ich trinke nicht, aber bitte trinkt für mich mit.* Oder *Ich trinke zwar keinen Alkohol mehr, mir macht es aber immer noch Spaß, lange aufzubleiben und ich tanze für mein Leben gern.* Oder *Ich trinke keinen Alkohol mehr, und glaubt mir, das ist besser so, aber Bars wie diese hier liebe ich trotzdem, und ich kann mich stundenlang unterhalten, in meinem Leben hat sich also gar nicht viel geändert.*

Zur Vorbereitung gehört auch, dass wir uns genau überlegen, was wir bei dem Treffen erreichen wollen. Was wollen wir den anderen dort über uns mitteilen, was wollen wir über sie erfahren, welche Art von Beziehungen wollen wir knüpfen. Das hat eigentlich alles gar nichts mit Alkohol zu tun. Ebenso wie die meisten Geschäftsabschlüsse nichts mit Golf zu tun haben, auch wenn sie auf dem Golfplatz eingefädelt wurden. Golf ist nur das Vehikel. Und auch Alkohol kann ein Vehikel sein. Es hilft uns, wenn wir uns einen Geschäftstermin mit »Drinks« als ein Ritual vorstellen, bei dem man einfach nett zusammensitzt, sich unterhält und dabei etwas Kaltes trinkt. Im Kern bleibt es dieselbe Gepflogenheit, auch wenn in unseren Gläsern nur Ginger Beer ist und kein Martini. Viele Deals könnten auch beim Squash verabredet werden, nicht beim Tennis – trotzdem wären es noch dieselben Deals.

Aber auch wenn wir Squash und Tennis für austauschbar halten, könnte unser potentieller Arbeitgeber einem Martini dennoch eine Bedeutung zuschreiben, die ein Grapefruit-Tonic seiner Ansicht nach nicht besitzt. Wenn das gemeinsame Trinken für den Chef von solch zentraler Bedeutung ist, dann ist er vielleicht nicht der richtige für uns. Handelt es sich aber nur um einen ganz gewöhnlichen Vorbehalt, dürfen wir lügen, ausweichen und – wie immer – machen, was wir wollen.

Amanda fühlt sich am wohlsten, wenn sie vorher eine Nachricht schickt: *Nur als kleine Vorwarnung, ich trinke*

seit einiger Zeit keinen Alkohol mehr und werde bei Mine-
ralwasser bleiben – freu mich schon auf euch! Dann muss
sie sich nicht mehr den ganzen Abend lang fragen, wann ihr
Getränk endlich zum Thema wird.

In der Liebe und im Krieg ist alles erlaubt. Dasselbe gilt
auch für das erste Gespräch mit jemandem über unsere
Gründe, nicht zu trinken. Wenn wir uns erst einmal besser kennen und keine Vorbehalte mehr haben, können wir
gerne alles erklären. Das ergibt sich ganz automatisch. Eine
andere Taktik besteht darin, wenigstens zu versuchen, aus
der Verabredung ein gemeinsames Frühstück, Mittagessen
oder Kaffeetrinken zu machen. Nicht immer einfach, doch
das spielt keine Rolle für trockene Alkoholiker, die sonst
einen Rückfall riskieren. Sicherheit hat für sie absolute
Priorität, und dementsprechend offen sollten sie ihre Wünsche aussprechen. Wir sind beide trockene Alkoholikerin-
nen, die kein Problem damit haben, wenn andere in unserer
Gegenwart trinken, aber das trifft nicht auf jeden zu.

Jardine behält stets im Hinterkopf, dass sie (als sie noch
trank) abstinente Menschen für langweilige, verklemmte,
voreingenommene Gesundheitsfreaks hielt, die nicht lange
am Tisch sitzen blieben, irgendwie schwach wirkten und
meist eine Sonderbehandlung brauchten. Bei Trinktermi-
nen mit Kollegen versucht sie daher Verständnis für diejenigen aufzubringen, die möglicherweise Unschönes über
Nichttrinker sagen und es einfach nicht kapieren, weil sie
selbst früher genauso war.

Einem der ersten abstinenten Menschen, mit denen Jardine je zu tun hatte, gehörten ein paar Clubs in New York
City, und es dauerte eine Weile, bis einem überhaupt auf-

fiel, dass er nicht trank und keine Drogen nahm, weil er bis spät aufblieb, sich kleidete wie ein Space Cowboy 1978, laut und sehr oft lachte und gerne tanzte. Das entsprach nicht dem Profil des trockenen Alkoholikers, das sie sich aus ihren bis dahin eher spärlichen Informationen zurechtgelegt hatte.

Eines Abends fragte sie ihn sogar, ob er denn wirklich nüchtern sei (was sicher ungeschickt und vorwurfsvoll rüberkam, als würde sie sich erkundigen, ob er Syphilis hatte). Er antwortete ihr mit einem breiten Grinsen: *Natürlich! So nüchtern und klar wie der helllichte Tag.*

Warum?, fragte sie.

Weil ich dann zufriedener bin, sagte er immer noch grinsend und mit einem Funkeln im Blick.

Daran hatte sie kurz zu knabbern, dann beugte er sich verschwörerisch vor und flüsterte: *Ich kann mein Unternehmen führen und trotzdem Spaß haben. Während ihr Kiddies euer Geld verjubelt, verdiene ich welches.*

Selbst wenn er's drauf angelegt hätte, er hätte sich dafür kaum eine Branche aussuchen können, in der Alkohol und Drogen stärker verbreitet gewesen wären. Ständig musste er Fragen von naiven, ungeschickten und neugierigen Menschen wie Jardine abwehren, aber er tat es mit Stil, Klasse und Charme. Er hatte für sich selbst und alle, die ihn kannten, neu definiert, was Partys feiern, Spaß und Verbundenheit bedeutet. Nicht, dass er jemandem eine ausführliche Erklärung für seine Entscheidungen schulden würde, aber er hatte auch nichts dagegen, darüber zu sprechen. Wer ihn fragte, musste nie das Gefühl haben, dumm zu sein oder sich schämen zu müssen. Jardine vermutet, dass es eine

Weile gedauert hat, vielleicht sogar Jahre, bis er so weit war, gleichzeitig König der Nacht und stolz auf sein Leben sein konnte, ohne befremdlich auf Menschen zu wirken, die ein anderes führten. Sie hofft sehr, dass er immer noch irgendwo auf einem Barhocker sitzt, während ein DJ ohrenbetäubende Musik auflegt, Lichtpunkte über die Wände springen und ihn wunderschöne Nachtmenschen scharenweise umschwirren.

Hinhören

Jeder von uns trägt eine Stimme in sich, die aus tiefstem Herzen zu sprechen scheint. Manche bezeichnen sie als unser »inneres Kind«, andere als »Intuition« oder »Bauchgefühl«. Die Stimme spricht zu uns, wenn wir uns im Ruhezustand befinden, meditieren oder gerade erst aufgewacht sind, bevor wir zum Handy greifen, um die neuesten Meldungen zu lesen oder Nachrichten zu checken. Es ist die Mitternachtsstimme – nicht die mit der Endlosschleife aus Sorgen, sondern eine, die uns versichert, dass keine Gefahr droht und wir uns entspannen dürfen.

Manchmal sagt die Stimme etwas, das nur schwer erträglich ist. Trinken war für viele von uns eine Methode, diese Stimme zum Schweigen zu bringen. Kann sein, dass sie sagt, *diese Ehe funktioniert nicht* – ein Martini am Abend hilft uns, einen weiteren Tag damit zu überstehen. Oder sie rät uns, unser Leben zu ändern – ein paar Flaschen Bier in der Nachmittagssonne, schon herrscht Ruhe im Karton.

Trotzdem wird sie sich immer wieder melden.

Amandas Stimme hatte ihr geraten, mit dem Trinken aufzuhören. Obwohl keine ihrer Freundinnen und auch ihr Mann nicht glauben wollten, dass sie ein Problem damit hatte, wusste Amanda es besser. Ihr Vater hatte ihre gesamte Kindheit über getrunken, und ihr Verhältnis zum

Alkohol war schon seit ihrer ersten Weinschorle mit vierzehn ein gestörtes gewesen. Ihren ersten Blackout hatte sie mit sechzehn. Allmählich begriff sie, dass ihre Freundinnen etwas anderes meinten, wenn sie erzählten, sie seien »besoffen« gewesen und wären eingepennt. Amanda blieb wach und redete mit anderen – manchmal stundenlang –, konnte sich am nächsten Morgen aber an nichts mehr erinnern. Gar nichts. Sie wusste nur noch, dass sie sich unterhalten hatte, aber sonst nichts mehr. Das ungute Gefühl, das sie nach einem solchen Abend überfiel, war pure Angst. Sie beantwortete online die Fragen der »Sind Sie Alkoholiker?«-Tests (das Ergebnis lautete: *Vielleicht, vielleicht auch nicht).*

Doch wenn sie keine Alkoholikerin war, gab es auch keinen Grund, mit dem Trinken aufzuhören. Also hörte sie nicht auf. Amanda trank während ihrer gesamten Zeit am College, auf all ihren Reisen nach Griechenland, Ägypten, Kenia und Europa. Sie schrieb über das Trinken, verliebte sich häufig und dann aber so richtig, heiratete, bekam Kinder und veröffentlichte Romane. In den Augen absolut aller ging es ihr hervorragend.

Die Stimme in ihrem Inneren aber wusste, dass es ihr nicht gut ging.

Ihr war mulmig. Sie startete einen Testlauf, verzichtete eine Weile auf Alkohol, trank dann aber wieder. Sie war anders als die anderen bei den Treffen der Anonymen Alkoholiker – jedes Mal gelang es ihr wieder, sich einzureden, sie sei ganz anders – *ich bin jünger als die anderen; ich habe einen festen Job; ich bin total organisiert; ich bin älter und habe mehr Erfahrung.* Doch wenn diese Leute bei den Treffen über sich und ihre Erfahrungen sprachen, schienen sie Amanda und ihr Gehirn besser zu kennen, als sonst irgendjemand in ihrem »wahren« Leben. Sie trank guten Wein und schicke Cocktails; mit ihr hatte man Spaß! Dass sie ihr Herz ignorierte, forderte irgendwann seinen Preis. Als die Kinder noch klein waren, war das Leben nicht leicht. Um mithalten zu können, zu arbeiten, zu spielen, Mutter und die Ehefrau zu sein, die sie glaubte, sein zu müssen, trank sie. Mit Wein war sie in der Lage, Brote zu schmieren, noch eine Geschichte vorzulesen und sich dann abends in einem schicken Outfit vor ein großes Publikum zu stellen und über Literatur zu sprechen, obwohl sie erschöpft und verängstigt war. Auch in ihren Büchern hatten die Heldinnen häufig Angst.

Rückblickend trauert Amanda um die Jahre, die sie vergeudet hat, indem sie zu lange am Wein in ihrem Leben festhielt. Jedes Mal, wenn sie wieder über die Stränge schlug, schämte sie sich, war enttäuscht. Sie musste die ganze Verzweiflung wohl erst spüren, um dorthin zu gelangen, wo sie sich jetzt befindet. Musste erst über jeden Zweifel erhaben begreifen, dass ihr Leben ohne Alkohol ein besseres ist. Wer sich mit Bedauern aufhält, verschwendet seine Energie, sagt sie sich, und manchmal hört sie auch darauf. Und ganz allmählich machte Amandas Scham einem Riesenstolz Platz.

Nach einem Blackout zu Silvester schwor sich Amanda, es nie wieder zu übertreiben. Wenige Monate später wurde sie eingeladen, einen Vortrag zu halten. Sie fühlte sich sehr geehrt. Danach hatte sie noch am selben Abend einen Blackout.

Am Ostermorgen zog Amanda ihre wunderbaren Kinder hübsch an. Sie besuchten eine glamouröse Freundin zu Hause, die Mütter tranken rosa Prosecco und versteckten Ostereier. Ein idyllischer Tag. Alles ist großartig, das Leben ist herrlich!

Um drei Uhr früh wachte sie in ihrem seidenen Osterkleid auf ihrem eigenen Sofa zu Hause auf. Sie erinnerte sich an den Osterbraten und den Hefezopf. Daran, dass sie noch zu einer anderen Freundin gegangen waren, ihre Kinder Trampolin sprangen und sie Rotwein getrunken hatte. Danach an nichts mehr.

Morgens um drei überfiel Amanda eine große Düsternis, und wie immer sprach ihre innere Stimme zu ihr.

Sie sagte, *Das ist nicht dein Leben.*

Zum ersten Mal hörte Amanda hin und weinte.

Das war ihr Tag eins.

Bewusstseinsexperimente

Wenn die Welt aber im Chaos versinkt,
Wird die Bestätigung durch den Kosmos unerlässlich.
Madeleine L'Engle

Miles Davis und Zedernrauch

Räucherstäbchen eröffnen uns den Zugang zu einer anderen Erfahrungsebene – der olfaktorischen Dimension. Manchmal verlieren wir unser Gespür für diesen Sinn, und dann, wenn wir so ein schmales Stäbchen anzünden, erwacht plötzlich ein großer Teil unserer Seele zu neuem Leben.

Jardine steht total auf Weihrauch. Sie verliebte sich sofort in die Räucherstäbchen, die sie als Teenager in einem Head Shop auf Cape Cod gekauft hatte. Später probierte sie auch alle möglichen japanischen, indischen und französischen Sorten. Bei Räucherstäbchen kann man nie wissen – manchmal findet man die besten in den billigen Schachteln auf den Tischen der Straßenverkäufer, dann wieder kauft man teure, die dann viel zu schwer nach Vanille oder künstlich-blumig duften. Mit der Zeit lernt man auch die Suche nach den richtigen Stäbchen lieben, das Beschnuppern und Anbrennen, man überlässt die Entscheidung einem anderen Teil von sich, nicht dem Gehirn. Es ist ein so gutes Gefühl, verschiedene Facetten unseres Bewusstseins kennenzulernen. Dem Intellekt wird in unserer Gesellschaft viel zu große Bedeutung zugemessen. Warum sollten wir nicht mit einer anderen Seite unserer selbst träumen?

Bevor wir mit dem Trinken aufhörten, waren unsere

Nerven viel zu fragil und angeschlagen, als das wir uns eingehend mit unserem Bewusstsein hätten befassen können. Meist hatten wir das Gefühl, die nächste Stunde zu überstehen wäre schon verdammt gut. Inzwischen sind wir häufiger sehr achtsam, genießen ein luxuriöses Maß an Wachheit – und probieren alles Mögliche aus.

Verschiedene Räucherstäbchen können helfen, den Tag oder sogar ganze Lebensphasen zu strukturieren. Räucherstäbchen mit Feigenduft versetzen Jardine sofort an ihre Schule in Ann Arbor in Michigan zurück, in eine Dachgeschosswohnung mit schrägen Zimmerdecken und sehr viel Sonnenlicht. Die kleinen Mesquite-Räucherkegel, die sie in Marfa, Texas, gekauft hatte, erinnern sie an rostige Zäune, Falken und unendliche Wolken. Inzwischen beginnt sie fast jeden Tag mit schwarzem Kaffee, Zedernduft und Miles Davis – das ist ihre stabile kleine Brücke in den Arbeitsmodus.

Räucherstäbchen können ein Anker für Herausforderungen sein oder uns helfen, im Moment zu sein. Sie helfen auf stille Weise, die Zeit einzuteilen. Der Rauch kräuselt sich träge von der winzigen roten Glutspitze nach oben, erinnert uns daran, dass nichts ewig währt, Hitze vergänglich ist und alles ständig seine Gestalt verändert – und das ist schön.

Revolution

Es gibt nichts Vergleichbares zu einer Gruppe Menschen, die bei Tisch betrunken über Politik diskutieren. Die Gäste werden rot im Gesicht, schwitzen, die Themen heizen den Raum auf wie ein Schmelzofen. Das ist an sich weder schlecht noch sinnlos – solche Streitgespräche helfen enorm, eigene Überzeugungen zu finden oder seinen Standpunkt auch mal zu verändern.

Seit das Leben in den USA in letzter Zeit verrückt spielt, behaupten viele Amerikaner, das sei nur mit einem Drink zu ertragen. Für manche mag das funktionieren, weil sie noch immer etwas verändern oder gegen die Zustände protestieren wollen.

Wir persönlich haben es nicht hinbekommen, gleichzeitig zu trinken und politisch oder sozial aktiv zu sein. Erst als wir auf Alkohol und Drogen verzichteten, war in unserem Leben Platz für Demos und ehrenamtliche Arbeit – für Teilnahme.

Jardine war so befangen, dass sie sich nur noch im Kreis drehte: *Halten mich die anderen für selbstgerecht, wenn ich morgen auf die Demo gehe? Wenn ich ehrenamtlich im Gefängnis unterrichte, denken sie dann, ich halte mich für eine Heilige, eine Märtyrerin, die glaubt, mehr zu wissen, als die inhaftierten Frauen? Wenn ich nicht sämtliche Facetten des Problems verstehe, darf ich mich trotzdem der Demo anschließen? Bin ich eine Hochstaplerin? Will ich mich wichtigmachen?*

So ging es ihr auch beim Thema Alkohol: Würden die anderen denken, sie hielte sich für etwas Besseres, wenn sie nicht mehr trank? Ohne Alkohol hatte Jardine mehr Geduld und Verständnis für ihre widerstreitenden Gefühle und erlaubte sich mit großer Ernsthaftigkeit weiterzumachen, ohne sich darum zu scheren, wie es aussehen könnte. Die meisten Leute bekommen es sowieso gar nicht mit – und überhaupt, wen interessiert's?

Jardine begriff, dass ihre Beweggründe immer vielschichtig waren, egal ob es um ein Ehrenamt, eine Demonstration oder eine Geldspende ging. Natürlich spielte auch das Bedürfnis nach Anerkennung eine Rolle, sie wollte als »gut« wahrgenommen werden. Außerdem wollte sie etwas weitergeben, das sie selbst in ihrem Leben bekommen hatte, wollte Beziehungen zu anderen knüpfen, eintreten für das, was sie für richtig hielt, und sich mit Gleichgesinnten zusammentun, um dazuzulernen, neue Erkenntnisse und frischen Antrieb zu gewinnen.

Klarträume

Früher erinnerte Amanda sich nicht an ihre Träume und dachte, sie hätte gar keine. Sie hatte gelesen, dass man unter Alkoholeinfluss nachts häufiger wach wird (wenn die sedierende Wirkung nachlässt), und viele trockene Freunde hatten ihr erzählt, sie würden neuerdings sehr viel besser und tiefer schlafen. Also war Amanda sehr gespannt auf die Unterwelten ihres Bewusstseins.

Angeblich – das hatte sie gelesen – kann man sich während eines Traums vergegenwärtigen, dass man träumt. Manche behaupten sogar, ihre Träume kontrollieren und diese geistige Kraft zur Steigerung ihrer Kreativität verwenden zu können. Träume wären dann so etwas wie die ultimative Meditation, ein geschützter Raum, in dem man Entscheidungen erst einmal ausprobiert, bevor man sie im wahren Leben trifft, wo man Ideen gründlich von allen Seiten betrachtet und Ängste überwindet, indem man sich nur testweise in gewisse Situationen begibt.

Wo sonst, wenn nicht in einem Traum kann man virtuos Geige spielen, obwohl man nie im Leben ein Instrument in der Hand gehalten hat? Wir fliegen zum Mars, schwimmen im Meer, essen mit geliebten Menschen, die längst verstorben sind oder hängen mit Shakespeare ab. Und wir lieben – ohne dem Gesetz, der Moral oder sonst etwas verpflichtet zu sein.

Es gibt eine Geschichte der Traumkontrolle, die im antiken Griechenland beginnt und über tibetische Mönche bis zum Marquis d'Hervey de Saint-Denys reicht, der Bücher über nächtliche Magie schrieb und sein Kissen mit Frauenparfüms besprühte, um zu erforschen, inwiefern die Düfte seine Träume beeinflussten. Gurus bieten Traum-Workshops auf Hawaii, in den Niederlanden, in Seoul und in Arizona an. Amanda möchte im Lotto gewinnen, um daran teilnehmen zu können ... aber hey, man wird ja wohl noch träumen dürfen!

Obwohl in der Forschung beispielsweise Galantamin empfohlen wird, hat Amanda darauf verzichtet.

Manche Traum-Aficionados schwärmen von Headsets, die den REM-Schlaf messen und Lichtsignale geben, die der Träumende wahrnimmt und dadurch begreift, dass er träumt. Im Grunde ihres Herzens aber ist Amanda immer noch eine Maschinenstürmerin und begann erst einmal damit, sich ein Traumtagebuch auf den Nachttisch zu legen. Trotzdem hatte sie das Gefühl, ein bisschen mehr Anleitung zu brauchen.

Auch wenn sie sich vor ihrem Unterbewusstsein, ihren Erinnerungen und Träumen fürchtete, fand Amanda einen Kurs über »luzides Träumen« im Netz. Auf der Website wurden ihr zwei Alternativen angeboten: »Ja, ich möchte am Online-Kurs teilnehmen« oder »Nein, ich möchte meinen Geist blockieren«. Ein blockierter Geist klang wenig verlockend, also trug Amanda sich ein. Und damit begann ihr kostenloser E-Mail-Workshop.

Amandas Kinder interessierten sich sehr für ihr Vorhaben. Ihr ältester Sohn behauptete ebenfalls, er würde nie träumen. Ihre jüngste Tochter (sieben Jahre alt) erklärte, man könne seine Träume *selbstverständlich* kontrollieren – sie habe das bereits »eine Million Mal gemacht«. Nach weiteren Einzelheiten gefragt, erklärte sie, sie würde einfach »umschalten, wenn was Schlimmes passiert« oder »eine Tür am Himmel öffnen, und da kommt Mom raus und nimmt mich in den Arm, wenn ich Angst habe«.

In der ersten Nacht sollte Amanda drei Mal zu ihrem Kissen sagen: »Ich werde mich an meine Träume erinnern.« Auf ihrem Nachttisch hatte sie sich einen Kuli und ihr Traumtagebuch zurechtgelegt, aufgeschlagen auf einer leeren Seite, die sie am nächsten Morgen mit dem Datum und einem Traumtitel versehen wollte (außerdem hatte sie vorsorglich einen Kasten gezeichnet, um den Traum darin zu illustrieren). Sie versuchte noch mitzubekommen, wie ihr Körper in den Schlaf sank, und schlief dann wirklich ein. Als sie aufwachte, ließ sie sich ein paar Minuten Zeit, um sich ihre nächtlichen Abenteuer zu vergegenwärtigen, und erinnerte sich an … nichts.

Amanda sollte fünf Minuten still liegen bleiben und sich besinnen, erst dann nach dem Handy greifen oder aufstehen. Die Minuten verstrichen, aber noch immer nichts.

Am Frühstückstisch erzählte ihre Tochter, sie sei im Traum einem Alligator auf einem Wanderweg begegnet, habe mit ihm gekämpft und ihn besiegt. Amandas Mann hatte in einem Alptraum vergeblich versucht, Anträge der Krankenversicherung auszufüllen.

An jenem Tag fragte Amanda sich, wie von ihrem Traum-Guru empfohlen, zwanzig bis dreißig Mal, ob sie träumte oder wach war. Dann nahm sie einen »reality check« vor, schaute in einen Spiegel (denn angeblich gibt es in einem Traum keine korrekten Spiegelbilder), schaltete mehrfach das Licht ein und wieder aus (anscheinend kann man das Licht in Träumen nicht kontrollieren), versuchte die Finger in harte Gegenstände zu bohren (funktioniert nur im Traum) und betrachtete eingehend ihre Hände (im wachen Leben sieht eine Hand aus wie eine Hand, in Träumen könnte sie seltsam aussehen oder eigenartig viele Finger haben).

Allein dadurch, dass sie darüber nachdachte, ob sie träumte, hob sich ihre Welt schon ein klein wenig aus den Angeln. Das sanfte Abendlicht in Barton Springs umgab ihre Kinder beim Baden mit einem Schimmer: War Amanda wirklich sicher, dass das kein Traum war? Sie presste sich ins Gras, das dem Druck standhielt: kein Traum. Sie ging mit dem Hund spazieren, hörte Zikaden zirpen und spürte die Hitze von Austin. Ist das *mein* Zwergschnauzer oder ein *Traum-Zwergschnauzer?* Sie versuchte eine Hand durch die andere zu schieben. Fehlanzeige.

In der Nacht legte Amanda erneut ihr Traumtagebuch bereit. Dann schloss sie die Augen und konzentrierte sich auf die flüchtigen Formen unter ihren Lidern. Und schlief ein. Am Morgen hörte sie ihren Zwergschnauzer bellen und schlug die Augen auf. Wieder versuchte sie, sich an ihre Träume zu erinnern. *Da ist nichts* – dachte sie eine Millisekunde lang, aber dann merkte sie, dass sie sich doch an etwas erinnerte. Zum ersten Mal in ihrem ganzen Leben, trat Amanda erneut in ihre Traumlandschaft ein, schrieb eilig alles auf: Häuser, in denen sie im Traum war, eine eigenartige Szene, in der ihre Tante einen Poncho strickte – ein

Haufen Puzzleteile, die darauf warteten, zusammengefügt zu werden.

Sie hatte geträumt! Ihr kam das vor wie ein Durchbruch zu neuen Erkenntnissen. Amanda hatte zu große Angst gehabt und sich nicht erlaubt, ihre eigenen Träume kennenzulernen. Jetzt aber war sie in Sicherheit – sie war bereit. Und schließlich erschien ihr ein Traum über den weichen rotbraunen Strickponcho ihrer Tante gar nicht mehr so beängstigend. Sondern ganz wunderbar.

Die Orte, an denen sie sich in diesem »ersten« Traum aufhielt, kamen ihr vertraut vor. In diesen Häusern war sie schon einmal gewesen, konnte aber keine Entsprechung in ihrem wachen Leben finden. Waren das Häuser, die sie als Kind besucht hatte? Oder Traumgebäude? Handelte es sich um Erfindungen der Nacht, die ihr nur im Traum vertraut erschienen? Träumte sie jetzt? (Sie schaute kurz nach, aber ihre Hand sah einfach nur aus wie eine Hand.)

So viel lag noch vor ihr: Träume kreativ einbinden, ganz bewusst mitten im Traum aufwachen. Amanda bestellte ein Buch über Träume, in dem sich auch leere Seiten befanden, damit sie aufschreiben konnte, woran sie sich erinnerte. Außerdem gab es Abbildungen, die ihr bei der Interpretation ihrer Traumbilder helfen sollten.

Die größte Erkenntnis aber war, dass sie nicht ihren Kindern, ihrem Mann oder sonst jemandem zuliebe lernen wollte, sich an ihre Träume zu erinnern. Das Unterfangen würde ihr finanziell nichts einbringen, und keine Deadline drängte sie, es zu tun. Amanda nahm sich einfach Zeit für sich selbst, hielt ihre Traumbilder für etwas, das der Pflege und Investition wert war.

Heitere Mittagessen

Jardine lernte in Austin eine Künstlerin kennen, die gerade in ihre Straße gezogen war – Jardine wohnte »oben am Hang«, und Denise Prince wohnte »unten am Hang«. Schon bald sahen sie etwas ineinander, eine gewisse Unangepasstheit oder auch ein Interesse an esoterischen Fragen, angesichts derer die meisten die Augen verdrehen würden. Und obwohl die jeweils andere ihre Gedanken beschäftigte, blieben beide zunächst argwöhnisch.

Wie für viele Menschen waren auch für Jardine soziale Interaktionen immer ein bisschen heikel, und ihr Instinkt riet ihr, sie zu meiden. Selbst wenn sie sich auf ein gesellschaftliches Ereignis freute, trödelte sie, erfand Vorwände, um nicht hinzugehen. Am liebsten griff sie auf die Behauptung zurück, ab einem gewissen Alter würde man keine neuen Freundschaften mehr schließen und dieses Alter hatte sie längst erreicht. Aber eines Tages lud Denise Jardine zum Mittagessen ein, und so spazierte sie den Hang hinunter.

Als sich die Tür öffnete, hielt Jardine unwillkürlich den Atem an. Denise hatte die Vorhänge zugezogen, glitzernde Lampen und Kerzen angezündet, und den Tisch mit antiken Tellern gedeckt. Sie hatte einen riesigen Pudel namens Mister Darcy, der jedoch elegant im Kreis herumtänzelte.

Sein Fell war kraus und glänzte wie schwarze Lakritze und er war so groß, dass er kaum ins Haus passte.

Der an sich gewöhnliche Tag erhielt plötzlich etwas Majestätisches, als hätte Denise dieser Mittagsstunde eine Krone aufgesetzt. Sie schenkte Rosenwasser in Goldrandgläser, das sie für zwei Dollar in einem türkischen Supermarkt gekauft hatte, und mischte es mit Mineralwasser. Dazu legte sie eine Platte auf ihren winzigen Kinderplattenspieler, und sie setzten sich an ein schlichtes Mittagessen aus Lachs mit Kräuter-Ingwer-Sauce und einem Salat. Dann servierte Denise heißen Tee auf einem Tablett, dazu Eis und Kekse.

Sie redeten, öffneten sich, lösten sich, sprudelten über, träumten. Die Platten – Jardine wünschte, sie könnte sich genauer erinnern – reichten von Kindermusik über Garagenrock bis hin zu klassischer Klaviermusik.

Sagen wir einfach, als Jardine wieder in die texanische Sonne trat, war sie berauscht vom Leben. Seitdem sind Jardine und Denise beste Freundinnen, haben gemeinsam an Projekten gearbeitet, sich gegenseitig geholfen, neue Träume zu träumen, und lieben es zu sagen »komm doch runter zum Tee« oder »komm auf einen Happen zu mir rauf«, weil Austin dadurch irgendwie etwas Aristokratisch-Britisches bekommt. Scheiß auf das ganze Gerede von wegen zu alt für irgendwas; wir wollen uns bei heiteren Mittagessen frisch anfreunden, bis wir tot umfallen.

Amanda, die, solange ihre Kinder in der Schule sind, immer wie wild arbeitet, und danach nur noch mit ihnen zusammen sein will, verabredet sich zum Mittagessen eher im Restaurant. Am liebsten bei einem Italiener namens Juliet, ungefähr vier Minuten von ihrem Haus entfernt. Sie lädt eine Autorin ein, die sie bewundert, oder eine Freundin, die sie vermisst. Gemeinsam wickeln sie Spaghetti Bolognese auf ihre Gabeln, lachen und bestellen manchmal auch noch ein Spumoni-Eis zum Nachtisch. Sie könnte ohne Weiteres behaupten, sie habe zu viel zu tun oder könne sich nicht mal das Mittagsmenü leisten, aber es ist gefährlich, auf neue Bekanntschaften oder bezaubernde Unterbrechungen der Alltagsroutine zu verzichten. Als Mutter, die vom Schreiben lebt, noch dazu alkoholfrei, kann man sich schnell einsam fühlen, selbst eine so introvertierte Person wie Amanda. Auch Jardine und Amanda waren einmal diese neuen Freundinnen füreinander, stahlen sich eine Stunde vom Tag, spazierten im Sommer um den See, holten sich einen Eiskaffee und kehrten dann wieder in ihren Alltag zurück. Sie sind äußerst dankbar dafür, dass sie sich die Zeit genommen haben.

Also warum nicht mal eine neue Bekanntschaft auf ein Brunnenkresse-Sandwich und Oolong-Tee einladen, Gänseblümchen in eine Vase stellen und Schallplatten hören: Françoise Hardy, La Femme, Jefferson Airplane? Und zwar mitten am Tag. Danach kann man immer noch an die Arbeit eilen, sich über den seltsamen Geschmack im Mund und die neue, ungewohnte Sicht auf die eigene Umgebung freuen – und ahnen, was – und wer – möglich ist.

Sound Bath

Als Jardine neu in Los Angeles war, hörte sie die Leute immer wieder von einem *Sound Bath* reden und konnte nichts damit anfangen. In Kalifornien machten es scheinbar alle, schwärmten davon oder warben dafür. Sie beschloss, mehr in Erfahrung zu bringen.

Wie sich herausstellte, ist ein *Sound Bath* genau das, was man sich darunter vorstellt: man wird von Glocken, Harfen und Trommeln umspült. Als würde einem ein unsichtbarer Geist vorsichtig Musik ins Gemüt gießen, das Herz taucht darin ein, die Organe werden gereinigt. Ein Erlebnis, das einen ganz und gar durchdringt.

Jardine und ihr Freund Neil meldeten sich zum abendlichen *Sound Bath* im Yoga-Zentrum die Straße runter an. In dem vollbesetzten Raum herrschte fröhliche Freitagabendenergie, eine Atmosphäre aus Vorfreude, Sexualität und sprühenden Funken. Die Anwesenden legten sich Matten zurecht, so dass sie sich an den Rändern berührten. Es war Sommer und die Türen zur Straße hin geöffnet. Der Kursleiter saß vorne auf dem Boden, hatte Instrumente um sich herum aufgebaut und begann mit einem Sprechgesang und einer Gruppenmeditation. Anschließend bat er die Teilnehmer, sich hinzulegen und es sich bequem zu machen.

Als alle die Augen geschlossen hatten, spielte er auf den

Instrumenten, deren Klänge über uns hinwegflossen. Von der Straße drangen Geräusche herein und verschmolzen mit dem *Sound Bath*. Sirenen, Gelächter und eine zerspringende Flasche fügten sich in die Klänge der Harfe, der Trommel und der Laute ein. Das war gut so, denn dadurch entstand eine Verbindung zu der großen Stadt um sie herum, den Geräuschen dort nach Anbruch der Dunkelheit. Alle lagen da und lauschten, mussten sich nicht zwischen Realem und nicht Realem, drinnen oder draußen, uns oder den anderen entscheiden. Alles war eins.

Obwohl sie von niemandem tatsächlich berührt wurde, fühlte Jardine sich verwöhnt und umhegt. Als würde jemand ihre Emotionen ganz sanft mit einem goldenen Kamm glätten, sie weicher machen und mit zärtlichen Fingern Locken hineindrehen.

Eine Variante dieser Idee, wenn keine Zeit für einen Besuch im Yoga-Center bleibt, sind Soundscapes, vor allem *Binaural Beats*. Jardine hat keinen blassen Schimmer, was genau das ist und wie es funktioniert. Regelmäßig aber stöpselt sie ihre Kopfhörer in den Laptop, ruft die Website eines Soundengineers auf, der Dutzende von Konfigurationen natürlicher Geräusche und *Binaural Beats* anbietet. Letztere erreichen und stimulieren angeblich unterschiedliche Bereiche des Gehirns. Konzentration, Kreativität, Schlaf – für alles gibt es einen Beat. Sie liebt diese kleine Geräuschbibliothek und kommt sich dabei immer vor wie jemand aus *Blade Runner* oder *Neuromancer*. Als würde sie der Zukunft lauschen.

Ehrenamt

Eine trockene Freundin arbeitet ehrenamtlich für Meals on Wheels. Anderen etwas zu essen zu bringen ist etwas so Einfaches und in gewisser Hinsicht ein sehr alter Brauch. Sie ist gern in der Nachbarschaft unterwegs, es bringt sie auf andere Gedanken, und sie lernt die Menschen kennen (was in unserer modernen Welt schon sehr selten geworden ist). Ihr wird bewusst, welches Glück sie selbst hatte, und sie bekommt Respekt vor dem Leben, das für viele sehr schwierig sein kann. Im Gegenzug fühlt sie sie herzlich aufgenommen und anderen verbunden. Außerdem kann sie dafür sorgen, dass hungrige Menschen eine warme Mahlzeit bekommen.

Man kann sich regelmäßig engagieren, doch wem eine wöchentliche oder monatliche Aufgabe zu viel ist, der kann sich bei einmaligen Veranstaltungen melden. Man trommelt Freunde und Freundinnen zusammen, baut zusammen Stände und Zelte auf oder bringt Essen, Spielsachen und seine Zeit mit.

Jardine hat keine Kinder und als Freiberuflerin unregelmäßige Arbeitszeiten. Sie hatte auch früher bereits hin und wieder irgendwo ausgeholfen, konnte nun aber ohne Alkohol in ihrem Leben viel mehr Zeit investieren. Sie meldete sich als ehrenamtliche Mitarbeiterin in einem texanischen

Gefängnis an, in dem Kurse für »persönliches Erzählen« angeboten wurden. Vielleicht könnte sie ein Buch über ihre Erfahrungen mit den inhaftierten Frauen schreiben, eines über Stärke, Menschlichkeit, das Justizsystem, Schönheit, gesellschaftliche Hierarchien, Gewalt, Trauer, Liebe und Reue. Die Gespräche gingen weit über die Mauern des kalten und sterilen Raums, in dem sie stattfanden, hinaus. Nicht erwartet hatte sie allerdings, dass schon die Fahrgemeinschaft mit den anderen Freiwilligen sie so tief berühren würde – eine einstündige Fahrt jeweils hin und zurück, die im Lauf mehrerer Jahre ihr Leben veränderte.

Der Gefängnis-Workshop war achtzehn Jahre zuvor von zwei Frauen gegründet worden, deren Methoden einer eher hippiesken und intuitiven, feministischen Kultur entstammten, weniger der puritanischen und akademischen Tradition, aus der Jardine kam. Jede Mitfahrerin im Wagen musste sich zwei Minuten lang »mitteilen«, ohne dass man sie unterbrechen durfte, musste über ihre Stimmung und ihre Gedanken (gute wie schlechte) sprechen, und berichten, was in ihrem Leben gerade los war. Die anderen Frauen hörten unvoreingenommen zu.

Es gab keinen Platz für Festlegungen. Das Prinzip, sich einander erst einmal »Raum zu geben« und keine Vorträge zu halten, war auch die Grundlage der Arbeit im Workshop selbst. Aufrichtigkeit und Respekt sind außerdem die Säulen eines jeden 12-Stufen-Programms der Anonymen Alkoholiker, in dem es ebenfalls darum geht, die eigene Geschichte zu erzählen, die anderen vorurteilsfrei anzuhören und auch widersprüchliche Erfahrungen zuzulassen. Keine Hierarchien. Keine Autoritäten.

Die Frauen der Fahrgemeinschaft waren vom Alter her breit gefächert, umfassten ein Spektrum von vierzig Jahren, und obwohl sich Jardine zunächst nur skeptisch auf diesen für sie neuen Stil des Kommunizierens und Kennenlernens einließ, war sie erstaunt, wieviel sich daraus ergab. Zuhören kann heilend und bestärkend wirken, ebenso wie angehört werden.

Auch auf der Rückfahrt berichteten sie einander von ihren Erfahrungen. Inzwischen war es dunkel, sie hatten Stunden im Gefängnis verbracht und Dinge gehört, die ihnen das Herz brachen oder sie ein wenig klüger machten. Jardine hörte aufmerksam zu, wenn diese Frauen, die ihr anfangs noch fremd gewesen, deren Welten, Religionen und Generationen so unterschiedlich waren, zwei Minuten lang über ihre Ängste, Entdeckungen und Unsicherheiten sprachen.

Jardine saß auf dem Rücksitz, schaute aus dem Fenster und sah den Highway, umzäunte Farmen und Yucca-Palmen vor einem tiefblauen Horizont. Die Sterne und der Mond hingen am samtschwarzen Himmel über ihnen, und sie dachte: *Lehrer gibt es überall und Weisheit auch.*

Schwebebad

Schwebebäder, auch bekannt als Isolationskammer, Floating- oder Samadhi-Tank, erzeugen eine Art »organischen Rausch«. Sie bedeuten Freiheit, Traumzeit, ein Experiment, das man in die Mittagspause eines gewöhnlichen Arbeitstages einbauen kann und bei dem sich das Realitätsgefühl auf ganz wunderbare Weise in Luft auflöst.

Ein Schwebebad ist eine Kammer oder eine Wanne, die so geschlossen werden kann, dass weder Licht noch Geräusche eindringen. Das Wasser hat Körpertemperatur und ist knietief, aber so salzig, dass wir uns darauf treiben lassen, die Luft hat genau dieselbe Temperatur wie das Wasser, so dass die Grenze zwischen Wasser und Luft gar nicht spürbar ist. Wir wissen nicht, wo unser Körper beginnt und aufhört. Es gibt keinerlei Reize, keinen Anlass, wachsam oder koordiniert zu bleiben. Der Körper entspannt vollständig, und wir verlieren uns in einen Tagtraum, meditieren oder halluzinieren – und lassen uns eine Stunde lang schwerelos treiben.

Als Jardine klein war, spielte sie gerne in den Tümpeln zwischen den Sandbänken am Strand. Anders als die unendlichen Wassermassen des Meeres waren sie vergänglich. Manchmal gab es sie nur eine Stunde lang, während sich die Landschaft ringsum veränderte – das Wasser darin heizte auf wie eine Badewanne. Sie rekelte sich in diesen riesigen Pfützen, jagte durchsichtigen Fischchen hinterher, zog Seetang aus dem Wasser und erschreckte ihren kleinen Bruder damit, als wäre sie ein Monster. Schwebebäder erinnern sie daran, schwimmend zwischen Wachen und Träumen.

Wohlig entledigt man sich des irdischen Zustands der Schwerkraft – was durchaus auch beängstigend sein kann. Auch Jardine wollte das eine oder andere Mal nicht mehr allein sein mit ihren Gedanken, und es dauerte einen Moment, bis sie sich wieder an diese extreme Form der Einsamkeit gewöhnt hatte. Sie genoss die heilende Wirkung des Salzwassers und freute sich schon auf den sauberen Bademantel, der draußen vor der Kammer für sie bereit hing.

Also schließt eure Augen und atmet. Lasst euer Hirn von psychedelischen Visionen überfluten. Verfasst ein Gedicht oder ein Musikstück. Meditiert. Redet mit euch selbst. Habt eine Erleuchtung. Wenn ihr zu Platzangst neigt, könnt ihr die Tür offen lassen. Oder aussteigen. Denn eins wissen wir inzwischen ganz sicher, das Hochgefühl der einen ist der Alptraum des anderen. Findet euren eigenen Weg, meine kleinen Fischchen.

Hinter der Stahltür der Kammer fühlt man sich wie in einem Sciencefiction-Film. Der Körper schwebt, bleibt an der Oberfläche wie aufgerufen. Wir sind Sterne, kreisen in der Dunkelheit, voller Energie und Licht, leuchten an jeweils verschiedenen Himmeln. Was geschieht, entsteht aus der Magie der Physik und der Chemie des Gehirns, den übernatürlichen Mechanismen irdischer Gemüter.

Wenn das durchdringende Blaulicht zu schimmern beginnt, verlassen wir die Kammer, duschen das Salz und die

Visionen ab und kuscheln uns in einen flauschigen Bademantel. Ausmalbücher und Skizzenblöcke liegen bereit, wir trinken Kamillentee und hören Space-Age-Musik, kritzeln etwas und notieren Ideen oder irgendeinen Blödsinn. Wenn wir uns anziehen und aus der Tür des kleinen Ladens zurück in die Einkaufsstraße treten, nehmen wir ganze Netze wieder eingefangener Erinnerungen mit, und ein Leuchten umgibt unsere Köpfe.

Teeblätter, Tiger & Tarot

Ach, wir haben Fragen. So viele Fragen. Wenn man aufhört, sie zu verdrängen, werden sie laut: *Werde ich irgendwann alleine sein? Geht es all meinen Lieben gut? Werden meine Träume wahr? Und wovon träume ich überhaupt?*

Wir haben den Ratschlag von Rainer Maria Rilke immer geliebt: »(…) Geduld zu haben gegen alles Ungelöste in Ihrem Herzen und zu versuchen, die Fragen selbst lieb zu haben, wie verschlossene Stuben und wie Bücher, die in einer sehr fremden Sprache geschrieben sind. Forschen Sie jetzt nicht nach den Antworten, die Ihnen nicht gegeben werden können, weil Sie sie nicht leben könnten. Und es handelt sich darum, alles zu leben.«

Das *I Ging*, Teeblätter, aus der Hand lesen, Tarot. Das sind unsere Möglichkeiten, der göttlichen Vorsehung auf die Schliche zu kommen, vorausgesetzt, man betrachtet sie nicht ernsthaft als Wahrsagerei. Sie geben uns Methoden an die Hand, mit dem Unbekannten auf organisierte Weise umzugehen, es auszuhalten. Unsere Mission besteht ebenso im Erkunden wie im Entdecken, im Staunen wie im Wissen. Das bedeutet nicht, dass wir uns nicht nach Lösungen sehnen, nach Fakten, nach Prognosen. Wir lernen erst ganz langsam, in Liebe und durch die Weisheit anderer, mit dem Fehlen von Gewissheiten zu leben.

Amanda recherchierte zu Tarot, scheute sich jedoch davor, sich selbst die Karten legen zu lassen, denn sie glaubte nicht daran! Andererseits glaubte sie natürlich viel zu sehr daran. Was, wenn man ihr etwas Schreckliches vorhersagen würde? Sie hatte Angst. Kluge Freundinnen aber erklärten ihr, dass eine Tarot-Sitzung keine Wahrsagerei, sondern eine Form des Nachdenkens über sich selbst sei.

Wenn sie es sich allerdings recht überlegte, dann war der Gedanke, über sich selbst nachzudenken, noch viel erschreckender. Wir wollten dieses Buch schreiben, um anderen Mut zu machen, und deshalb beschloss Amanda solidarisch (und um keine abstinente Heuchlerin zu sein), es doch einmal mit Tarot-Karten zu versuchen. Sie ließ sich online einen Termin geben. Die E-Mail zur Bestätigung machte es nicht besser: Sie wurde gebeten, vor dem »hohen Hexenzaun« zu parken, ein »auffälliges Tor mit Drachengriff zu öffnen«, in einen Hof einzutreten und nach dem »niedlichen alten Royal-Spartanette-Wohnwagen« Ausschau zu halten. Die Tarot-Leserin schrieb: »Ich werde im Wohnwagen auf dich warten.«

Du lieber Himmel!

Als es so weit war, stand Amanda wie gelähmt vor dem Hexenzaun. Sie schrieb Jardine eine Nachricht, die antwortete, sie könne es kaum erwarten zu hören, wie's war. Amanda überlegte, ob sie nicht lieber nach Hause fahren, sich unter der Bettdecke verstecken und vielleicht ein paar Pfefferminzbonbons lutschen sollte.

Sie stieg aus ihrem ramponierten Mazda 5. Das Drachentor glänzte in der Sonne des späten Nachmittags. Sie zog das Tor auf und ging am Haus vorbei auf einen Wohnwagen zu.

»Hallo, meine Liebe!«, rief die Tarot-Leserin Angeliska von Sister Temperance Tarot.

Angeliskas Begrüßung war entwaffnend. Amanda betrat den Wohnwagen und bekam sofort etwas zu trinken und einen Platz angeboten. Sie bat darum, die Toilette benutzen zu dürfen, und Angeliska erklärte ihr sanft, dass es keine gab und dass Amanda das wüsste, hätte sie die Bestätigungsnachricht aufmerksam gelesen (und/oder wäre sie ans Telefon gegangen, als Angeliska angerufen hatte, um alles noch einmal mit ihr durchzusprechen).

»Ach, wird schon gehen«, sagte Amanda. Anstatt sich zu schämen, weil sie Angeliska enttäuscht hatte (Amanda hatte die Bestätigungs-E-Mail nur überflogen), hatte sie gar kein Problem damit. Sie fühlte sich gut, also passierte hier offenbar etwas Positives. In dem von Kerzenlicht erleuchteten Wohnwagen roch es nach Räucherstäbchen. Amanda schaltete die Aufnahmefunktion ihres Handys ein.

Angeliska lehnte sich zurück und fragte: »Worauf möchtest du dich heute konzentrieren?«

»Ich weiß es nicht«, sagte Amanda. Ihre Fragen waren alle so tiefgreifend und umfassend, dass es ihr unmöglich erschien, sich auf eine einzige davon zu konzentrieren.

»Was passiert denn gerade bei dir?«, fragte Angeliska. Ihre Augen waren groß, der Lidschatten glänzte. Ihr Lächeln wirkte aufrichtig und herzlich. Amanda holte tief Luft und erzählte. Sie sprach über die Arbeit, die Liebe und ihre Angst.

Angeliska legte neun Karten, während des Gesprächs legte sie noch sechs weitere dazu. Die Sitzung kam Amanda wie eine Stunde mit einer großartigen Therapeutin vor. Als

Amanda sich die Tonaufzeichnung später noch einmal anhörte, merkte sie, dass Angeliska auf verschiedene Karten gezeigt und gesprochen hatte, dabei war es Amanda vorgekommen, als hätte Angeliska nur aufmerksam zugehört, wie eine super-coole ältere Schwester mit goldenem Lidschatten.

Amanda würde mit der Vergangenheit ringen, sagte Angeliska (»Sechs der Schwerter« – ein Frau und ein Kind in einem Boot auf unruhigem Gewässer, ein Boot voller Schwerter – das laut Angeliska für emotionale Belastung steht). Amanda müsse ihr Boot von seiner Last befreien und in die Zukunft schauen.

Amanda, sagte Angeliska, habe Angst vor Freude. Sie müsse Ruhe in sich selbst finden. Sie sei von unglaublichen Frauen umgeben (»Drei der Kelche« – das Bild zeigt drei schöne Frauen in Togen, die Kelche heben. Möglicherweise sind sie mit Mineralwasser gefüllt statt mit Wein). Sie sollte öfter nackt sein (»Zwei der Kelche«, die zwei Liebende zeigt) und die Liebe um sie herum anerkennen (»Zehn der Kelche«, ein Paar mit seinen Kindern unter einem Regenbogen).

Und im Zentrum: die »Sieben der Stäbe«, ein Krieger, der Hau-den-Maulwurf spielt. Angeliska erklärte Amanda, sie befinde sich ständig in Vorbereitung auf eine Schlacht. »Wenn der Tiger da ist«, sagte Angeliska, »kannst du dich immer noch drum kümmern. Aber die ständige Sorge darüber, ob einer da ist, bringt nichts.«

Amanda sagte: »Wow.« Und ihr Gehirn fragte: »Ist da etwa ein Tiger?«

»Sich Sorgen machen ist, als würde man für Dinge beten, von denen man gar nicht will, dass sie passieren«, sagte Angeliska.

»Oha«, erwiderte Amanda. Und wieder fragte ihr Gehirn: »Ist da etwa ein Tiger? Wenn ja, dann soll er nur kommen.«

»Ich denke, das wird eine große Aufgabe sein, dir diese Einstellung abzutrainieren«, sagte Angeliska.

Amanda nickte. Ihr Gehirn sagte: »Genau.«

Während Angeliska sprach, wurde Amanda heiß und ein bisschen schwindlig. Sie zwinkerte Tränen weg und fühlte sich verstanden. Angeliska beantwortete keine einzige ihrer Fragen direkt, aber sie erklärte: »Am besten erfährt man etwas über die Zukunft, indem man sie selbst gestaltet.« Amanda merkte, dass sie sich irgendwie konkretere Antworten gewünscht hatte, aber sehr skeptisch geworden wäre, wenn sie welche bekommen hätte.

Sie saß in dem Wohnwagen ohne Toilette, bis ein winziges Glöckchen läutete. Amanda spürte die Wärme von Angeliskas Händen, die nun ihre umfingen. Angeliska dankte dem rätselhaften Universum, aber Amanda hörte nicht mehr zu.

Stattdessen hörte Amanda Folgendes: »Du hast es bis hierhin geschafft. Hast vieles überstanden. Auch in Zukunft wirst du Fragen haben, aber du bist stark genug, sie dir anzuhören.« Und, wie Angeliska sagte, als sie sich zum Abschied umarmten: »Schreib mir jederzeit. Und, hey, hör zu. Du bist nicht allein.«

Spielen

Nobody can give you spontaneity. Why?
Because you already have it.
John Daido Loori

Geheime Schaukel

Auf der Highschool stahl sich Jardine mit ihren Freundinnen im Frühling immer davon, sie gingen zu einer geheimen Seilschaukel am See. Theoretisch befanden sie sich auf dem Grundstück eines Fremden, aber niemand hatte ihn je gesehen. Dass wir dort eigentlich nichts verloren hatten, steigerte den Spaß nur noch. Die Schaukel bestand aus einem dicken Hanfseil, das an einem Baum über dem Wasser hing. Eine Schaukel wie aus *Tom Sawyer*. Die Kinder stießen sich verzückt gegenseitig an.

Sie brachten Camel Light und einen Ghettoblaster mit, aus dem Blondie oder ein Grateful-Dead-Bootleg dröhnte. Schon nach wenigen Sekunden verloren sie jegliches Zeitgefühl. Das geheimnisvolle dunkle Gewässer war von Gras und Wildblumen umgeben. Nur selten trugen sie Badesachen, schwammen stattdessen in abgeschnittenen Cordhosen und T-Shirts.

Außer einmal abends, als sie gar nichts anhatten. Tagsüber war es schon schlimm genug, verbotenerweise ein fremdes Grundstück zu betreten, aber Nachts schaukeln und nackt baden zu gehen, kam einer Todsünde gleich. Dabei war das alles so unschuldig. Bis heute kann sie sich nicht erinnern, wer den Vorschlag gemacht hatte, aber es schien unvermeidbar – es musste passieren. Jardine erinnert sich, wie sie in der kleinen Schlange von aufgeregten nackten Schwimmerinnen und Schwimmern stand – im Wald war es so dunkel, dass man die anderen nur vage erahnen konnte. Kichern und nervöse Scherze hallten zwischen den Bäumen hindurch, nackte Füße wirbelten Staub auf.

Als Jardine an der Reihe war, wurde sie von ihrer Vorgängerin gewarnt, unbedingt rechtzeitig das Seil loszulassen. Sie selbst hatte es nicht getan und sich die Innenseiten der Oberschenkel aufgeschürft. Jardine sah auf die große Leere vor sich. Sterne spiegelten sich auf der glatten schwarzen Oberfläche. Sie stieß sich ab, schwang durch die Luft und ließ los, blieb kurz am Himmel hängen, dann fiel sie. Sie platschte ins Wasser und kam schließlich in einer gewaltigen Fontäne aus eisigem Wasser wieder an die Oberfläche, lachte und schnappte nach Luft.

In diesem einen Moment kannte das Wasser jedes Geheimnis, das sie je hatte, und liebte sie umso mehr dafür.

Wie geht das? Wieso kann der kleine Unterschied zwischen nichts anhaben und ein paar Zentimetern Bikini oder Badeshorts einen solchen Unterschied machen? Wieso ist nackt baden so viel aufregender? Weil es natürlich den Hauch des Verbotenen hat.

Aber es fühlt sich auch an wie ein Sprung ins pure Vergnügen, wie etwas Paradiesisches, Uraltes an. Wir kamen nackt zur Welt, sind seither aber meist bekleidet. Wenn wir im Garten sonnenbaden, wenn die Schatten einer Ulme über die Haut wandern, die Sonne den Körper wärmt, dann können wir soziale Zwänge hinter uns lassen, die Last des »sollte« und »müsste« abschütteln. Einfach mal eine Stunde lang herumzulaufen, wie Gott uns schuf, erinnert uns an unsere Körperlichkeit, dass wir in diesen Körpern existieren und nicht nur ein Chaos von Gedanken und Emotionen zwischen zwei Schultern sind. Manchen täte es gut, öfter mal daran erinnert zu werden.

Nackt baden oder sonnenbaden ist für die einen ein Kitzel, für die anderen eine radikale Form der Selbstakzeptanz. Wie Katzen, die stundenlang in der Nachmittagssonne liegen. Jardine kennt ein Pärchen, das gerne an FKK-Strände fährt und über die Jahre jede Menge coole Locations auf der ganzen Welt entdeckt hat. Sie hat versprochen, nichts zu verraten, aber wer sucht, der findet.

Jardine war kürzlich in einem koreanischen Badehaus, ein hedonistisches Dorf der Menschlichkeit auf vier Stockwerken mitten in Los Angeles. Frauen aller Größen und Formen, jeden Alters und unterschiedlichster Herkunft liefen dort nackt herum, badeten und besuchten Saunen, ließen es sich gut gehen, ließen sich treiben, duschten und dachten nach. Zwanzig Sprachen waren zu hören, als sie miteinander lachten und mit einer Freundin, einer Mutter, Schwester oder Tochter plauderten. Jardine ging ohne eine Begleitung dorthin, war aber nicht alleine. Anfänglich befangen (tatsächlich sogar sehr befangen und dann noch befangener, weil sie so befangen war) ließ sie irgendwann los, als sie sah, dass die anderen Frauen es auch taten. Sie saß in einem beheizten Pool, streckte die Arme auf den kühlen Fliesen aus, wurde rot im Gesicht von der Wärme, und ihr Herzschlag verlangsamte sich. Eine Frau – älter als sie und die schwarzen Haare zu einem wunderschönen Dutt hochgesteckt – gab Jardine mit Gesten zu verstehen, sie solle sich in einem Eisbad erfrischen. Also tauchte Jardine mit verzerrtem Gesicht ins kalte Wasser, ihr Blut pulsierte heftig wie Trommelschläge. Sie atmete schnell, war so lebendig. Dann grinste die Frau – die sehr glamourös sogar im Pool knallroten Lippenstift trug – und winkte Jardine, sie solle wieder zurück ins heiße Wasser kommen. Und das tat sie.

Rollerskates

Als Amanda elf war, raste sie mit ihren Schwestern auf Rollerskates über die Straße, voller unbändiger Energie und ohne einen Funken Angst. Sie fuhr rückwärts, ihre Haare wirbelten herum, Madonna und INXS dröhnten aus einem Ghettoblaster. Sie fiel hin und stand wieder auf; die Schatten wurden länger, die Laternen sprangen an. Die nächtlichen Straßen waren ihre Disco, ihr Spielplatz, bis Amandas Mutter sie und ihre Schwestern ins Haus rief.

Im Laufe der Jahre wurden wir dann irgendwie diejenigen, die lieber vor einem Whiskey sitzen blieben und den anderen beim Tanzen zusahen. Wir runzelten die Stirn, wenn jemand vermeintlich Panne war. Wenn unsere innere Stimme sagte: *Los, steh auf und mach mit*, brachten wir sie mit einem weiteren Drink zum Schweigen. Wir hatten Hemmungen und beinahe vergessen, wie man einfach nur zum Spaß spielt. Also mieden wir jede Situation, in der wir uns dem Spott der anderen ausgesetzt hätten.

Amanda merkte, dass sie gar nicht mehr wusste, wie Spaß haben funktioniert.

Dann erinnerte sie sich, wie sehr sie ihre Rollerskates geliebt hatte. Als ihre Kinder sie zum hundertsten Mal baten, doch mit in die Rollerskatehalle zu kommen, sagte sie einfach ja. Die Schuhe fühlten sich an ihren Füßen komisch an.

Sie buckelte und krümmte sich wie ein Fohlen. Ziemlich sicher machte sie sich vollkommen lächerlich, als sie über die Fläche schlingerte.

Im Playland Skatepark in Austin gibt es samstags Wettrennen. Als die Kategorie »Frauen über achtzehn« dran war, biss sie sich auf die Lippe. Ihr Sohn sagte, »Komm schon, Mom, los!« Sie wackelte an die Startlinie.

Beim Laufen erinnerte sie sich an ihre lila Stulpen. Wie schnittig sie sich darin vorgekommen war, wenn sie die Straße hinuntersauste. Sie war jetzt immer noch dieses Mädchen, das schnellste im ganzen Viertel, das mit den beiden französisch geflochtenen Zöpfen. Eine Spur der Wiederentdeckungen tat sich vor ihr auf: Zeichnen, Singen, Sachen machen aus Ton, absurde Witze erzählen, über absurde Witze lachen und Rollerskates fahren. Dieses Mädchen hatte darauf gewartet, endlich wieder mitspielen zu dürfen.

Das Rennen war längst entschieden, bevor sie über die Zielgerade kam. Sie hatte nicht gewonnen, aber irgendwie eben doch.

Willst du tanzen?

Gibt es überhaupt etwas Demokratischeres als eine Tanzfläche? Alle sind willkommen. Der Bass wummert in der Brust, Licht fällt wie Regentropfen in den großen Saal, andere Tänzer um uns herum verlieren ihre Hemmungen, sind mit uns lebendig, berühren uns, verschwinden und tauchen wieder auf. Nichts ist von Dauer.

Wir antworten viel zu häufig *nein danke,* wenn andere mit uns tanzen gehen wollen, weil uns gerade nicht danach ist, einen Club zu besuchen, lange aufzubleiben oder irgendwas Wildes zu machen. Aber verfluchte Scheiße, es tut so gut!

Tanzen fühlt sich an wie das reine Es, das Ich bleibt draußen vor der Tür, unser Innerstes wird befreit. Wir finden Daybreaker und Ecstatic Dance und andere »conscious raves« genial. Wir lieben die nüchterne Lust am Feiern, die Freiheit und den Paillettenglanz. Warum es nicht gleich nach dem Aufwachen mal mit Yoga und einem Haufen fröhlich tanzender Seelen versuchen? Daybreaker gibt es inzwischen in Städten auf der ganzen Welt, und die Idee ist ansteckend.

Lasst uns den Tag trotzdem mit einem Rausch beginnen. Weg mit dem Korsett aus Unsicherheit und Stolz, rein in den Schlafanzug mit Zebramuster, setzt euch regenbogenfarbene Einhornhörner auf und benutzt goldenen Lippenstift. Was für ein Glück, dass es diese Art von Festen gibt – sie sind der Beweis dafür, dass Tanzen nicht zwingend etwas mit Alkohol und Drogen zu tun haben muss.

Als wir nicht mehr tranken, war Two-Step in Tanzsälen wie dem Broken Spoke zumindest in Austin die für uns angenehmste Option. Dort wurde zwar auch getrunken, aber wir wollten tanzen! Cowboys und Cowgirls, junge Menschen mit rosigen Wangen, ältere Herren mit weißen Zöpfen, Anfänger und alte Hasen – alle tanzten. Die förmliche Art, wie man dort aufgefordert wird, anschließend auf die Tanzfläche geht, sich gegenseitig an den Händen fasst – dadurch fühlte man sich, noch bevor der Song zu Ende war, stärker verbunden als während eines ganzen langen wilden und verrückten Besäufnisses. Danach standen alle immer noch eine Weile auf dem Parkplatz, lehnten an alten Autos, rauchten und redeten. Wir waren immer noch schüchtern, fühlten uns aber angekommen im wahren Leben.

Angriff ist die beste Verteidigung

Jardine hielt sich nie für eine Sportlerin, aber aus jahrelangem Mannschaftsport hat sie einiges mitgenommen. Sie kann sich behaupten, sich auf andere verlassen, reißt den Ball nicht an sich und weiß, dass ein Sieg nur zusammen möglich ist. Und dass man sich zum Schluss die Hände schüttelt, auch wenn man verloren hat.

Ihr Lieblingssport war Eishockey, nicht *obwohl* sie sehr schlecht darin war, sondern vielleicht gerade deshalb. Hinfallen gehörte zu jedem Training, jedem Spiel dazu. Es wurde geübt, wie man sprintet, fällt und wieder aufsteht, immer und immer wieder. Sie trug Schulter- und Knieschoner, die nach vergammeltem Kohl stanken und schnäuzte sich ins Trikot. Man hatte gar keine andere Wahl, als das eigene Ego zu bändigen und sich, sobald man aufs Eis ging, davon zu verabschieden, gut zu riechen, lieb zu sein und hübsch auszusehen. Das war großartig.

Amanda spielte ebenfalls Eishockey auf der Highschool (und auf dem College) und erinnert sich an die fiebrige Aufregung bevor es aufs Eis ging, wenn sie *Welcome to the Jungle* und *Paradise City* von Guns n' Roses in der Umkleide hörten. Diese irrwitzige Kriegerstimmung erinnert uns an das Gefühl, schwitzend in irgendeiner Spelunke zur Jukebox zu tanzen, mit Freunden herumzutoben, Bier zu verkleckern und anzüglich, unangenehm und unhöflich zu sein.

Ein paar unserer Freundinnen spielen immer noch oder wieder in Fußball- oder Volleyballvereinen. Auf einem Platz oder in einer Halle müssen wir nicht nett sein. Dafür erleben wir die Kameradschaft in der Mannschaftskabine und das Gefühl, nichts anderes zählt mehr, als das, was genau in diesem Moment passiert. Sport ist etwas Kurzsichtiges, und ein Tunnelblick kann eine sehr willkommene Abwechslung zu Familienangelegenheiten, Krisen im Büro oder zum LEBEN im Allgemeinen bieten. Hier gibt es nur einen Tennisball, einen Schläger, ein Netz, einen Gegner und ganz klare Linien, die darüber entscheiden, ob der Ball »aus« war oder nicht.

Auch in Fitnesskursen legen Menschen kollektiv ihre Fassade ab. Alle sind angreifbar, verschwitzt, unordentlich, und die Stimmung ist gut, wenn wir danach rausgehen, Wasser trinken und uns die Gesichter mit Handtüchern trocknen. Wir lieben es, unser Leben eine Stunde lang in die Hände eines Trainers zu legen. Dieser Wunsch verbirgt sich hinter vielen unserer neuen Angewohnheiten. Wir lassen uns sagen, mach schneller, weiter, steh auf und setz dich wieder hin; und drehen dabei Lil Wayne bis zum Anschlag auf; wir sind Quarterbacks und brauchen unsere Cheerleader.

Allerdings kann Sport und Fitness als Ventil bei trockenen Alkoholikern auch zu einem Jo-Jo-Effekt führen. Wir haben es schon erlebt, dass Freundinnen sich an einem einzigen Tag von Alkohol *und* Kohlenhydraten verabschiedet *und* ein unglaubliches Trainingsprogramm begonnen haben. Wir verstehen das – wir wollen besser werden, stärker, und zwar sofort. Viele nehmen ab, wenn sie nicht mehr trinken. Die Gesichter strahlen wieder, Haare und Nägel werden kräftiger. Aber es ist auch in Ordnung (und vielleicht sogar besser?), eins nach dem anderen zu machen. Wenn ein Vorhaben zu anstrengend wird, hört man genauso schnell wieder auf, wie man angefangen hat. Das unerbittliche, diabolische, masochistische Streben nach einem idealen Körper macht uns nicht annähernd so viel Spaß, wie nach Lust und Laune zu schwimmen, Fahrrad zu fahren, sich zu dehnen oder spazieren zu gehen. Oder vielleicht auch nur im Schlafanzug mit der eigenen Tochter zu tanzen und dabei dramatisch und laut *Back to December* von Taylor Swift mitzuschluchzen – einfach zum Spaß.

Klettern

Als Jardine nicht mehr trank, ging sie häufiger im Barton Creek Greenbelt in Austin alleine wandern. Eigentlich war sie aber gar nicht alleine: An einer Stelle des Wegs, wenn man durch das Gebüsch zu den Kalksteinfelsen schaut, wird man immer Bewegung sehen – nackte Oberkörper, Seile, Tätowierungen. Sie wusste nie so genau, was die Leute da eigentlich machten. Aber sie war neugierig, denn sie kamen ihr vor wie eine ganz eigene, in sich geschlossene Gemeinschaft.

Sie hatte sich erst kürzlich aus der Kneipenszene von Austin verabschiedet und war nun dabei zu entdecken, was eigentlich tagsüber so los war. Bislang war sie dabei recht einsam gewesen, hatte eine Welt aufgegeben, aber noch keine neue gefunden.

Es war reiner Zufall, dass sie ein Jahr später mit einem Angehörigen dieser geschlossenen Gesellschaft zusammen war – regelmäßig kam er mit Händen voller Schürfwunden und Kratzer, klebrig von Kreide wie von Puderzucker und wie berauscht nach Hause. Er erklärte ihr, Frauen seien von Natur aus wie fürs Klettern gemacht, da sie bei Kraftanstrengungen eher ihre Beine als ihre Arme einsetzten und in der Regel auch gelenkiger seien. Er bearbeitete sie so lange, bis sie sich Kletterschuhe kaufte – mit harten Gummisohlen, ein bisschen wie die Spitzenschuhe im Ballett –, und sie zu den Felsen lockte, die sie früher auf ihren Wanderungen gesehen hatte.

Vor Ort ließ sie sich in Teamarbeit (das Sicherheitsseil würde ihr Kletterpartner am Boden halten) und Technik (benutz deine Mitte, hab Geduld, sag »Ich falle«, bevor du fällst) unterweisen. Dann trat sie an die Wand heran. Das war ein eigenartiger Moment, diese erste Begegnung mit dem Felsen. Ihr kam es vor, als würde ihr jemand eine Frage stellen, aber sie wusste weder in welcher Sprache, noch kannte sie die Antwort.

Schließlich lernte sie Folgendes: Vieles spricht dafür, etwas zu beginnen, auch wenn man nicht weiß, wie man es zu Ende bringt. Klettern war für sie nicht der Versuch, ihrer Angst die Hand zu reichen, sie stemmte sich mit ihrem ganzen Körper dagegen. Auf halber Strecke nach oben hing sie plötzlich in der Luft, ihre Beine pochten vor Müdigkeit und Furcht. Kletterer sprechen von den »Elvis Shakes«. Manchmal beeilt man sich zu sehr, als wäre die Verletzbarkeit selbst hinter einem her. Dabei ist es eine unschätzbar wertvolle Erfahrung, innezuhalten, den Geist zu beruhigen und genau hinzuschauen. Jedes Mal, wenn sie das tat, erkannte sie plötzlich eine zuvor verborgene Möglichkeit, eine verlässliche Kombination aus Handgriffen und Abstützstellen. Ihre Muskeln waren erschöpft, als sie oben ankam. Die ehemals Fremden standen unten im Licht der Sonne, das durch die hohen Bäume sickerte, und feuerten sie an, als sie sich über den Rand des zerklüfteten Felsens nach oben zog.

An der Wand hatte sie es vermieden, nach unten zu

schauen, aus Angst zu sehen, wie tief sie fallen konnte. Aber jetzt schaute sie von oben herunter und sah, wie weit sie geklettert war – Abstinenz, neue Freunde, der Aufstieg auf diesen Felsen – all das war an sich schon eine wunderschöne, wortlose Antwort.

Glitzerndes Riesenrad

Auf dem Weg zu anderen (ernsthafteren!) Dingen kommen wir an einem Jahrmarkt vorbei. Wir schauen in den Rückspiegel und sehen ein funkelndes Riesenrad, eine Berg-und-Talbahn mit kreischenden Teenagern, Menschenmassen schlendern an den rostigen, klapprigen, aber magischen Fahrgeschäften vorbei, essen Zuckerwatte und Schmalzgebäck.

Das schreit nach einer Kehrtwende.

Die Musik zieht uns an. Mit Beben im Bauch warten wir in der Schlange vor der Achterbahn. Wir lassen uns von der Dämmerung einholen und spazieren durch den Tunnel of Love, einem gebackenen Oreo entgegen und betrachten geairbrushte T-Shirts.

Der Jahrmarkt ist ein amerikanischer Traum, süß wie ein Slushy, fettig und köstlich wie eine Riesenbretzel in der Sonne, laut und stolz, aus jeder Ecke dudeln Leierkastenmelodien, es blitzt, blinkt und leuchtet, atemberaubende Fahrgeschäfte überall, Glücksspiele – und gerade, wenn man es aufgeben möchte, gewinnt man einen rosa Teddybär, der kaum in den Kofferraum passt. Perfekt wird das Ganze erst durch das etwas zwielichtige Flair der Schausteller, die mit blutunterlaufenen Augen ohrenbetäubend nach den nächsten Kunden brüllen.

Auch Escape Rooms sind solche Spielplätze. Amanda und ihre Kinder haben es ausprobiert: In der nachgebauten Wohnung eines Spions aus den fünfziger Jahren mit authentischen Möbeln und russischen Büchern. Die Uhr tickte (der fiktive Spion sollte eine Stunde später nach Hause kommen!), sie lasen Karten, entschlüsselten Codes, studierten Dokumente und schnappten nach Luft, als sich hinter der Wand weitere versteckte Räume auftaten. Inzwischen halten sie nach Escape Rooms Ausschau, wo immer sie sind, bringen Escape Games zu Familienfeiern mit.

Wir beginnen unser Leben im Sandkasten oder auf einer Schaukel und schließlich landen wir in *Meow Wolf's House of Eternal Return* in Santa Fe, New Mexico – einem interaktiven Traum-Komplex auf knapp 2000 Quadratmetern. In jeder Kammer befindet man sich im Gehirn einer anderen Person. In einer nachgebauten Küche las Jardine einen Zettel am Kühlschrank, als plötzlich die Tür aufging, ein kleines Kind herauskam und sie vor Schreck beinahe in Ohnmacht gefallen wäre. Wie sich herausstellte, verbarg sich ein Tunnel hinter der Kühlschranktür, der in eine weitere Kammer führte, und genau das macht diesen Ort aus. Hinter vermeintlich Vertrautem eröffnen sich unerwartete Welten.

Sie hatte das Gefühl, nachvollziehen zu können, wie der Künstler auf seine Ideen kam, sie befand sich ja direkt darin. Sie betrachtete sie nicht nur oder hörte sie sich an. Sie tauchte darin ein.

Pop-up-Installationen schießen überall wie Pilze aus dem Boden. Während der Weihnachtsfeiertage wird selbst der Lichterschmuck in den Stadtparks zum Portal in visionäre Welten.

Jardine sah sich den Kusama Infinity Mirror Room an, als er im Broad Museum in Los Angeles eingerichtet wurde. Der Raum ist nicht groß, und Besucher dürfen nur einer nach dem anderen und auch nur vierzig Sekunden lang hinein. Jardine und ihre Freundinnen warteten und warteten, dann waren sie an der Reihe. Als sich die Tür schloss, entstand durch Licht und Spiegel nicht nur eine räumliche, sondern auch eine zeitliche Unendlichkeit. Sie setzte sich in die Ewigkeit fort. Selbst wenn man ein gutes Foto oder Video davon hätte aufnehmen können, es wäre nie so wahr gewesen, wie dort zu stehen. In einer Zeit wie der heutigen, in der alles dokumentiert wird, war dieser vergängliche Rausch ein Geschenk. Eine japanische Künstlerin hatte ihn erfunden, erträumt und umgesetzt, und anschließend Fremde in ihre Vorstellungswelt eingeladen.

Karaoke

Amanda hat nur sehr vage Erinnerungen an Karaoke-Gelage in schummrigen Kneipen und Bars. Einmal sang sie *Islands in the Stream* und glaubte rückblickend, umwerfend gewesen zu sein. Als sie eine Freundin bat, ihr den Videobeweis zu schicken, zögerte diese: »Äh, du warst ganz schön betrunken. Ich hab's gelöscht.«

(Anmerkung: Mit schwindender Scham lässt auch das Gefühl von Demütigung nach. Vielleicht gehört das mit zum Besten am Nichttrinken – dass man Geschehnisse verarbeiten und »löschen« kann, man schaut nach vorne und nimmt sie an. *Ja, meine Liebe, ich hab* Islands in the Stream *gesungen und bin von der Bühne gefallen. Kannst es ruhig sagen.)*

Kurz nachdem Amanda mit dem Trinken aufgehört hatte, kam eine von ihr geliebte und sehr bewunderte Autorin in die Stadt. Während sie eine Ausgabe ihres neusten, tollen Buchs signierte, beugte sie sich zu Amanda vor und sagte: »Wir gehen nachher noch mit ein paar Freunden in eine Karaoke-Bar. Lust mitzukommen?«

Amanda stammelte, wand sich und zögerte. Im Wagen umklammerte sie das Buch, versuchte sich für nüchternes Karaoke-Singen in Stimmung zu bringen. Dann ließ sie den Wagen an und fuhr weinend nach Hause. Es war zu viel.

Amanda schrieb der berühmten Autorin und erklärte, sie habe sich gerade erst für ein Leben ohne Alkohol entschieden. Die Autorin schrieb nicht zurück. Es kam ihr wie eine gehörige Pleite vor, einfach scheiße. Amanda lutschte unzählige Pfefferminzbonbons. Aber sie trank nicht. Nicht an diesem Tag, nicht am nächsten und auch nicht am übernächsten.

Ungefähr ein Jahr später kam erneut ein von ihr bewunderter Autor in die Stadt (der außerdem ein enger Freund war). In der Hoffnung, sich vor sich selbst zu rehabilitieren, schlug Amanda Karaoke als Programmpunkt nach der Lesung vor, und er fand die Idee gut. Andere Freunde kamen dazu, sangen in einem abgetrennten Karaoke-Raum. Champagner wurde bestellt. Und alle außer Amanda tranken.

Ihr Herz klopfte. Sie blieb bei Wasser mit Limettensirup. Ihr Autorenfreund nahm das Mikrophon und sang *Pussy Galore* von Prince. Es war herrlich.

Amanda schaute zu und unterhielt sich. Das war ein bisschen langweilig und trotzdem stresste es sie. Als sie sich endgültig an Mozzarella-Sticks überfressen hatte, stand sie ängstlich auf.

Amandas nüchternes Debüt war *Here I Go Again* von Whitesnake. Sie warf ihr Haar herum und gab wirklich alles, besonders im Refrain: *Here I GOOOOO!*

Ehrlich gesagt, sie hat die gesamte Karaoke-Party gerockt. Etwas später verschwand sie ohne viel Federlesens und fühlte sich auf der Heimfahrt wie ein künftiger Rockstar. Der berühmte Freund postete ein Video von Amandas Whitesnake-Auftritt und bekam viele Likes dafür.

Es war, als wäre Amanda endlich wieder da – und doch ganz woanders, nämlich angekommen bei der Person, die sie immer hatte sein wollen, schon ihr ganzes Leben lang.

Here we go.

Formel 1

Lange bevor Jardine etwas von der Kunst des Rennfahrens verstand, vom psychopathischen Genie der Fahrer, ihren Nerven aus Stahl, ihrer unfehlbaren Präzisions, der schwelgerischen Welt aus Schmierfett und Treibstoff, besuchte sie mit ihrem Vater zum ersten Mal eine Rennbahn. Sie wusste sofort, dass sie es liebte. Es war das Jahr nach der Einweihung des Circuit of the Americas in Austin, und obwohl die Rennstrecke neu war, galt dies nicht für die Fangemeinde. Sie konnte deren Besessenheit in der heißen texanischen Luft förmlich riechen. Sich vom Irrsinn und Fieber der Zuschauer bei einem Formel-Eins-Rennen mitreißen zu lassen ist ein einziger Rausch – wenn auch nur für die Dauer eines Tages.

Ihr Vater, ein eingefleischter Hobbymechaniker, liebte die Formel 1 schon immer – er war überglücklich, als in Austin eine neue Rennstrecke gebaut wurde und Grand-Prix-Rennen wie in Monaco, China und Brasilien dort stattfinden sollten. Jedes Jahr gingen sie gemeinsam hin. Zur Welt dieses Sports gehört auch immer die Zwistigkeiten und Bündnisse zwischen Teambesitzern und Fahrern – besser als jede Seifenoper. Außerdem eine internationale Gemeinschaft, die Fans stammen aus allen Kulturen und Sprachräumen. Es gibt sogar Nachtclubs, die mit den

Rennfahrern umherziehen, von einem Land ins nächste geflogen werden. Die Formel 1 ist ein Universum für sich.

Damals bedeutete ein Besuch der Rennstrecke, dass man von morgens bis abends trank, heutzutage aber tut Jardine bei ihrer Ankunft das, was sie inzwischen bei allen Riesenevents tut – sie wirft einen Blick auf die sehr lange Schlange vor dem Stand mit dem völlig überteuerten, lauwarmen Bier und die ebenfalls sehr lange Schlange vor den Damentoiletten. Danach ist sie dankbar dafür, dass ihr der Ausstieg aus dem Hamsterrad geglückt ist. Und das war's. Trotzdem ist sie völlig hin und weg, fasziniert und begeistert, Angstschweiß steht ihr auf der Stirn. Die Zuschauer auf den vollbesetzten Tribünen drehen alle gleichzeitig den Kopf, wenn Lewis Hamilton vorbeirast, nur einen Millimeter weit in Führung. Seine rote Stoßstange knutscht fast einen anderen Wagen, der ein gefährliches Überholmanöver einleitet und dann vorbeizieht. Wie der Schachzug eines Meisters. Die Logos der Sponsoren glitzern und funkeln an den Türen und Motorhauben. Ein bionisches wespenartiges Summen dröhnt herauf, während die Bolliden eine weitere Runde drehen. Ihr Vater brüllt ihr Antworten auf ihre Fragen ins Ohr, während die Stimme eines britischen Sportreporters in den weiten Himmel schallt. So ein Tag braucht nichts weiter, gar nichts. Sie schreit, klatscht und feuert den Außenseiter an – wen sonst?

Donkey Kong und Red Bull

Hereinspaziert! Kommt mit uns zu Pinballz, einem riesigen Mekka bis unters Dach voll mit Spielen und Automaten in Austin, wo sich samstagabends Freunde und Fremde tummeln. Tretet ein in eine Welt der Videospiele, auf unzähligen Bildschirmen leuchten Clownsgesichter, *Raiders of The Lost Ark*, Panther, Märchenfiguren und *Star Wars*. Die Geräuschkulisse erinnert an einen außerirdischen Spielzeugladen, es riecht nach altem Teppich und Skittles, nach Metall, Glas und Ginger Ale. Setzt euch auf ein Plastikmotorrad, das sich beim Start zur Seite neigt, während ihr durch verpixelte Landschaften rast, das hungrige Motorbrummen lässt eure Herzen klopfen. Ihr geratet ins Schleudern, kommt mitsamt der Maschine von der Fahrbahn ab und rutscht aus, aber alle möglichen Katastrophen und Unfälle ereignen sich nur in dieser anderen Welt. Ihr steht wieder auf, schlürft einen Milchshake, während sich euer Biker-Ich langsam aufrappelt.

Ist das Spiel vorbei, geht ihr direkt zum nächsten. In der Spielhalle scheint die Zeit stillzustehen, sie bemisst sich eher in Vierteldollarmünzen als in Minuten. Alle hier spielen. Die mechanische Kralle greift nach knallpinken Häschen und gestreiften Tigern in Glaskästen. Erwachsene benehmen sich wie Kinder, und Kinder toben ausgelassen.

Jardine, die von Natur aus introvertiert ist (aber Menschen liebt, das schwört sie!) war schon als Vierjährige auf Geburtstagspartys immer die Stille in der Ecke. Bis heute fühlt sie sich an einem wunden Punkt getroffen, wenn jemand zu ihr sagt: »Hey, mach dich mal locker. Lächle. Sei nicht so verklemmt. Wieso bist du so ernst?«

Dreimal dürft ihr raten, was uns geholfen hat, diese Hemmungen abzulegen – genau! Alkohol.

Ich soll mich locker machen? Ooookay, pass auf. Und ehrlich gesagt, vermissen wir diese Möglichkeit der Ruck-zuck-Abhilfe, weil tatsächlich Beziehungen zu Menschen entstanden sind, als wir über die Tanzfläche wirbelten, hemmungslos zusammen auf der Damentoilette kicherten oder im Rudel über den Bürgersteig torkelten, noch einmal die Höhe- und Tiefpunkte eines total lustigen Abends Revue passieren ließen. Auch wenn wir jetzt nichts mehr trinken, sind diese Erlebnisse, diese Freunde, Freundinnen und Tanzflächen deswegen nicht schlechter.

Als Erwachsene Frau *Big Buck Hunter* spielen, ein Twizzler wie einen Zigarillo zwischen den Zähnen, fluchen und lachen, rot werden vor lauter Verbissenheit – auch das ist echtes Lockermachen. Egal ob man gewinnt oder verliert, Spielhallen sind eine klickernd-klingelnde, fiepend-piepende, lila-rot-orange blinkende, fies-herrliche Art, einen unverkrampften Abend zu erleben. Man kann eine Spielhalle mit einem mulmigen Gefühl betreten, aber man wird sie immer gelöst verlassen. Man kann dort bis spät in die Nacht aufbleiben, trotzdem am nächsten Tag früh aufstehen und sich dabei nicht nur gut, sondern großartig fühlen.

Im Glas

Trinken Sie vielmehr Ihren Tee langsam und voller Achtung,
als wäre dies die Achse, um die sich die Erde dreht –
langsam, gleichmäßig und ohne einer Zukunft entgegenzueilen.
Thich Nhat Hanh

Grog mal anders

Wir haben auch weiterhin das Bedürfnis nach Trost in flüssiger Form – nach etwas Leckerem im Glas, einem wärmenden Getränk. Mal, weil wir ein bisschen angeschlagen sind, mal aber auch, weil wir uns wohl fühlen. Wir greifen dann zu unserer großen Keramiktasse. Außerdem brauchen wir noch eine Mohairdecke oder einen schlecht erzogenen, niedlichen Welpen, einen geliebten Menschen oder einen guten Roman. Und während wir dann kuscheln oder lesen (oder beides), schlürfen wir einen Grog.

Wenn sie sich ein bisschen kränklich fühlte, ging Jardine immer in eine winzige Bar in TriBeCa in New York. Der wasserstoffblonde Hipster-Barmann dort machte ihr dann einen besonderen Grog, einen »Hot Toddy« – er flitzte sogar eigens ins Restaurant nebenan, um ein Stückchen Butter für den letzten Schliff zu besorgen –, so, wie es seine Großmutter in Wales immer für ihn getan hatte. Jardine wird es ihm nie vergessen.

Grog besteht aus verschiedenen Zutaten, mit denen man ruhig ein bisschen spielen und sich ein eigenes Getränk zaubern kann. In der Regel muss ein Grog heiß sein, einen Spritzer Zitrus enthalten, außerdem etwas Süßes und ein Gewürz (Alkohol ist eine Option, aber es schmeckt auch ohne köstlich).

Was ihr in eurem Grog haben wollt, bleibt vollkommen euch überlassen. Lasst es euch einfach schmecken, küsst euch, blättert weiter. Als Grundlage kann man heißes Wasser nehmen, heißen Tee (Darjeeling, Kamille – was immer ihr mögt) oder auch heißen Apfelsaft. Als saure Note kann man Zitronen-, Blutorangen- oder Limettensaft verwenden; süßen kann man mit Honig, braunem Zucker, Agavendicksaft oder Kakisirup. Und gönnt euch ruhig auch etwas Besonderes – geriebenen frischen Ingwer, Sternanis, eine Prise rote Chiliflocken oder Cayennepfeffer, Kurkuma, Wacholderbeeren oder Wacholderextrakt (wenn ihr schwanger seid, lieber nicht), Lavendel, Cranberrys, eine Zimtstange zum Umrühren – und, als besondere Wohltat einer walisischen Großmutter – einen Klecks Butter.

Mitternacht und Feuer

Amanda war begeistert, als äthiopische Freunde sie zur traditionellen Kaffeezeremonie (*bunna* genannt) einluden, wie es sie auch in den meisten äthiopischen Restaurants gibt.

Üblicherweise beginnt so eine Zeremonie damit, dass eine junge Frau im traditionellen Gewand (einem weißen Hemdkleid mit Stickereien an den Ärmeln und am Halsausschnitt) frische grüne Kaffeebohnen wäscht. Amandas äthiopischer Freund ist aber nun mal ein Mann; er führte die Zeremonie im gebügelten Hemd, einer langen Hose und brandneuen Turnschuhen durch. Alles, was er dafür brauchte, hatte er auf dem Boden seines Wohnzimmers ausgebreitet, und die Anwesenden gebeten, sich vorzustellen, der Teppich sei »ein Bett aus duftenden Gräsern«.

Er röstete die Bohnen zwanzig Minuten lang tanzend über einer blauen Flamme in der Pfanne. Ein dunkler, scharfer Geruch breitete sich aus und vermischte sich mit dem des Weihrauchs, der in einer Zimmerecke verbrannt wurde. Er ging mit der qualmenden Pfanne zu jedem Einzelnen, forderte ihn auf, den Duft einzuatmen. Man müsse die Bohnen rösten, bis sie die »perfekte Farbe« hätten, erklärte er, ein tiefes Schwarzbraun, und sie vor Aromaölen glänzten.

Als Nächstes zermalmte er die Bohnen mit einem langen Stößel in einem Mörser, wobei er anmerkte: »Das ist nichts für Schwächlinge.«

Er gab die gemörserten Bohnen in seine Jebena, eine schwarze Tonkanne mit rundem Bauch und Strohdeckel, und füllte sie mit Wasser auf. Dann stellte er die Jebena auf die Flamme, kochte den Kaffee stark und heiß. Er gab gerne damit an, dass er die Kunst des Einschenkens perfektioniert hatte: Er hielt die Jebena hoch erhoben und goss einen dünnen Strahl in jede Tasse.

Die erste Tasse bekommt immer der Älteste unter den Anwesenden. Der Kaffee schmeckt nach Mitternacht und Feuer.

Imperial Dragonwell

Bei einer Fahrt durch Santa Fe machte Jardine an einem Teegeschäft halt. Sie blieb einfach im Verkaufsraum stehen und guckte. Hunderte von Hand beschriftete Teekisten in den Regalen – es war Verführung am helllichten Tag. Allein die Namen – Blackwood Ceylon, Heavenly Blue Peak, Himalayan Snowflake, Volcano Flower Burst – waren so was Ähnliches wie poetische kulinarische Pornographie. Sie grinste schwer entzückt.

Beim Tee geht es ums Zeremoniell und die feinen Nuancen. Es ist himmlisch, den Dampf einzuatmen, der aus der Tasse aufsteigt. Es geht auch ums Teilen und Geben, man kann vor sich hin träumen und loslassen. Wir lieben die gläsernen Teekannen, in denen man beobachten kann, wie ein hartes, getrocknetes Jasminkügelchen langsam im heißen Wasser aufblüht und dabei aussieht wie ein wildes Herz.

Wir lieben das Lexikon an Zutaten, vom sizilianischen Blutorangenaufguss über die Akelei in dem weißen Tee aus China, der Silver Needle heißt, bis zu Tie Guan Yin, der einen Hauch Orchideenduft verströmt, und Baroness Grey, einem Earl Grey mit würziger Zitrone. Während eines Schreibaufenthalts entdeckte Amanda den rauchigen Charme von Artischockentee für sich und bestellt ihn jetzt regelmäßig aus London.

Wenn wir es eilig haben, kaufen wir billigen namenlosen Tee im Pappbecher. Zu Hause aber kochen wir Tee für eine Freundin, legen einen Mandelkeks dazu und servieren ihn in einer Tasse (von der Großmutter geerbt) aus so zartem Porzellan, dass das Sonnenlicht hindurchscheint. Wenn wir uns beim Schreiben so richtig ins Zeug legen, können wir auch schon mal ein bis zwei Kannen Zitronengrastee alleine trinken. Wenn wir Angst haben, nicht einschlafen zu können, greifen wir auf den guten alten Einschlaftee zurück, der sich anfühlt wie ein Küsschen auf die Stirn von einer liebevollen Mutter. Bei Rooibos liebt Amanda Karamell-Kamille und Lavendel (die Sorten bekommt man fertig im Supermarkt).

Und wie so oft genügt es manchmal schon, in einem Teegeschäft zu stehen und die vor Herrlichkeiten berstenden Regale zu betrachten, und dann mit leeren Händen, aber hellwach wieder hinauszugehen.

Bloody Mary mal anders

Nichts geht über eine Bloody Mary – sie ist eine Klasse für sich, allein auf weiter Flur, korallenrot, mit Meerrettich bestreut und mit Salz gekrönt, einer Stange Sellerie und einem Spritzer Limettensaft aufgepeppt. Und das ist nur das Grundrezept – von dem beliebten Cocktailklassiker mit Tomatensaft gibt es unzählige Varianten. Häufig sind sie ohne Alkohol genauso gut wie mit, und noch dazu das perfekte Getränk, wenn man Hunger hat.

Bekannt sind z.B. der Red Snapper (mit Gin statt mit Wodka) oder die Bloody Maria (mit Tequila und Jalapeños). Und natürlich lassen sich unzählige weitere Varianten herstellen, indem man Tomatensaft nach Belieben mit einer oder mehreren der folgenden Zutaten mischt: Olivenlake, Muschelbrühe, Zitronensaft, Worcestersauce, grünem Tomatillosaft, Tintenfischtinte, Rote-Beete-Saft, Sriracha-Sauce, Saure-Gurken-Saft, Pho-Brühe, weißem Balsamico, Miso, Tomatenwasser, Fischsauce oder einer fertigen Bloody-Mary-Mischung aus dem Supermarkt.

Dann kommen Gewürze und Kräuter dazu – man kann den Glasrand in schwarzen Pfeffer, Koriander, Paprika, Basilikum, Cayenne, Fenchelsamen, abgeriebene Grapefruitschale, Wasabi, Himalayasalz, Trüffelpulver, feingehackten Ingwer, Sesamöl, Dill oder Selleriesalz stippen.

Und *dann*, Freunde, gibt es ja noch die Garnierung: Von Okra, Speck, Artischockenherzen, geräucherten Austern, eingelegten Karotten, griechischen Oliven, Kimchi, Krebsen, Frühlingszwiebeln bis hin zu Dörrfleisch, einer Blutorangenspalte, Mozzarellakügelchen, einem Zweig Rosmarin oder gelber Paprika ist alles möglich. Wir haben sogar schon mal einen Cheeseburger auf einem Holzspieß auf einem Bloody-Mary-Glas gesehen.

Im Netz findet sich eine überquellende Sammlung an Rezepten, angefangen von den einfachsten und klassischsten, bis hin zu vollkommen abgefahrenen, psychedelischen Ideen, oder kleinen eleganten Abwandlungen mit saisonaler Note oder als Hommage an eine Ikone.

Die Bloody Mary ist natürlich auch optisch sehr beeindruckend, wie ein Stillleben oder ein an Dalí erinnerndes Sammelsurium. Der Cocktail heißt alle Zutaten willkommen und beschwört den Geist einer bestimmten Kultur und eines bestimmten Landes herauf. Man kann poetisch experimentieren – oder einfach nachsehen, was man gerade so im Kühlschrank hat.

Unsere wodkareichen Bloody Marys vergangener Tage waren immer gute Erinnerungsmarker, sie waren die Reißzwecken am schwarzen Brett unseres Gedächtnisses. Wir ließen nur sehr ungern davon ab, als würde eine Erinnerung (an unsere Eltern, wie sie nachmittags Backgammon spielten, an einen Neujahrsbrunch mit einem neuen Freund in Brooklyn oder eine Bootsfahrt mit Freunden nach Fire Island) sofort verschwinden, wenn sie nicht von einer Bloody Mary fixiert wird.

Es stimmt ja auch, dass wir viele intensive Momente

unseres Lebens mit Hilfe dessen festhalten, was wir dabei getrunken oder gegessen haben, was wir mit Freunden und Verwandten geteilt oder was uns geliebte Menschen vorgesetzt haben. Ob es der Minztee in Marrakesch ist, der pudrig-würzige russische Teekeks, den unsere Großmutter uns gebacken hat, die gebratene Avocado, die wir mit achtzehn mit unserer besten Freundin auf einer gemeinsamen Reise durch Kalifornien aßen, oder der Gemüsesaft auf Eis, den wir immer im Flugzeug trinken, weil er für neue Ideen, Möglichkeiten und Horizonte steht. Lebensmittel und Getränke symbolisieren Erlebnisse und Erinnerungen, sie versinnbildlichen die Liebe zwischen Menschen oder das Aufregende am Reisen, großzügige Gastfreundschaft und das schon seit Anbeginn der Menschheit. Aber nirgendwo steht geschrieben, dass sie Alkohol enthalten müssen.

Voll im Saft

Jardine hat in Hinblick auf eine ausreichende Wasser-
zufuhr nicht unbedingt eine Erfolgsbilanz vorzuwei-
sen. Auf der High School füllte sie ihre Flüssigkeitsspeicher
nach dem Lacrossetraining mit süßer, eiskalter Trauben-
limo aus dem Automaten auf. *Wasser, was ist das?* Mit Mitte
zwanzig ging sie wegen ihrer ständigen Kopfschmerzen
zum Arzt. Dabei war es ein kleines Wunder, dass sie überhaupt merkte, dass etwas nicht stimmte, denn damals hatte
sie überhaupt kein Gespür für ihr körperliches Wohlbefin-
den. Die Kopfschmerzen müssen also wirklich schlimm gewesen sein. Der Arzt fragte sie, ob sie genug Wasser trinke.
Warum soll ich Wasser trinken, fragte sie, *wenn es Kaffee,
Mountain Dew und Johnny Walker Red Label gibt?* Rückblickend wird ihr bewusst, dass sie über mindestens ein
Jahrzehnt konstant dehydriert gewesen sein muss.

Früher machte sie sich wahnsinnig gerne über Leute
lustig, die Weizengrassaft tranken, sich mit Hilfe von Ent-
saftern alles Mögliche zusammenbrauten und sich generell
sehr wichtig zu nehmen schienen. Wenn man aber seine Lebensweise ändert, hinterfragt man auch noch andere Stand-
punkte, die man im Lauf der Jahre vertreten hat. Wir hielten
die Sorge um die eigene Gesundheit für narzisstisch – aber
wollten wir etwa die Welt retten, indem wir uns gnaden-

los abschossen und am darauffolgenden Tag zu nichts mehr zu gebrauchen waren? Was ist egozentrischer als ein Kater? Verkatert kann man sich Freunden und Kollegen durchaus verbunden fühlen, aber es ist eine eigenartige Logik zu glauben, sich kaputt zu machen sei irgendwie »selbstlos«.

Manche Saft-Läden werden von Halsabschneidern betrieben, die bloßes Zuckerwasser verkaufen und ein gesteigertes Selbstwertgefühl versprechen. Aber es gibt auch die guten Geschäfte, in denen es Getränke gibt, die die reinsten Gedichte sind, lyrische Zaubertränke, magische Formeln aus Gewürzen, Früchten, Ölen und Gemüse. Ganz ehrlich, selbst wenn man Kurkuma kaum von Spirulina unterscheiden kann: Mit einem guten Saft strömt plötzlich Licht und Energie in die Zellen, wie die Kraft der Photosynthese selbst.

Blüten im Becher

Der Sommer ist da, und heute Abend gibt's eine Gartenparty! Blütenpollen und duftende Öle, eine Blüte hier und ein Blatt da, ein geheimer Garten Eden in unserem Glas ... Es macht großen Spaß, Kräuter, Blüten und Früchte in Drinks zu mixen.

Wie man den Garten in sein Getränk zaubert, welche Blätter oder Blüten man zu hedonistischen oder medizinischen Zwecken verwenden kann, verraten heilige Texte aus längst vergangenen Zeiten, und auch im Netz finden sich immer neue Verwendungsmethoden und Ideen. (Eine fachkundige Anleitung ist dabei unerlässlich – Kräuter rein nach schönem Aussehen auszuwählen wäre in etwa so, als würde man sich beim Pilzesammeln gezielt auf die Fliegenpilze stürzen.)

Für Tees oder Aufgüsse aus Zitronengras, Wildrosenblüten oder Himbeeren überbrüht man die Zutaten mit heißem Wasser und lässt das Ganze ziehen, bevor man die abgeseihte Flüssigkeit als botanische Grundlage für alle möglichen Getränke verwenden kann. Essbare Blüten lassen sich in Eiswürfeln einfrieren oder in Wackelpudding konservieren. Eine hauchdünn geschnittene Scheibe eines eingemachten Apfels oder einer getrockneten Birne sieht super aus auf einem Drink. Man kann Erdbeeren oder Dill in ein großes Glas geben und es mit Mineralwasser, Ingwersud oder kaltem Tee aufgießen. Blütensirup lässt sich einfach herstellen; Holunderblüten oder Lavendel in Zuckerwasser ziehen lassen und anschließend abseihen. Essbare Blüten wie ein kandiertes Veilchen oder eine gezuckerte Bartnelke auf den Drink geben. Rosenwasser mit Minze verfeinern oder Salbei, Zitrone und Honig kombinieren. Eine blassviolette Kugel selbstgemachter Fliederblüten-Eiskrem in einem Teich aus Ginger Beer servieren. Frisches Obst macht sich fast immer gut, eine Scheibe Kiwi oder ein Stück Zuckermelone oder morgens frisch gepflückte Waldheidelbeeren. Wir können Eis am Stiel aus Blüten machen und es in einen Maracuja-Lassi tauchen, Blütenblätter sehen hübsch auf einer Bowle oder in einem silbernen Eiskübel aus. Besonders Rosenblätter werten jeden alkoholfreien Cocktail auf.

Ganz großes Kino ist ein Kelch mit einer Orchidee – wenn man seinen Drink geschlürft hat, kann man sich die klebrige, wilde, tropische, duftende Blüte gleich noch hinters Ohr stecken.

Herbstgetränke mal anders

Was wünschen wir uns von einem Herbstgetränk? Das Funkeln eines dunklen Regens, Geheimnisse unter feuchten Laubhaufen, fahles Sonnenlicht, warme Wollmäntel, Obstgärten, Frösteln auf einer überdachten Terrasse, Feuerholz sammeln, Lederstiefel, die den ganzen Sommer auf dem Dachboden standen, runterholen und putzen, Behaglichkeit, Lebenskraft, Kaschmir, Gewürze, Gemütlichkeit, Liebe.

Hier ist eine kleine Auswahl an Zutaten: Apfelsaft, Ingwer, Cranberrys, Pfefferminz, Fenchel, Granatapfel, Safran, Ahorn, Quitten, Chaipulver, Thymian, Zimt, Birne, Anis, Kürbisgewürz, Kardamom, Feige, Rosmarin, Nelken, Orangenspalten, Kurkuma, Ginger Beer, Earl Grey Tee.

Allein bei Zimt lohnt es sich, auf Entdeckungsreise zu gehen, da das borkenähnliche Gewürz sehr unterschiedlich schmecken kann, je nachdem, ob es aus Indonesien, Sri Lanka, China oder Vietnam stammt. Ginger Beer erfreut sich in den letzten Jahren zunehmender Beliebtheit. Inzwischen gibt es eine große Bandbreite unterschiedlichster Geschmacksrichtungen und Schärfegrade. Ginger Beer ist immer eine tolle Basis, die man auf Vorrat halten kann. Dasselbe gilt für Apfelsaft heiß oder kalt. Wenn man ihn heiß macht, verbreitet sich ein himmlischer Duft im Haus.

Herbstgetränke können intensiv und vielschichtig sein, wenn man beispielsweise selbstgemachten Thymiansirup mit einem Klecks Kaki-Paste in Mineralwasser rührt und das Ganze mit einem Stück eingelegter Blutorange garniert. Oder auch ganz schlicht: Kardamom heiß aufgießen, anschließend mit Eis kühlen.

Der Herbst ist eine Zeit des Übergangs, so wie jede Jahreszeit auf ihre Art. Wir sehen um uns herum alles Mögliche abfallen, ausbrennen, zu Asche werden, einschlafen. Leckere Getränke helfen uns dabei, den Geschmack und die Erinnerungen dieser Jahreszeit voll auskosten, diesen bestimmten Augenblick auf der Zunge zu bewahren und Teil der Veränderung zu sein.

Eine kleine Ode ans Wasser

Mineralwasser, Leitungswasser, Wasser mit Kohlensäure, Gletscherwasser, klares Wasser, kaltes Wasser, Eiswasser, basisches Wasser, Quellwasser, destilliertes Wasser, Wasser mit Gurke, Minze, Zitrone, Ananas, Basilikum, Ingwer, Thymian, Kiwi oder Erdbeere, Sprudelwasser, Wasser aus dem Kristallglas, Wasser aus dem Gartenschlauch, Wasser im Pappbecher, mit den Händen geschöpftes Wasser, Wasser nach dem Joggen, nach einem Spaziergang in der Sonne, nach dem Skifahren, nach der Sauna, nach dem Aufwachen, mitten in der Nacht, nach dem Schwitzen, nach dem Weinen, nach dem Sex, im Flugzeug, im Auto, aus dem Wasserspender im Büro, dem Trinkwasserbrunnen im Park, Wasser auf den Lippen, Wasser die Kehle runter, Wasser, das deinen gesamten wunderschönen Körper durchspült, dein Rückenmark schützt, dir beim Denken hilft, dich kühlt, wärmt, gesund hält, in Glas- oder Edelstahlflaschen, damit du es überallhin mitnehmen kannst (hehe!), damit du nicht die absurden Preise zahlen musst, die für Wasser verlangt werden, damit du nicht noch mehr Plastikmüll produzierst, damit du die Flaschen mit Stickern bekleben kannst, als wärst du immer noch in der zehnten Klasse, Wasser vom Himmel, Wasser aus der Erde, pitschnass regnen lassen, abkühlen – du allerliebstes H_2O, du bist Teil von uns, durchströmst unseren Blutkreislauf und unsere Zellen, machst über 60 Prozent unseres Körpervolumens aus, und wir finden dich einfach wahnsinnig gut!

Eierpunsch mal anders

Eierpunsch aus dem Supermarkt ist krass, aber Jardine liebt ihn über alles. Oder besser gesagt, sie liebt zwei oder drei Schluck davon im Dezember, danach muss sie sich in Embryohaltung zusammengekrümmt hinlegen und ihre Bauchschmerzen ertragen. Das Zeug ist fies. Ein klebriges Getränk vom selben cremig-dickflüssigen Gelb wie der texanische Winterhimmel.

Das gilt aber nur für den gekauften. Wenn man Eierpunsch zu Hause zubereitet, kann er vielerlei Gestalt annehmen, die eines luftig-fluffigen veganen Göttertrunks mit Kokosmilch, Medjool-Dattel und Nelkenpulver zum Beispiel. Er gehört in eine Welt, in der Milch und Honig fließen, und kann wahres Entzücken hervorrufen. Zum Grundrezept gehören Milch, Eier und Zucker. Man kann kandierten Ingwer zerstoßen und darüber geben, geschmolzene dunkle Schokolade oder Ahornsirup hineinträufeln, mit einer Zimtstange oder einer Zuckerstange umrühren, den Drink mit einem Spieß mit eingelegten Kirschen oder getrockneten Aprikosen garnieren oder mit etwas Muskatnuss bestäuben. Jardine ist nicht sonderlich religiös, sie verbindet mit Eierpunsch weniger die Feiertage als Schnee und Fausthandschuhe, frühe Dunkelheit und eine kalte Landschaft, die draußen vor dem Fenster leuchtet. Eierpunsch ist ein Unschuldselixier. Etwas, das man sich nach einer Schlittenfahrt genehmigt.

Serviert man bei einer Party Eierpunsch und macht eine Kanne mit Alkohol und eine ohne – dann kann das wunderbar, aber natürlich auch ein bisschen heikel sein. Für alkoholfrei lebende Menschen könnte eine Verwechslung verheerende Folgen haben. Die verschiedenen Sorten müssen also unbedingt deutlich beschriftet sein. (So wie man beim Trinken auf einer größeren Party genau darauf achten sollte, wo man sein Glas abgestellt hat, bevor man wieder danach greift.) Tauchte man früher als alkoholfrei Lebende auf einer Party auf, bekam man vom Gastgeber verschämt ein als Gin Tonic getarntes Wasser zugeschoben, dass man nicht umhin kam zu begreifen, wie peinlich man für alle Beteiligten und sich selbst war. Jetzt, da sich Artikel über alkoholfreie Drinks auf Pflanzenbasis in wunderschön aufgemachten Kochzeitschriften finden, die Avantgarde der Influencer neue Wege des Gastgebens beschreitet und Clubs mit alkoholfreien Abenden superangesagt sind, darf man auch zu Hause ruhig die nichtalkoholischen Drinks nach vorne stellen. Und damit angeben.

Liebe

Liebe macht, dass die Seele aus ihrem Versteck gekrochen kommt.
Zora Neale Hurston

Bingsu und Minigolf:
Die Kunst des alkoholfreien Datings

Unsere ersten Erinnerungen ans Flirten stammen aus der Mittelstufe, als wir draußen vor dem Supermarkt, der Sporthalle oder im Schwimmbad Skater beobachtet und dabei möglichst gelangweilt geguckt haben. Wir wurden dunkelrot bis über beide Ohren, gingen dem Angehimmelten möglichst aus dem Weg, schrieben heimlich in unsere Tagebücher, tuschelten mit Freundinnen, starben tausend Tode und fühlten uns gleichzeitig unglaublich lebendig.

Als Jardine älter und theoretisch klüger wurde, änderte sich daran nicht viel. Dating war immer noch riskant und aufregend. Wie früher schon fühlte sie sich verletzbar, als würde sie ein Spiel spielen, dessen Regeln nur die anderen kannten. Alkohol war eine Lösung, bei Verabredungen schoss sie sich meist ab. Viele Beziehungen drehten sich ums Trinken, denn damit hatten sie begonnen, so waren sie entstanden. Dabei wird das, wonach wir uns sehnen, das Herzklopfen, das Rauschen des Bluts, die im gesamten Körper aufwallende Hitze verwässert, wenn wir uns betrinken. Ist das denn etwa nicht die blöd-verrückte Energie, für die wir leben?

Einer der respekteinflößendsten Stolpersteine zu Beginn

unseres Wegs ohne Alkohol war die Angst, wir würden nüchtern nicht mehr wissen, wie man sich verabredet oder verliebt, wie man Zeit miteinander verbringt oder in die Kiste springt. Wir dachten, umeinander Werben sei ohne gar nicht möglich.

Wie gelangt man vom ersten Hallo zum Herzklopfen, vom Wischen nach rechts zu einer Verabredung im Restaurant, von der Gesprächspause zum ersten Kuss, mal ganz zu schweigen davon, dass man sich nackt auszieht? Es ist schwer, in die Welt hinauszutreten, ohne sich hinter dem schützenden Schleier der Betrunkenheit zu verstecken.

Manche Menschen lieben das erste Date, aber bei Nummer sechs oder sieben wird es für sie ernst, komplex und unangenehm. Das sind Experimente mit extremer Verletzlichkeit. Wir versuchen inzwischen, das nicht mehr als etwas Negatives zu betrachten, sondern uns darauf einzulassen, uns davon berauschen zu lassen.

Früher haben wir schon Wein getrunken, wenn wir uns auf ein Date vorbereitet haben, wir haben uns in Bars verabredet, beim anschließenden Essen im Restaurant getrunken und danach in einer anderen Bar weiter getrunken, *das war's*. Später sind wir in einem fremden Bett oder auf dem eigenen Sofa aufgewacht, die Klamotten noch nass vom Knutschen im Regen – eine Telefonnummer mit Kuli auf die Hand gekritzelt, alle weiteren Einzelheiten aber fehlten. Bei Kopfschmerztabletten und Sekt mit O-Saft planten wir gemeinsam mit unserer besten Freundin die nächsten Schritte.

Chemikalien waren eine Möglichkeit, die ersten heiklen Stadien einer neuen Beziehung in den Schnelldurchlauf zu schicken. Ohne schien es uns unmöglich, nicht mehr nur einsam auf eine Textnachricht oder ein Web-Profil zu starren, sondern in den Zustand der Hemmungslosigkeit überzugehen, den wir ja eigentlich erreichen wollten. Oder schlimmer noch, zu ertragen, dass wir nach einem gefloppten Date WIEDER alleine nach Hause gingen. So was ist starker Tobak.

Jardine war Single, als sie den Alkohol aus ihrem Leben verbannte. Anfangs noch sehr schüchtern, zögerlich und aufgeregt erstellte sie schließlich doch irgendwann ein Dating-Profil im Netz. Sie klickte das Kreuzchen für »kein Alkohol« an und schrieb, das habe für sie Priorität und sei Voraussetzung für potentielle Partner. Ein alkoholfrei lebender Mann aus Austin, der Holzverarbeitung unterrichtete und auf seinem Foto eine dunkelgrüne Cordhose trug, schrieb ihr, und sie verabredeten sich zum Kaffee. Verlegen unterhielten sie sich. Er hatte einen Bärenhunger, aber sie nicht. Sie sah ihm zu, wie er einen Riesenteller Eier verschlang. Er entschuldigte sich für seinen Kohldampf und sie lachte, weil er witzig war. Sie beschlossen, sich erneut zu verabreden.

Er lebte schon länger ohne Alkohol und hatte mehr Übung im nüchternen Dating als Jardine. Als er sie in seinem ramponierten silberfarbenen Truck abholte, wussten sie bereits, wo sie hinwollten. Zum Abendessen bei einem vegetarischen Italiener, danach flippern und Red Bull trinken, anschließend Eis essen in einer altmodischen Milchbar. Sie verbrachten Stunden miteinander, und als er sie absetzte, küsste er sie. Sie hatten einen Riesenspaß, und Jardine staunte, wie nah sie sich einander fühlten, wunderte sich über die »normale Vertrautheit«, die so anders war, als ein One-Night-Stand und fast noch schmerzlicher. Sie machte einen Rückzieher und verabredete sich nicht noch einmal mit ihm. Die Erfahrung aber hatte Jardine stärker gemacht. Sie beschlossen, Freunde zu bleiben. Hin und wieder verbrachten sie einfach so Zeit miteinander, bis sie sich schließlich ineinander verliebten und eine Beziehung daraus wurde, die bis heute hält.

Vielleicht ist die Verlegenheit der allerersten Verabredungen auch ein wichtiger Baustein für eine starke Bindung. Vielleicht braucht gut Ding einfach Weile? Vielleicht müssen wir raus in die Welt, bevor wir wissen, was wir wollen, um es zum Schluss zu bekommen.

Amanda war längst verheiratet und hatte drei Kinder, als sie sich vom Alkohol verabschiedete. »Date Night« war immer eine Auszeit gewesen, eine Chance, neu zueinanderzufinden und sich zu erinnern, wer sie und ihr Mann als Liebende und Erwachsene waren, eine Zeit, »Spaß« zu haben. Die Gelegenheiten waren begrenzt: Babysitter sind teuer und der Alltag ständig ausgefüllt. Mit ein paar schnellen Drinks konnte Amanda die Mutter abstreifen und sich ihrem Ehemann widmen. Sie fuhren nie weit weg, besuchten teure Restaurants mit billiger Happy Hour.

Als sie mit dem Trinken aufhörte, musste sich das alles ändern. Sie konnte nicht mehr einfach so zwischen ihren beiden Daseinsformen umschalten. Sie fühlte sich unbehaglich – durcheinander, traurig, sehnsüchtig. Sie musste mehr planen – Kunstmuseen und Comedy-Show, damit aus der Date Night ein Ausflug am Sonntagvormittag wurde, ohne Kinder, aber dafür mit Zeit zum Reden und Sonnenbaden.

Das Geld für die Cocktails investierten sie in ein Hotelzimmer mit Aussicht, das sie und ihr Mann für ein paar wunderbare Stunden nutzten.

Könnten wir die Zeit zurückdrehen und uns selbst ein paar Dinge über nüchternes Dating verraten, würden wir als Erstes sagen: Du wirst verletzbar sein, du wirst dich in Situationen hineinmanövrieren, in denen du dich nicht mehr verstecken kannst. Das könnte aber das Beste sein, was dir je passiert ist.

Wir würden sagen: Keine Angst, wenn dir jemand schräg vorkommt, weil er oder sie für euer Date Minigolf, Patbingsu (ein koreanisches Dessert), mexikanisches Essen und eine Runde Lasertag oder einfach nur einen Spaziergang durch ein Stadtviertel vorschlägt, in dem sich keiner von euch beiden auskennt. Sehr wohl solltest du stutzig werden, wenn der oder die andere deinen Vorschlag doof findet, spät nachts schwimmen zu gehen, im Gras zu liegen und die Sterne zu betrachten, anstatt sich in einer Bar Hochprozentiges hinter die Binde zu gießen. Das verheißt nichts Gutes für die Zukunft.

Wir würden sagen: Erkläre diesem möglicherweise neuen Menschen in deinem Leben von Anfang an, dass du nichts trinkst, und stehe zu deinem alkoholfreien Leben. Trag es nicht mit dir herum wie einen heimlich auf den Rücken geschnallten Felsbrocken.

Wir würden sagen: Du wirst intensive Gefühlswogen während eines Dates erleben. Statt einzuknicken und einen Drink zu bestellen, geh lieber aufs Klo und wirf dir Wasser ins Gesicht. Ruf eine ebenfalls trockene Freundin an oder atme ein paar Mal tief durch. Du darfst auch einfach heimgehen. Du kannst deinen Leuten Nachrichten schreiben und dich darüber lustig machen, es durch den Kakao ziehen, oder zu einer absurden Geschichte verarbeiten.

Wir würden dich daran erinnern, dass man sich allein im Bett nach einem gescheiterten Date nicht halb so einsam fühlt, wie wenn man völlig verkatert neben jemandem aufwacht, den man eigentlich gar nicht gut findet. Betrunken und dem eigenen Herzen fremd zu sein ist der Gipfel der Einsamkeit. Bitte mach das nicht mehr.

Und ganz zum Schluss würden wir noch sagen: Baby, du weißt, dass du dich verlieben darfst, oder?

Der Sexshop

Wir sind hundert Mal dran vorbeigefahren. Vielleicht auch schon mal drin gewesen – aber nur ganz vorne, und wir sind sicher, dass uns niemand gesehen hat –, um ein paar Penisstrohhalme für eine Junggesellinnenparty, essbare Unterwäsche oder eine Elefantenshorts mit Rüssel zu kaufen. Wir standen kichernd vor dem Schaufenster, aber jetzt wird es Zeit reinzugehen. Richtig.

Amanda parkte vor Bird's Barber Shop und eilte fast schon im Laufschritt an der Aviary Wine Bar (ihrer alten Stammkneipe) und der Black Sheep Lodge vorbei (auch dort hatte sie spätabends häufig ein bis vier Bier geleert). Die Frage, warum sie sich nie geniert hatte, in diesen angesagten Hotspots gewaltig über den Durst zu trinken, sich jetzt aber beim Betreten von Cindie's zierte (der »Nummer eins bei Phantasie und Spaß!«), musste warten: Der in rotem Neonlicht leuchtende Sexshop rief.

Amanda stieß die Tür auf.

»Hi, hallo!«, rief eine junge Frau hinter dem Verkaufstresen. »Brauchst du was Bestimmtes?«

Die katholische Sonntagsschülerin in Amanda erstarrte und schüttelte stumm den Kopf.

»Sonst meld dich einfach!«, meinte die Verkäuferin.

Wie Amanda sie um ihr fröhliches Selbstbewusstsein beneidete! Begleitet vom *Oje, o Gott!* und *Eieiei!* einer inneren Stimme nahm Amanda Vibratoren, Penisringe und Strap-Ons in die Hand. Dann hörte sie ihren alten Lehrer angewidert mahnen: *Amanda, das ist nichts für dich.*

Und wenn doch? Was, wenn es doch was für sie wäre?

Vielleicht wollen wir ja einen Poledance-Kurs besuchen, unsere Geliebten mit Karten für eine Burlesque-Show überraschen oder eine erotische Fotosession in Latex und Spitze für uns buchen. Eine befreundete Leseratte hat den literarisch wertvollen Romanen abgeschworen und macht es sich jetzt abends mit pikant Erotischem gemütlich – sie liest alles von Christina Lauren (»Absolute Anturner!«, gestand sie).

Im Sexshop wanderte Amanda weiter zu den Dessous. Normalerweise sind ihr seidene Männerschlafanzüge und schlichte Nachthemden lieber. Anfang der 2000er hatte sie's mal mit einem Tanga versucht, sich, anders als ihre sexy gekleideten Freundinnen ihr versprochen hatten, aber nie daran gewöhnt. In Bezug auf Slipkonturen lautet Amandas Standpunkt: *Selbst schuld, wenn du da hinguckst.*

Sollte Amanda die schneeweißen Overknee-Stiefel aus Kunstleder mit den hohen Pfennigabsätzen anziehen und sich mit der Peitsche vor den Spiegel stellen? Sie schluckte. Eine Schar Zwanzigjähriger betrat den Laden. Die Verkäuferin rief, »Hi, Mädels!«. Sie gingen direkt zum Tresen und erklärten ihr, was sie wollten – die Köpfe hoch erhoben, die Blicke geradeaus. Die Verkäuferin packte die Toys in braune Papiertüten (dieselben, in die Amanda immer die Pausenbrote ihrer Kinder gepackt hatte).

Amanda beneidete die jungen Frauen um ihr entspanntes

Verhältnis zu ihrer Sexualität, den tadellos sitzenden Pony und weil sie sogar in hochgeschnittenen Jeans umwerfend aussahen.

Amanda griff sich ein Negligé aus Satin, rote Stilettos, hob das Kinn und lächelte die jungen Frauen auf dem Weg zur Umkleidekabine an.

»Viel Spaß da drin!«, rief ihr die Verkäuferin nach.

Amanda schluckte wieder, blieb aber nicht stehen.

Bleibt nur noch zu erwähnen, dass auch sie den Sexshop mit einer braunen Tüte verließ.

Die Antwort lautet ja

David Foster Wallace, der großartige, zu früh verstorbene Schriftsteller, erzählte einem Reporter einmal einen Witz:

»›Was sagt ein Autor nach dem Sex?‹ – ›War's für mich genauso gut wie für dich?‹«

Viele von uns haben aufgehört, sich zu fragen, ob etwas gut für sie ist. Wir wissen gar nicht mehr, was uns gefällt oder was wir wollen – wir sind nicht mehr bei uns. Alkohol lässt uns ein falsches Leben aushalten. Schließlich ist es verdammt erschreckend, wenn man es vermasselt. Für manche bedeutet der Verzicht auf Alkohol, sich selbst zum ersten Mal mehr wertzuschätzen als andere.

Wir wollten es allen recht machen, von allen gemocht werden, auf keinen Fall unangenehm auffallen. Manchmal haben wir getrunken, damit andere sich gut fühlen. Und sehr häufig, um zu vertuschen, dass es uns selbst schlechtging und sich etwas (oder alles) ändern musste.

Fast kamen wir uns subversiv vor, als wir endlich fragten: Was ist eigentlich wirklich gut für uns? Wie wollen wir sein? Was mögen wir? Wer gibt uns ein Gefühl von Wertschätzung und Sicherheit? Wie verschönern wir unsere Stunden, Tage und Nächte, all die Wochen, Monate und Jahre unseres Lebens? Was fühlt sich gut an? Was bringt uns zum Schnurren? Wenn wir es mal auseinandernehmen, jedes Molekül einzeln betrachten, woran haben wir Spaß? Hatten wir überhaupt wirklich schon einmal Spaß? War es für uns genauso gut wie für dich? Bin ich geknickt oder glücklich aufgewacht? Was sagt mir das? Sind wir bereit, uns ehrlich auseinanderzusetzen?

Ist unser strahlendstes und schönstes Ich ein nüchternes? Ist das gut für mich?

Für uns lautet die Antwort Ja.

Digitale Orchideen

Manchmal bekommen wir im nüchternen Leben einen Tunnelblick, weil wir uns zu angestrengt mit anderen verbunden fühlen wollen, weil wir nach einem Allheilmittel gegen die Einsamkeit suchen, wo es sich vielleicht eher lohnen würde, Zuneigung anzunehmen.

Jardines Freund Johnny, der am anderen Ende des Landes lebt, schickt ihr seit Neuestem aus heiterem Himmel ein »Wort des Tages«. Zu den jüngsten Beispielen zählten: Schönhörnchen (Substantiv): ein asiatisches Nagetier; unken (Verb): schwarzmalen; banzai (Interjektion): japanischer Glückwunschruf. Sie liebt es. Sie liebt kurze Mitteilungen von Freunden. Unkomplizierte Nachrichten, durch die man in Kontakt bleibt.

Solche Nachrichten zu schicken, fühlt sich ebenso gut an. Einfach spontan mit jemanden in Kontakt zu treten, etwas Albernes oder Liebes zu schreiben. Nur, wenn es Spaß macht und sich nicht nach Pflicht anfühlt. Einer Freundin die Fotos aus dem Automaten zu schicken, die man vor vielen Jahren zusammen gemacht hat. Oder ein Gedicht von Warsan Shire. Oder ein GIF von Thomas Magnum an die Mutter, die zwar gar nicht weiß, was ein GIF ist, aber Tom Selleck liebt. Schick einfach an einem stinknormalen Mittwochvormittag Nachrichten an Freunde, die du vermisst.

Tut man das bewusst, anstatt verzweifelt nach Aufmerk-samkeit zu gieren und emotionale Mails an zehn verschie-dene Adressaten zu versenden (woher Jardine weiß, dass manche Leute so was machen? Weil sie's selbst schon ge-macht hat, natürlich), dann ist das eine aufmerksame Form der Kontaktaufnahme, ein Anstoß für noch mehr Liebe.

Wenn man ein Foto von einer Freundin bekommt, das einen zum Grinsen bringt, ist das etwas anderes, als sich ein-fach in den sozialen Medien herumzutreiben. Jardines Freun-din Beth schickt ihr Fotos von fast kaputten Orchideen, die sie in San Francisco auf der Straße fand. Pflanzen, die von ihren Besitzern aufgegeben wurden und die Beth mit nach Hause nahm und zu neuem Leben erweckte. Ihr Freund Bruce schickt ihr surreale Collagen von Katzen in Brook-lyner Apartments. Ihre Freundin Melissa schickt ihr Links zu Büchern, die ihr vielleicht gut gefallen würden. Nichts, worauf man antworten müsste. Nur kleine Luftküsschen.

Auf dem College hatte Jardine einmal eine Offenbarung – es war Valentinstag, und sie wartete sehnsüchtig auf ein Ge-schenk, eine Karte, eine Einladung oder einfach irgendwas von irgendjemandem, und begriff plötzlich, wie passiv sie sich verhielt. Warum schickte sie denn keine Karte, rief an oder legte jemandem eine Rose vor die Tür? Oder schickt zumindest das Robert-Mapplethorpe-Foto der Lilie auf schwarzem Grund, was ein bisschen so wäre, wie sie ihm oder ihr auf die digitale Türschwelle zu legen? Es gibt eine Meditation, bei der man nacheinander an alle Menschen in seinem Leben denkt und ihnen Glück wünscht. Schon Wahnsinn, wie schnell es die schlechte Laune vertreibt, wenn man Liebe aussendet, statt nur darauf zu warten.

Verliebtsein

Eine unserer großartigsten Erkenntnisse im Leben ohne Alkohol war, dass *nüchtern* nicht »prüde« bedeutet. Auch nicht »brav«. *Nüchtern* ist nicht dasselbe wie »spröde«. Im Gegenteil, es bietet viel mehr Raum für Riskantes. Du lieber Himmel, könnten wir uns doch nur eine Postkarte an unser 25-jähriges Selbst schreiben, das entweder verwirrt, verkatert und unglücklich oder nüchtern und zu Tode gelangweilt war. Mit zwanzig Ausrufezeichen würde darauf stehen: Ohne Alkohol ist mehr Platz für Wildheit, Phantasie und die Liebe.

Auf der nüchternen Seite des Lebens ist es leicht, aus völlig unverdächtigen Dingen eine Sucht zu machen. Wir haben miterlebt, dass andere ihre Alkoholabhängigkeit direkt in eine Sexsucht überführten – weil sie high werden, überhaupt etwas empfinden oder sich jemandem verbunden fühlen wollten. Wenn wir merken, dass wir etwas zwanghaft tun, hören wir damit auf. Aber es gibt einen großen Unterschied zwischen spielerischer Phantasie und Libido einerseits und einem zerstörerisch pathologischen Verhalten andererseits.

In wen wart ihr das erste Mal verliebt? Könnt ihr euch daran erinnern? Jardine überrollen kleine Erinnerungslawinen, die Wintersonne scheint durch die verschmierten Scheiben des

Schulbusses, ihr Herz klopft doppelt so schnell, der Ange-himmelte sitzt einen Platz weiter, die Welt draußen bewegt sich zähflüssig wie Honig, und das behagliche Innere des Busses wird zu ihrem Universum; alles andere bedeutet nichts.

Warum erlauben wir dieser Energie heute nicht mehr, unseren Kreislauf zu durchströmen? Kommen wir noch heran an dieses ungefilterte und wunderbar aufregende Gefühl? Wenn wir Single sind, lassen wir es auflodern und an-wachsen – oder auch nicht. Sind wir in einer Beziehung, kann eine fremde Verliebtheit die Bindung stärken. Leben wir polyamorös, kann sich die Welt schneller drehen.

Wir vergucken uns in Kollegen und Nachbarn, Filmstars oder Menschen, die nicht einmal existieren, wie Figuren aus Büchern. Wir können uns in Männer oder in Frauen ver-knallen, und die Verliebtheit kann eine sexuelle oder eine rein platonische sein. Wir müssen sie nicht unter Kontrolle haben, und wenn sie verfliegt, dürfen wir ruhig ein paar Tage lang traurig sein. So was sind kleine Feuer in der Seele, Sternschnuppen, nicht für die Dauer gemacht, aber in ihrer Flüchtigkeit atemberaubend.

Als wir noch Partymonster und häufig verkatert wa-ren, hatten wir Schwierigkeiten mit der Energievertei-lung. Einiges wurde definitiv in Verliebtheiten umgelenkt, ein Großteil aber auch in Scham und Selbstschutz, wenn wir uns mal wieder gefährlich angreifbar gemacht hatten oder nach einem Absturz die Einzelteile zusammenfügen mussten. Heute haben wir überschüssige Treibstoffvorräte, weil unsere Leitungen nicht mehr leck sind. Ehrlich gesagt, dieser Überschuss hat uns beim Experimentieren mit dem Nüchternsein am meisten überrascht.

Like a Virgin

Sagen wir's mal so, wir haben unsere Sinnlichkeit über Jahre im Alkohol ertränkt. Als wir uns irgendwann nüchtern nackt ausgezogen und begriffen haben, dass Sex von nun an eine luzide Erfahrung sein würde, wir uns nicht mehr hinter verschwommenen Empfindungen oder lückenhafter Erinnerung verstecken können würden, gab es da einen Moment der Angst: *Wow, man muss ja wirklich verdammt viel Mut aufbringen, um nüchtern Sex zu haben.* Aber dann dachten wir, *warum eigentlich? Du hast seit Jahren Sex und weißt ja wohl ungefähr, wie's geht. Wovor genau fürchtest du dich?* Gute Frage.

Sexuelle Erfahrungen nüchtern zu machen kann sich anfühlen wie das erste Mal. Wenn wir uns im Badezimmerspiegel betrachten, während jemand im Schlafzimmer auf uns wartet, schießen uns die Bemerkungen der gemeinen Zicken aus der Schulmensa wieder in den Kopf, das ganze Elend der achten Klasse. Wir inspizieren unsere Körper und ziehen den Gürtel des Morgenmantels fester, anstatt ihn zu lösen. Vielleicht legen wir noch mal roséfarbenen Lippenstift und ein bisschen Moschusparfüm auf, versuchen die abtrünnige Sexbombe in unserem Spiegelbild aufzuspüren. Versuchen, uns an Sextipps zu erinnern, die wir irgendwo gelesen haben, oder uns ein paar anzügliche Einzeiler einfallen zu lassen, die eines Pornosuperstars würdig wären. Vielleicht schreiben wir auch einer Freundin, dass wir ernsthaft überlegen, künftig enthaltsam zu leben.

Es gibt nur einen Weg, antwortet die Freundin, *ausziehen und rein in die Federn.*

Das Sprichwort kenne ich aber anders, schreiben wir.

Pack das Handy weg, antwortet die Freundin.

Vielleicht holen wir dann tief Luft. Schalten das Licht im Badezimmer aus und schweben, unsicher und befangen, zart und zerbrechlich ins Schlafzimmer. Vielleicht steht der Mond groß vor dem Fenster. Unser Herz hämmert in unseren Ohren. Plötzlich fällt uns alles wieder ein, was wir vergessen haben, und wir sagen, was wir wirklich sagen wollen: »Küss mich.«

Winzige magische Verbindungen

Manche Leute gehen zu Priestern, andere zu Gedichten;
ich zu meinen Freunden.

Virginia Woolf

Schöne Biester

Was um Himmels willen würden wir ohne sie machen? Ohne die Kaiserfische, Hunde, Katzen, Schlangen und weißen Ratten, Pferde, Meerschweinchen, Kaninchen und Schildkröten, mit denen wir unser Zuhause und unser Leben teilen, denen wir unser Herz und unsere Seele öffnen? »Hunde besitzen eine Eigenschaft, die unter Menschen selten ist – sie geben einem das Gefühl, etwas wert zu sein, einfach so, wie man ist – und für mich kam es einer Art Wunder gleich, so viel Akzeptanz zu erfahren«, schreibt Caroline Knapp in *Pack of Two: The Intricate Bond Between People And Dogs.*

Als Jardine eines Morgens in Wyoming zum ersten Mal seit vielen Jahren wieder auf ein Pferd stieg, spürte sie einen Kloß im Hals, dann heulte sie los. Es überkam sie einfach, dabei gab es eigentlich gar keinen Grund. Instinktiv spürte sie die Freundlichkeit des Pferds: Es führte sie ruhig schmale felsige Bergpfade hinauf und hinunter, anstatt auf ihre Körpersprache zu reagieren, die bestimmt Angst und Unvermögen vermittelte. Dabei wirkte es nicht unterwürfig, eher gutmütig. Zum Glück trug Jardine eine große dunkle Sonnenbrille, und die Tränen trockneten ohnehin schnell, da sie sich in einem roten Felsparadies unter blauem Himmel befand und es unmöglich war, nicht total bescheuert zu grinsen.

Siebzehn Jahre lang hatte Jardine einen zerzausten, anarchistischen Rockstar von Zwergpudel namens Zoe besessen, den sie über alles liebte. Zoe trat in Jardines Leben, als sie dreiundzwanzig und Zoe acht Wochen alt war. Zoe erlebte Jardine in ihrem chaotischen, alkoholisierten Leben, wich niemals von ihrer Seite und liebte sie nie weniger, egal in welchem Zustand sie nach Hause kam. Jardines Freund Neil wurde von einer schlanken, eleganten Promenadenmischung namens Olive durch seine Sucht und den anschließenden Entzug begleitet. Als Neil einmal einen Rückfall erlebte, geriet sie in Panik und wollte nicht mehr zurück ins Haus. Tiere spüren alles. »Tieren menschliche Gefühle zuzuschreiben gilt wissenschaftlich seit langem als tabu«, schreibt Frans de Waal. »Verzichten wir aber darauf, laufen wir Gefahr, Wesentliches zu übersehen, sowohl in Hinblick auf die Tiere wie auch auf uns.«

Selbst wenn ihr euch auf Dauer kein Haustier zulegen könnt, die Tierheime suchen dringend Menschen, die sich um Hunde und Katzen kümmern. Man kann auch ehrenamtlich in Stallungen, Tierheimen oder bei Tierrettungsstellen arbeiten, einen Hund in der Mittagspause ausführen oder am Wochenende ein paar Stunden mit ihm verbringen. Manchmal sind Tiere klüger und freundlicher als alle Menschen, die wir kennen, uns selbst eingeschlossen. Ihnen ist egal, welchen Sender man schaut oder welche Tüte Chips wir dabei futtern oder welche Hausarbeiten man ignoriert – Hauptsache, man kuschelt mit ihnen.

Amanda wundert sich noch immer jeden Morgen, warum sie einem winzigen schwarzen Schnauzer namens »Sneffles« (nach einem Berg in Colorado) hörig ist. Aber wenn Neffie morgens hereingerannt kommt, um sie wachzuküssen und Amanda in ihr unglaublich wuscheliges, freundliches Gesicht schaut, wenn sie am Nachmittag schreibt und Neffie an ihrer Seite döst, und abends, wenn ein Spaziergang mit Neffie Amanda von Happy-Hour-Gelüsten ablenkt – das ist einfach Liebe. Und wenn das Licht ausgeht, legt sie ihre Pfote auf Amandas Arm: *Ich bin da. Du darfst schlafen.*

Puzzle

Als Amanda mit dem Trinken aufhörte, wusste sie, dass sie nicht am Esstisch oder im Wohnzimmer sitzen bleiben wollte, wenn ihre Freunde und Verwandten schon angeheitert waren. Im tiefsten Inneren ihres Herzens wollte sie *weg*. Aber wo sollte sie hin?

Einmal in den Winterferien schaute Amanda vom Tisch der Erwachsenen auf und sah, dass ihre Kinder bereits im Schlafanzug waren, sie steckten die Köpfe über einem Puzzle zusammen, lachten und tranken Apfelsaft. Sie stand auf und ging zu ihnen. Das Puzzlebild zeigte ein Durcheinander aus den Verpackungen bekannter 8oer-Jahre-Süßigkeiten. Im Stehen sah Amanda ein gelbes Teil, das perfekt in ein »Sugar Daddy«-Papier passen würden. »Darf ich mitmachen?«, fragte sie, und die wunderbaren Kinder sagten ja.

Sie legt jetzt, wenn sie Partys gibt, oft ein Puzzle aus. Wenn sie sich komisch fühlt oder ihr nach Alleinsein ist, setzt sie sich hin und schiebt ein paar Teile herum. So kann sie für sich und trotzdem noch mit den anderen im Raum sein.

Zeit mit Kindern zu verbringen – ihnen nicht nur zuzusehen, sondern sich auf ihre Ebene zu begeben – ist eine phantastische Möglichkeit, den Tag umzulenken. Amanda geht mit den Kindern an den Strand, während die anderen Erwachsenen ausschlafen, oder sie geht nach dem Mittagessen mit ihnen schlittenfahren oder spaziert mit ihrer Tochter zur Happy Hour durchs Viertel. Und nichts ist magischer, als einen Haufen Kinder zu fragen: »Hat jemand Lust, heute Abend noch unter dem Sternenhimmel schwimmen zu gehen?« Sogar während sie hier sitzt und tippt, kann Amanda sich an den Jubel erinnern.

Einige Menschen haben zu früh aufgehört, Spaß zu haben (oder in ihrer Kindheit gab es nicht viel zu lachen), haben einfach irgendwann vergessen, wie es ist, ungehemmt in ein Spiel einzutauchen, ein Puzzle zu legen, ein Fort zu bauen oder auf einem Trampolin zu springen. Kinder sind hyperkreative, nüchterne Menschen, von denen man lernen kann, wie das alles geht. Amanda hat wunderbare eigene, Jardine verbringt Zeit mit ihren tollen Nichten und Neffen und den Kindern von Freunden. Das sind kluge Geister, die einem zeigen, wie man eine Wasserrutsche hochklettert, Gespenstergeschichten erzählt und Marshmallows und Schokolade zwischen zwei Keksen über dem Lagerfeuer röstet, sich das klebrige Zeug beim Essen ins Gesicht schmiert und gleich noch mehr davon grillt. Sie erinnern uns, laut und schief zu singen, Hauptsache von Herzen. Sie können uns beibringen, mit den Fingern zu malen *und* zu erkennen, dass die schwarz-gelben Farbkleckse in Wirklichkeit einen Tiger darstellen.

Die Rache der Nerds

Als Jugendliche waren wir Nerds und waren uns dessen auch bewusst, aber als wir älter wurden, haben wir unsere Eigenheiten irgendwie begraben. Später hörten wir auf zu trinken und, ja, danach gingen wir erst mal in Deckung, lasen Krimis, aßen Cupcakes aus dem Supermarkt und guckten stundenlang irgendwelche Comedyserien. In dieser »Kuschelzone« hätten wir es Wochen, Monate, ja sogar Jahre ausgehalten. Aber irgendwann spähten wir wieder aus unseren Nestern, hungrig auf Abwechslung.

Ein neues Verlangen wuchs in uns, das aber auf eine Art auch nur eine Rückkehr zu unserer ganz grundlegenden Neugierde war, das Wiederaufwallen einer leicht bekloppten Fixierung auf eine Reihe von Themen. Amanda besuchte einen Kurs über Farbtheorie und trat anschließend den Fördervereinen sämtlicher Kunstmuseen in Austin bei. Mit Jardine und ihren beiden Partnern besuchte sie das Jones Center am Abend exklusiv für Mitglieder, sie sahen sich gemeinsam die neuen Exponate an, bestaunten dann den Sonnenuntergang über der Congress Avenue und unterhielten sich danach beim Italiener um die Ecke bei Pasta und Sprudelwasser über die Ausstellung (Essen mit Partnern bedeutet natürlich viermal Dessert). Bei einem Vortrag über den Einfluss der Vogelwelt auf die Arbeit von

Ellsworth Kelly saß Amanda in der ersten Reihe. Außerdem besuchte sie einen Vortrag über Landschaftsarchitektur und einen Kurs zur Zubereitung von Mole-Sauce (bei dem sie vor allem gelernt hat, dass sie vermutlich niemals selbst *mole* machen wird).

Sowohl nüchterne wie auch trinkende Freunde mögen Museumsabende, Kunst- und Filmvorträge, wissenschaftliche Vorträge, Lesungen, Kochkurse, Schreibwerkstätten, Fotografiekurse – allesamt interaktive Nährböden für Freundschaften, wie wir sie einst in Bars geknüpft haben.

Wir haben einen siebten Sinn für Dinge entwickelt, die ganz in unserer Nähe stattfinden. Wir haben gelernt, uns für Orte wie den Botanischen Garten oder das Raumfahrtmuseum Jahresmitgliedschaften zu sichern, die nicht mehr kosten als ein einziger langer Kneipenabend früher. Wir überfliegen die Zeitung und abonnieren Newsletter aus unserer Gegend, kreisen Flamenco-Kurse ein oder klicken Sammlervorträge über Betty Sayre oder Shirin Neshat an. Wir besuchen ernsthafte Vorträge und absurde Vorträge, nützliche und esoterische, und wenn der oder die Vortragende total begeistert und ausführlich über das eigene Thema spricht, wissen wir, dass wir dort richtig sind. Wir hören uns fast alles an, wenn der Vortrag ernst gemeint ist – gute Nerd-Energie hilft uns, uns in einer zynischen Welt durchzuschlagen.

Jardine war einmal bei einem Kurs einer Mutter und ihrer Tochter, die ihrem (inzwischen verstorbenen) Guru über Jahrzehnte auf dessen Pilgerfahrten gefolgt waren. Jardine und ihre Cousine bekamen einen Platz an einem kleinen Schreibpult zugewiesen, Traubensaft und Kekse vorgesetzt und ihre neue Religion auf einer Tafel erklärt. Die beiden Frauen sahen sich sehr ähnlich, mit langen Flechtzöpfen und Gewändern, die an Nonnen und an die kalifornischen Hippies der sechziger Jahre erinnerten. Der Nachmittag war lehrreich in vielerlei Hinsicht. Danach traten Jardine und ihre Cousine zurück in eine Welt voller Rosensträucher und Smog, Maschendrahtzäune, Pitbulls und Autos, sprachlos, die Köpfe schwirrten ihnen vor lauter biblischen Schaubildern, Samen von Sträuchern aus Jerusalem, elfenbeinernen Rosenkränzen und den Lehren der Pilgerinnen. Sie redeten über das, was sie erfahren hatten, und entschieden dann, die Lektion habe darin bestanden, dass wir irgendwie alle an etwas glauben. Oder nicht?

Erledigungen

Als Jardine klein war, begleitete sie ihre Mutter immer bei ihren Erledigungen. Fast alle Geschäfte befanden sich in der Hauptstraße ihrer Kleinstadt: die Reinigung, der Schlachter, der Schreibwarenladen, der Stand des Bauern, die Apotheke, das Fischgeschäft, der Buchladen (das gehörte für ihre Mutter zu den Grundbedürfnissen und fiel nicht unter Luxus) und der Haushaltswarenladen.

Ihre Mutter bekam von dem deutschen Schlachter, der ihr über Jahre die Steaks für die Familie in weißes Papier wickelte, auch Tipps fürs Grillen. Der Fischer am Hafen erklärte ihr nicht nur, wie man an der Küste Blaubarsch grillt, sondern bereitete vor Partys große Mengen ihrer Lieblingssuppe zu, und wenn er Venusmuscheln frisch vom Boot hereinbekommen hatte, rief er extra an. Die Apothekerin unterhielt sich ausführlich mit Jardines Mutter, nahm sich Zeit und erklärte ihr jedes Medikament ausführlich.

Heutzutage gibt es das Internet mit seinen ganzen unsichtbaren Läden irgendwo im Äther, die uns erlauben, »von zu Hause aus einzukaufen.« Und ehrlich gesagt, wenn man einen Abgabetermin und ein krankes Kind daheim hat, sind sie ein Gottesgeschenk. (Und auch dann, wenn einen nichts davon abhält, in die Welt hinauszugehen, außer dem Wunsch, nicht in die Welt hinaus zu müssen).

Aber es ist eben auch erdend und wärmend hinauszugehen, mit echten Menschen zu tun zu haben, sie um Rat zu bitten, sich über das Wetter zu unterhalten oder zu tratschen, so wie es die Menschen seit Tausenden von Jahren tun. Es kann sich so einsam anfühlen, wenn man von zu Hause arbeitet, abgesehen von ein paar virtuellen Kontakten ist man von allen abgeschnitten; oder zu pendeln, und abends nach Hause zu kommen, wo man in einem Radius von fünf Kilometern keine Menschenseele kennt. Besonders dann, wenn man entschieden hat, die Kneipe unten an der Ecke nicht mehr aufzusuchen.

Die Idee, Leute in Geschäften kennenzulernen, ist fast schon zu naheliegend, als dass Jardine daraufgekommen wäre. Eines Samstags fuhr sie los, um Keramiktöpfe für ihre neuen Pflanzen zu kaufen. Sie landete in einem kleinen Laden um die Ecke, der ihr vorher nie so richtig aufgefallen war. Und sie unterhielt sich mit der Inhaberin. Dabei erfuhr sie einiges über Pflanzen. Jardine erzählte ihr von ihren, und die Frau gab ihr Tipps, wie man in diesem Klima Minze anbaut. Anschließend kamen sie irgendwie auf Kunstschulen in Kalifornien in den 80er Jahren, Eve Babitz und das beste Thai-Restaurant im Viertel und was man dort unbedingt bestellen muss (ein Gericht mit eingelegten Kaffir-Limetten, das gar nicht auf der Karte steht, aber die Betreiberin des Blumengeschäfts ist mit dem Koch befreundet). Benommen von so viel Freundlichkeit verließ Jardine den Laden mit zwei türkisfarbenen Blumentöpfen und drei neuen Ideen, was sie in ihrem Viertel anstellen könnte – und ging gleich ein bisschen beschwingter.

Natürlich kann es bei Ausflügen auf konventionellen

Pfaden auch passieren, dass man es mit Arschlöchern zu tun bekommt. Aber auch der grantige alte Schuster hat was – manchmal verbirgt sich hinter einer solchen Fassade ein neuer Freund, der nur den Misanthropen gibt, um zu sehen, wie man drauf ist. Hat man die erste Schranke passiert, entsteht plötzlich ein direkter Draht zu den Legenden und Geheimnissen der eigenen Stadt, man bekommt Lebensweisheiten (und Slipper) oder vorzugsweise ein paar lavendelfarbene, mit roten Rosen bestickte Wildlederstiefel angeboten, die jemand vor über einem Jahr zur Reparatur gebracht und nie abgeholt hat. Die richtig Guten geben sich nicht immer auf Anhieb zu erkennen.

Kekse und ein rotes Dreirad

Amanda und ihr Mann veranstalteten jedes Jahr eine Weihnachtsfeier, eine wilde, feuchtfröhliche Veranstaltung, die sich weiterentwickeln musste, als sie mit dem Trinken aufhörte. In Amandas erstem nüchternen Jahr legten sie die Party vom Abend auf den Nachmittag. Amanda wusste, ihre Gäste würden alkoholische Getränke erwarten, und stellte eine Flasche Whiskey neben den Eierpunsch. Aber als die Gäste eintrafen, war sie sich plötzlich sicher, ihre Freunde würden sich wundern, dass es keinen Wein gab. Damals wussten noch nicht alle von ihrer noch recht neuen Abstinenz. (Dabei waren wahrscheinlich alle vollauf zufrieden damit, sich zu unterhalten und sich Amandas Käsebällchen schmecken zu lassen – nach einem Rezept ihrer Mutter –, aber Amanda packte die Paranoia.) Schließlich bat sie einen guten Freund, noch mal loszufahren und Wein und Bier zu besorgen. Die Gäste blieben also und tranken, Amanda fühlte sich ausgeschlossen, verwirrt und, offen gestanden, furchtbar.

Im darauffolgenden Jahr sagte sie die Party ab.

Aber in ihrem dritten Jahr ohne vermisste Amanda ihre Feier. Den Wendepunkt markierte ein Gespräch mit Jardine an einem Nachmittag, sie tranken Kaffee aus Jardines Porzellantassen und warteten auf die Lieferung ihrer vietnamesischen Sandwiches, und es ging darum, dass Jardine erst angefangen hatte, sich in ihrer nüchternen Haut wohl zu fühlen, als sie sich fragte, was *genau* sie eigentlich an ihrem Leben mit Alkohol vermisste, abgesehen vom Alkohol.

Amanda überlegte daraufhin, worum es bei ihrer Party ging, was sie davon erwartete und warum. Sie wollte nicht einfach auf dieselbe Weise wie immer feiern, aber darauf verzichten wollte sie auch nicht. Sie liebte die Tradition, einen Anlass zu haben, Leute einzuladen, die sie eine Weile lang nicht gesehen hatte, neue und alte Freunde zusammenzubringen. Sie wollte feiern und dankbar sein. Sie hoffte, ihre Kinder würden verstehen, wie gut es ihnen ging, und sie wollte sie zum Geben ermutigen. Ganz besonders während der Feiertage, die so leicht zu einem Konsumgelage ausarteten.

Amanda vermisste den Augenblick zu Beginn der Party, bevor sie zu viel intus hatte und in einem roten oder goldenen (oder rot-goldenen) Kleid, schön gemacht wie als Kind an Heiligabend, in ihrem festlich geschmückten Wohnzimmer stand. Das war der Moment, der ihr so viel bedeutete: Amanda war ihrer verwirrenden Kindheit entkommen. Sie hatte es geschafft, hatte eine eigene Familie gegründet, sich mit gütigen und wunderbaren Menschen umgeben. *Yes!*

Diesen Augenblick wollte sie sich ohne Alkohol zurückholen. Das war nicht einfach! Aber vielleicht sind das die besten Dinge nie. Ein nüchternes Leben bedeutet zunächst harte Arbeit, die sich aber auszahlt – hat man erst mal neue Möglichkeiten gefunden, beispielsweise um Partys zu feiern, muss man sich nicht immer wieder was Neues überlegen. Oft ist das erste Mal nüchtern das schwerste, der *erste* nüchterne Sommerurlaub, Ausflug oder Kuss.

Amanda fand eine gemeinnützige Organisation, die sich um die Unterbringung bedürftiger Familien kümmert und vor den Feiertagen Wunschzettel von ihren Bewohnern einsammelt. Amanda trug sich als »Unterstützerin« für ein paar Familien ein. Sie mailte Freunden eine Partyeinladung mit einem Link zu einer Tabelle, in die sie sich eintragen konnten, wenn sie Geschenke spenden wollten. Sie schrieb dazu, auf ihrer Party seien die Tische vollbeladen mit Keksen und Apfelsaft, und dass Gäste Wein und Bier mitbringen dürften, wenn sie wollten. Dann wartete sie nervös ab.

Amandas Freunde tauchten mit jeder Menge Spielsachen, Handtüchern, Töpfen, Pfannen, Kleidern, Turnschuhen in den angefragten Größen, Geschenkpapier und Büchern auf. Ein Freund bezahlte die Miete einer Familie für den Dezember. Andere brachten Einkaufs- und Kinogutscheine mit. Wieder ein anderer hatte ein knallrotes Dreirad dabei. Es wurde geredet und geprostet, es gab Platten mit Pralinen, Keksen, Oliven und Obst. Amanda kann sich nicht mal dran erinnern, was die Leute tranken, und das will was heißen.

Als die Party vorbei war, nahm Amanda sich einen Augenblick Zeit in ihrer Küche. Umgeben von Geschenken, schmutzigem Geschirr, ihren Kindern und ihrem lieben Ehemann hatte sie wieder dieses Gefühl, das sie vermisst hatte. Nur war es jetzt noch stärker.

Am nächsten Tag lieferten Amanda und ihre Kinder die Geschenke im Büro der Organisation ab. Sie machten einen Rundgang durch die Siedlung, und ihre Kinder spielten auf dem Spielplatz mit den Kindern, die dort wohnten. Als sie danach ins Auto stiegen, um nach Hause zu fahren, rief Amandas Sohn: »Hey!«, und zeigte aus dem Fenster. Amanda fuhr langsamer, und sie sahen eine Großmutter, eine Mutter und zwei Teenagermädchen aus dem Büro kommen. Vor ihnen her fuhr ein kleiner Junge auf dem roten Dreirad.

Nachtblühender Kaktus

Als Jardine klein war, besuchte sie einmal eine Narzissenausstellung in der Stadtbibliothek. Alle älteren Damen der Kleinstadt stellten ihre gelben Blumen aus, würdevoll und gnadenlos auf Wettbewerb aus. Ihre Erinnerung ist ein Mischmasch aus Variationen desselben Themas: Alle Blumen waren einzigartig, einige hatten mandarin-orangefarbene Blütenkronen, andere dufteten stärker, eine hatte einen etwas größeren, hellgelben Kragen, eine andere dunkelgrüne, lanzenartige Blätter. Die Züchterinnen fühlten sich als Eigentümerinnen, obwohl man eine Pflanze nie wirklich besitzen kann; niemand kann sie am Leben erhalten, wenn sie sterben möchte, oder sie aus dem Nichts heraus erschaffen. Diese Wahrnehmung von Leben als etwas Vergänglichem und von uns Unabhängigem ist gleichzeitig erschreckend wie auch etwas, das man feiern sollte.

Genau darum geht es bei Blumenschauen, wie beispielsweise der *Hanami*-Partys in Japan, wo sich Freunde versammeln, um unter blühenden Kirsch- oder Pflaumenbäumen zu essen und zu trinken, sich an Schönheit und Vergänglichkeit zu erfreuen. Jardine war gerade zu Besuch bei ihrer Freundin Sunny in Brooklyn, als die Drachenfruchtpflanze dort im Hof beschloss, zum ersten Mal seit fünfzehn Jahren zu blühen; ein nachtblühender Kaktus, dessen geschlosse-

268

nen Zylinder sich in einer Nacht zu einer riesigen, stark duftenden Blüte öffnet. In den kostbaren Stunden, in denen sie blüht, wird sie von Motten und Fledermäusen bestäubt, dann ist alles vorbei, sie welkt und zerfällt. Jardine und ihre Freundin waren wie besessen, beobachteten das ganze Schauspiel. Fast ähnelte die Blüte einem Tier, sie öffnete sich ganz schnell in dem von Mondlicht beschienenen Hinterhof. Die beiden machten eine Million Fotos und grinsten wie Kinder, weil es fast schon übernatürlich war.

Derart elegante und dramatische Naturereignisse bringen Menschen mit beinahe magnetischer Kraft zusammen. Wir versammeln uns, um uns gemeinsam eine Sonnenfinsternis, Staubstürme, Riesenblüten und Kometen anzusehen. Jardine schwelgt sogar bei der Erinnerung an die Sprengung zweier alter Gebäude in Brooklyn. Das war zwar kein Werk der Natur, aber auch kein alltägliches Ereignis, und es verband diejenigen, die sich dort an jenem kühlen, frischen Morgen versammelt hatten, sich unterhielten und im noch jungen Tageslicht ihren Kaffee tranken. Für einen intensiven Augenblick kamen sich Fremde nah.

Jardine und ihr Freund saßen während einer totalen Mondfinsternis in L. A. auf der Terrasse eines Restaurants, konzentrierten sich zunächst mehr auf ihre gegrillten mexikanischen Steaks als auf den Himmel. An einem der Nachbartische saßen zwei Frauen und unterhielten sich – ihre Unterhaltung schien angespannt, gereizt. Auf der anderen Seite hatte sich eine Gruppe Mittzwanziger breitgemacht, Jungs und Mädels, die laut durcheinanderquasselten und -kreischten, superschick und wahnsinnig cool. Alle waren für sich an ihren Tischen.

Bis plötzlich jemand aufstand und nach oben zeigte, alle das Schauspiel am Nachthimmel sahen und ebenfalls aufsprangen. Plötzlich waren die eben einander noch Fremden wie durch einen Stromkreis miteinander verbunden. Schüchtern und ungelenk sahen sie sich gegenseitig in die Augen, blickten von Tisch zu Tisch, wie Vierzehnjährige in der Schulmensa, und diese ganzen Imagepanzer schmolzen unter dem roten Mond dahin.

Frisch vom Frisör und Fremde in Schottland

Die rot-weiß gestreifte Säule. Der Besen, mit dem die Locken auf eine Schippe gefegt werden. Der Drehstuhl, den der Friseur mit dem Fuß nach oben pumpt. Der Spiegel, den man bekommt, um sich selbst im Wandspiegel betrachten zu können. Sich von einer anderen Seite kennenzulernen.

Der komische Augenblick, in dem man sich neu und anders fühlt, nach vorne zum Bezahlen geht, aber noch nicht ganz sicher ist, ob's gut aussieht. Man lächelt der Dame hinter dem Tresen zu, sie lädt einen ein, sich doch bitte an den Bonbons in der Schale zu bedienen, gibt einem die Kreditkarte zurück, zwinkert und sagt: »Sie sehen phantastisch aus.« Auch wenn sie das wahrscheinlich zu allen sagt, geht man in die große oder kleine Stadt hinaus und kommt sich noch ein bisschen mehr so vor, als würde man dorthin gehören.

Friseursalons sind intime Räume. Kein Wunder, dass dort getratscht wird, Lebensweisheiten über Generationen weitergegeben werden, man über ernste persönliche Probleme lacht oder Witze reißt oder überhaupt zum ersten Mal darüber spricht, sie ans Licht lässt, damit sie nicht länger unter schweren Steinen vor sich hin modern.

Es gab eine Zeit in unserem Leben, in der wir nicht unbedingt freundlich zu unseren Körpern waren. Trotzdem ließen wir uns auch in dieser Phase die Haare machen, ließen sie waschen, das Shampoo ausspülen, trockenrubbeln und in ein Handtuch wickeln, um wieder zu Sinnen zu kommen.

Amandas langjährige Frisörin half ihr, sich an ihre ersten grauen Haare zu gewöhnen (sie nennt sie »Glitzersträhnen«) und hat ihr gezeigt, wie sie sich auf einer Lesereise am besten schminkt. Nur in diesem Lieblingssalon lässt Amanda sich herausputzen und gönnt sich einen Lippenstift für dreißig Dollar anstatt einen reduzierten aus dem Drogeriemarkt. Sich selbst etwas Gutes tun ist ein großartiges Gefühl.

Als Frau lässt man sich nicht jeden Nachmittag beim Friseur rasieren, aber wir haben schon immer für das Ritual geschwärmt: das dampfende Handtuch, der Schaum, die Klinge, das Kratzen, die Geständnisse, die Insiderwitze. Wenn wir an einem gutbesuchten Herrenfriseur vorbeigehen, werden wir immer ein bisschen neidisch.

Berührung kann viel ausmachen. An einem düsteren, nasskalten Tag in Glasgow (sie war mit auf die Dienstreise einer Freundin gefahren, hatte selbst aber nichts zu tun) wachte Jardine ungewöhnlich einsam auf. Irgendwann spazierte sie in ein Kaufhaus, wo eine Frau sie an einen Tisch lockte und ihr anbot, ihre Augen zu schminken. Jardine hatte sich vor so etwas immer gescheut, einfach weil sie grundsätzlich Körperkontakt zu Fremden mied. Aber sie setzte sich auf einen Hocker, einen Stiefelabsatz lässig auf einer Sprosse, legte den Kopf wie angewiesen in den Nacken und schloss die Augen. Die unbekannte Frau legte ihr eine Hand auf die Wange und schminkte ihr vorsichtig die Augen. Sie unterhielten sich über Schottland und Texas (wo Jardine lebte), es war ein nettes Gespräch. Danach schaute Jardine in den Spiegel und grinste, weil sie sich nie so dramatische Smokey Eyes geschminkt hätte, aber sie fand es großartig. Nach der Begegnung war sie vollkommen anderer Stimmung.

Auf der entgegengesetzten Seite der Körperpflegefrage steht die Rebellion gegen gesellschaftliche Erwartungen. »Pflege« kann sich nach Pflicht anfühlen – neue Wimpernextensions alle drei Monate, Filler hier, Highlights da, ständig muss man flechten, rasieren, schminken, enthaaren, verstecken und kontrollieren.

Wenn ihr euch normalerweise die Haare glättet, wieso lasst ihr sie sich nicht einfach mal locken und kräuseln. Das Grau wegfärben? Lasst es leuchten. Und müssen Männer immer sauber rasiert sein? Wie wär's mal mit einem langen, dichten Bart? Wen interessiert's, ob du dir die Nägel machen lässt? Lass sie doch ein Jahr lang nackt durchatmen. Sind wir der Welt ein geschminktes Gesicht schuldig? Boykottiert die Beinrasur, BHs und das Baden!

Und dann legt irgendwann ein bisschen knallroten Lippenstift von Yves Saint Laurent auf. Manchmal kommt es uns vor, als müssten wir uns für eins von beidem entscheiden – aber scheiß drauf. Mal so, mal so macht mehr Spaß.

Salbei, Eiersandwiches und Pflaumen

Bauernmärkte sind ein Fest für die Sinne und erinnern selbst eingefleischte Stadtbewohner an die Natur und den Wechsel der Jahreszeiten. Aufgeschlossen für Eindrücke und mit Bargeld für Kaffee in der Tasche, tauchen wir dort auf, spazieren an Bergen von Feigen, Zucchini oder frischen Avocados vorbei, an Rhabarber oder Rucola. Vielleicht versuchen wir mal ein Hummus oder ein Fladenbrot, das wir noch nie probiert haben.

Ein Teenager hier aus der Gegend gibt ihr erstes Konzert, sie spielt Gitarre. Vor ihr liegt der obligatorische Hut für Münzen. Wir kaufen Blaubeeren und Himbeeren für Pfannkuchen, Kirschen für einen Kuchen, selbst gekochte Marmelade oder Konfitüre und Wassermelone, einfach so. Die Früchte leuchten bunt, stecken voller Aroma. T. S. Eliot fragte: »Darf ich es wagen, einen Pfirsich zu essen?«

Unsere Antwort lautet eindeutig: »Ja.«

Auf dem Ridgeway Farmers Market in Colorado verkauft eine Amish-Familie die köstlichsten Pies der Welt, aber man muss früh kommen, sonst gibt es nichts mehr. Die Kruste ist mit Vögelchen aus Teig verziert. (Abends lädt Amanda Freunde ein, macht den Pie warm, zieht Ofenhandschuhe über, bringt ihn nach draußen und tut ganz kurz so, als hätte sie etwas so Himmlisches selbst gebacken.)

Nicht weit von den Pies schaut Amanda gerne beim Tierschutzstand vorbei (es ist jedes Mal wieder schwer, keinen Hund mit nach Hause zu nehmen). Sie schnuppert an selbstgemachten Seifen, nimmt Tomaten in die Hand, hält einen Schwatz mit dem Elchfleischlieferanten, kauft frischen Salbei und Baguette. Der Ziegenbauer mit seinem Westernhut redet gerne über seinen Käse, erzählt Amandas Tochter von seinen Tieren. Es macht einen Riesenunterschied, wenn man die Geschichte hinter jedem einzelnen Bissen kennt. Und dann kauft Amanda sich immer ein Eiersandwich oder einen Taco mit krossem Speck und Käse, mit dem sie sich auf einer Bank oder einer Decke zum Frühstück in der Sonne niederlässt.

Auf dem Markt muss man nicht zwangsläufig wahnsinnig viel Geld ausgeben – man kann auch einfach nur nach einem einzigen Juwel Ausschau halten, nach einer Mandarine oder einem besonders leckeren Plunder mit schwarzen Johannisbeeren oder einer einzelnen Pfingstrose, die man mit nach Hause oder zur Arbeit nimmt. Oder man schlendert einfach nur durch die Gänge, probiert Apfelsaft im Pappbecher, zerreibt Basilikum zwischen den Fingern, unterhält sich, begegnet anderen Umherstreifenden. Märkte sind seit langem schon das Zentrum des Stadtlebens, Orte, an denen wir Bauern und Handwerkern und ihren Waren begegnen. Ein Rundgang dort ist die natürlichste Sache der Welt.

Als Jardine gerade erst mit dem Trinken aufgehört hatte, war sie einmal frühmorgens auf einem Bauernmarkt, auf dem Leute Mais kauften, in der texanischen Sonne saßen und starken Kaffee tranken, lange vor Einsetzen der Mittagshitze, und sie dachte: *Wer zum Teufel seid ihr?* Eine Geheimgesellschaft glücklicher Bürger, die sie nie zuvor gesehen hatte. Frühaufsteher. *Schön, euch kennenzulernen.*

Supper Clubs und Buntglas

Früher ging Jardine immer an bestimmten Abenden in bestimmte Bars, zum Beispiel jeden Donnerstag nach der Arbeit zu einer bestimmten Happy Hour, und alle zwei Wochen gab es zu Hause bei einem bestimmten Freund einen ausgelassenen Grillabend mit viel Whiskey. Darauf konnte sie sich verlassen, sie wusste, dass dort alle dasselbe wollten (Bier trinken! Und natürlich schon auch Gesellschaft, reden und lachen …), und sie liebte diese Sicherheit und Regelmäßigkeit.

Sollte das alles durch AA-Treffen ersetzt werden? War das jetzt ihr einziger Zugang zu einer Gemeinschaft? Ihre einzige Möglichkeit, sympathischen Menschen zu begegnen, ohne die Treffen selbst organisieren zu müssen? (Denn, brr, dann wäre sie auch für den Erfolg oder Misserfolg verantwortlich und müsste alles vorbereiten, Kartoffelchips und Limonade bereitstellen … Schon beim bloßen Gedanken wird ihr schlecht!)

Klar, unter den Vereinen und Gruppen sind immer Blindgänger – *Eigentlich war es als Jane-Austen-Lesegruppe inseriert, aber ist das hier nicht in Wirklichkeit eine Werbeveranstaltung zur Kundengewinnung? Wir denken, oh mein Gott, was hab ich nur verbrochen, dass ich hier gelandet bin? Was mache jetzt bloß?* Wir können es halten wie Jardine als Kind in der Kirche: still sitzen bleiben und die Schuhe der Damen mustern, während diese zum Abendmahl nach vorne gehen – welche sind am tollsten? Oder wir lassen uns eine surreale Ausrede einfallen *(Ich hab gerade erfahren, dass unsere Katze ins Aquarium gefallen ist!)* und gehen – wir sind nämlich erwachsen und können machen, was wir wollen. Natürlich könnte auch Ehrlichkeit eine Strategie sein, offen zugeben, dass das Treffen nichts für uns ist – aber das klingt ziemlich beängstigend, und uns ist gerade nicht so nach beängstigend.

Noch mal etwas Neues zu versuchen, wenn man schon ein paar ernüchternde Erfahrungen gemacht hat – puh. Doch es ergaben sich tatsächlich ein paar coole Sachen: ein Supper Club, den eine Freundin leitet und der abwechselnd bei einer Reihe von Leuten zu Hause stattfindet; ein Mehrgenerationen-Frauenclub, bei dessen monatlichen Treffen die Teilnehmerinnen unterschiedliche Themen vorstellen und dann diskutieren; eine Gruppe Fliegenfischer in Pasadena; eine Gruppe Amateurkünstlerinnen, die Geld zusammenlegen, um ein Aktmodell zu bezahlen, und sich jede zweite Woche zum Aktzeichnen treffen; eine Gruppe von Schriftstellerinnen, die sich so einmal im Monat rundum zu Hause treffen, gemeinsam essen, trinken und sich Bücher empfehlen.

Ob wir religiös sind oder nicht, manche Aspekte eines religiösen Lebens wissen wir durchaus zu schätzen: dass Freunde und Nachbarn regelmäßig zu Lesungen und Diskussionsrunden zusammenkommen, das gemeinsame Nachdenken, Schweigen oder Meditieren und die kollektive Energie, die beim Singen frei wird.

Technik kann Distanz schaffen, aber sie kann Menschen auch zusammenbringen, und es gibt hunderte von Gruppen online, denen man sich anschließen kann. Amanda hat Aufmunterung und Freundschaft bei einer Gruppe Nichttrinker im Netz gefunden – sie kann ihre Familie abends nicht gut allein lassen, und so kann sie ihren Freunden online hallo sagen, während sie mit ihren Kindern auf das Wohnzimmersofa gekuschelt Trash-TV schaut. Abstinente Freunde im Netz sind auch dann nützlich, wenn man während einer Party einfach mal Dampf ablassen muss (dank Handy kann man sich im Badezimmer verstecken und von dort jederzeit moralische Unterstützung anfordern); in besonders harten Nächten (Amanda hat ihren Freunden auch schon aus ihrem Kleiderschrank heraus geschrieben); oder wenn man auf einer Hochzeit das Gefühl hat, die einzig nüchterne Person auf der ganzen Welt zu sein, selbst wenn man alleine und weinend an einem entlegenen See sitzt … (Amanda weiß das aus Erfahrung).

Und auch wenn wir nichts Bestimmtes empfehlen können, wünschten wir doch beide, wir hätten uns nicht von AA-Treffen und ähnlichem abschrecken oder einschüchtern lassen und wären früher hingegangen. Es braucht Zeit, die richtige Gruppe zu finden, die zu einem passt, alle Gruppen und sogar Programme haben eine andere Atmosphäre. Wir wünschten, wir hätten vorhergesehen, wie erleichternd es wirkt, andere aussprechen zu hören, was wir für unsere eigene beängstigende, kranke und intime Wahrheit hielten.

Entschleunigen

Making the simple complicated is commonplace;
making the complicated simple,
awesomely simple,
that's creativity.

Charles Mingus

Der goldene Servierwagen

Früher schmachtete Jardine beim Blättern durch Magazine mit Vorliebe Dinge an, von denen sie glaubte, sie würden im Handumdrehen eine richtige Erwachsene aus ihr machen – ein Schirmständer, der Teppich mit Zebramuster und natürlich der Servierwagen. Mit seinen Milchglasböden, dem Metallrahmen und den perfekten kleinen Rädchen würde dieses Möbelstück ganz offiziell verkünden: *Liebe Servierwagenbesitzerin, du bist mondän und glamourös.*

Legt man sich einen Servierwagen zu, wird man damit automatisch zu der Art von Person, die mühelos elegant gekleidet wie eine Schauspielerin aus einem alten Film eine Treppe herunterschwebt, und dann mit an den Handgelenken klappernden Armreifen oder einer Zigarre zwischen den Zähnen lässig Cocktails mixt, nebenbei noch eine geistreiche Unterhaltung führt und beim Lachen den Kopf in den Nacken wirft.

Nun ja, stellt sich heraus, es macht gar nicht unbedingt glücklich, eine Frau von Welt zu sein. Man kann seine Wohnung auf Teufel komm raus dekorieren, die Stoffe, die Kunst, das Sofa und das Beistelltischchen großartig finden – und trotzdem brutal einsam sein. Jardine musste sich von dem Traum verabschieden, ein bestimmtes Möbelstück könne ihr helfen, sich in der Welt zurechtzufinden.

Trotzdem gibt es uns wirklich ein gutes Gefühl, Gäste zu bewirten. Also: Warum den Cocktailwagen nicht mit einer extravaganten Sammlung nicht-alkoholischer Getränke bestücken? (Natürlich wirklich nur, wenn solche Getränke euch nicht in Versuchung bringen. Es *gibt* alkoholfreie Bitter in Geschmacksrichtungen wie Pflaume, Aztekenschokolade oder Lavendel; bitte beachtet dabei aber unbedingt, dass die meisten einen geringen Prozentsatz Alkohol zur Konservierung enthalten. Es kommen andauernd neue, leckerere und raffiniertere alkoholfreie Alternativen hinzu. Auch Estragon, Quittenmarmelade oder Wildblumenhonig passen auf den Wagen, trinkbare Essigsorten, Orangenblüten oder Hibiskuswasser. Es gibt aromatische alkoholfreie Schnäpse und alkoholfreie Cocktails aus Ingwer und Ananas oder Gurke mit Wacholderbeere und Angelikawurzel in schönen Flaschen zu kaufen. Stellt ein paar Chaigewürze dazu. Legt euch für kohlensäurehaltige Getränke einen Wassersprudler zu und präpariert den Kühlschrank mit Kräutern, essbaren Blüten oder rosa Rhabarbersirup, Kokoswasser und Rote-Bete-Saft, und voilà!

Ihr könnt antike Gläser sammeln (verziert mit fremden Monogrammen oder goldenen Lilien) und legt noch ein paar Cocktailservietten mit Zebramuster dazu. Das Ritual und der Pomp des »Aperitifs« muss nicht verloren gehen, nur weil die Getränke keinen Alkohol enthalten. Man kann festhalten an der entspannten und ungezwungenen Dämmerstunde mit lieben Freunden, zu der man Getränke serviert, überreife Feigen und Käse und Walnüsse herumgehen lässt und dabei die Sonne lavendel- und rosafarben am Horizont verschwinden sieht.

Der Wagen kann auch nur für euch selbst sein, wenn ihr euch am Sonntagabend mit dem silbernen Rührstab ein Elixier aus Granatapfel und Ingwer zusammenmixt. Oder man setzt die klassische Limonade mit Chips für das Fußballspiel im Fernsehen damit in Szene.

Das Leben ist eine Inszenierung, es sollte Spaß machen und spielerisch sein.

Milch und Rosen

Es ist traumhaft, sich richtig Zeit für ein Bad zu nehmen; Bücher und Zeitschriften neben der Wanne zu stapeln, jede Menge Salze und Schaumbad hineinzugeben. Diese Art von Investition in Genuss wissen wir inzwischen sehr zu schätzen. Wir haben früher schließlich Stunden in Bars und Restaurants mit Trinken verbracht – da werde wir doch wohl fünfzehn Minuten für ein Bad finden?

Die traditionelle indische Heilkunst Ayurveda lehrt uns, ein Bad als etwas Heiliges und Heilsames zu betrachten, als eine Reinigung von Körper *und* Geist. Die Rituale beginnen häufig mit einer Eigenmassage mit Öl, dann geht es weiter mit dem Bad selbst – mit Milch und Rosenblättern, oder (in den kalten Monaten) belebendem Senfmehl und Bockshornklee. Danach spenden wir unserer Haut Feuchtigkeit, ziehen uns langsam, sorgfältig und genussvoll an. Das Bad ist eine Zeit, um zu unserem Körper zu finden, unsere Sinne wecken und unsere Muskeln entspannen lassen.

Wer Zeit und Lust hat, kann auch eigene Badesalze herstellen. Hier sind die Grundzutaten für ein Glas Badezauber, das monatelang reichen wird: eine Tasse Meersalz, eine Tasse Bittersalz, ein Teelöffel ätherisches Öl (Rose, Bergamotte, Eukalyptus – was man mag!), dazu Kräuter oder Blütenknospen (ein Zweig Rosmarin, Hibiskus oder Ringelblumen).

Beim Baden kann man auch hervorragend nachdenken. Agatha Christie aß Äpfel in der Wanne und legte sich ganze Handlungsstränge zurecht, während sie sich im warmen Schaumwasser aalte. Tom Ford und Richard Branson haben behauptet, baden sei ihr Schlüssel zum Erfolg. Der größte Badewannen-Hedonist war der Entertainer Liberace: Seine marmorne Wanne stand in einem offenen Marmorgemach wie in einem Tempel, mit goldenen Armaturen und einem eigenen Kronleuchter – ein heiliger Ort in seinem Anwesen in Las Vegas. Liberace hat kapiert, wie man sich opulent verwöhnt.

Wildes Tierreich

Wenn euch das Leben zu zahm vorkommt, zu geordnet, zu vorhersagbar, zu brav – schaut einem Eichhörnchen dabei zu, wie es einen Nussbaum plündert. Das macht Jardine beim Schreiben, sie schaut aus dem Fenster auf dieses kleine Tier, das an den Zweigen rüttelt, gebückt an einer Nuss knabbert und sie anschließend halb aufgefuttert auf die Terrasse fallen lässt. Es gibt mehr als genug Nüsse, deshalb kann das Eichhörnchen verschwenderisch sein, und außerdem gibt es in Jardines Garten keine Moral. Hier herrschen die Regeln, die Pflanzen, Wasser, Blätter und Tiere vorgeben.

Wie schnell man beim Älterwerden die wilden Dinge um sich herum vergisst! Jardine wird daran erinnert, wenn sie mit ihrer vierjährigen Nichte und ihrem Neffen durch die Wälder South Carolinas wandert und in drei Stunden nur 150 Meter weit kommt. Die Kinder sehen alles – ein Spinnennetz in einem hohlen Baumstumpf, miteinander streitende Vögel in den Baumwipfeln, ein scheinbar rostiges Blatt *(Was ist das? Wieso ist das braun? Was ist passiert?)*, ein Ameisenhügel voller Ameisen *(Was machen die? Wie viele sind das? Wie kommen die unter die Erde?)*.

Amandas Kinder können sich beim Fernsehen nur auf eine einzige Sache einigen: Naturfilme von David Attenborough. Klar machen die älteren Jungs das nur ihrer kleinen Schwester wegen, futtern Popcorn bei einem Film über Wale – aber wenn sie ihre Gesänge hören, sind alle echt beeindruckt.

Wenn man sich abgeschlagen oder eingeengt fühlt, kann die Beschäftigung mit Tieren einen auf andere Gedanken bringen. Wenn man die Wanderung der Killerwale beobachtet, mit einem Fernglas neben einem Vogelbeobachter sitzt, der einem etwas über eine bestimmte Art erklärt, wenn man nachts den Wölfen lauscht oder ausnahmsweise einmal in einem Park auf die Tauben achtet, dann ist man zutiefst beeindruckt über ihr Leben, ihre pochenden Herzen, die grundlegend anderen Erfahrungen, die sie auf diesem unseren gemeinsamen Planeten machen.

In Texas meldete Jardine sich als ehrenamtliche Helferin in einer Wildtier-Auffangstation, päppelte verwaiste Wildtiere, verletzte Vögel und Mäuse auf. Die meisten Tiere waren nicht hübsch und ganz bestimmt nicht niedlich. In ihrem verletzlichen Zustand waren sie hässlich (die kleinen Kaninchen beispielsweise waren fast durchsichtig und überlebten nur selten). Es war sehr lehrreich zu sehen, wie ihre Körper funktionierten, und faszinierend, einem *wilden Lebewesen* so nah zu sein, darüber nachzudenken, was dieses Wort bedeutet. Die Stunden, die sie dort verbrachte, erfüllt von sehr gemischten Gefühlen, holten sie aus ihren gewohnten Gefilden.

Tiere können unsere Verbindung zum Göttlichen sein, was immer das bedeutet. Wenn man einen Bienenstock beobachtet, spüren man, dass dort etwas am Werk ist, das jenseits unseres Fassungsvermögens liegt. Amanda liest viel über Vögel. Wenn sie nach oben geht und sich nach der Arbeit auf die Terrasse setzt, greift sie inzwischen zum Fernglas anstelle des Chardonnays (und wie früher auch schon ein Stück Brie und Cracker). Die Beschäftigung mit der Natur ermöglicht ihr, an eine poetische Intelligenz zu glauben, die ihre Welt erschaffen hat und immer wieder aufs Neue erschafft.

In den Ranken direkt vor Jardines Küchenfenster bauten Kolibris ihre Nester, so dass sie von ganz nah betrachten konnte. Das Nest war winzig, aus wiederverwerteten Spinnennetzfasern, grau und kompakt. Sie und Neil beobachten, wie die Eier ausgebrütet wurden, sahen die Mutter die federnlosen Babys füttern (indem sie ihren langen dünnen Schnabel in deren winzige geöffnete Schnäbel schob) und die Babys immer größer werden, einen Flaum entwickeln. Eines Nachmittags flatterte die Mutter aufgeregt zwitschernd um die Babys herum. Bevor Jardine an diesem Abend ins Bett ging, war noch alles in Ordnung. Aber am nächsten Morgen war das Nest leicht beschädigt und die Babys verschwunden. Die Mutter flog immer wieder davon, kam wieder, flatterte über dem Nest, zwitscherte, schaute ins Nest, flatterte weiter, zwitscherte, schaute, war aufgeregt. Flog wieder weg. Kam zurück. *Oh nein! War das ein Falke gewesen? Eine Katze?*

Die Babys waren tot, und die Mutter hatte den Räuber am vorangegangenen Nachmittag bereits gespürt. Wer hätte gedacht, dass das so ein herzerweichender Anblick sein würde. Jardine weinte an jenem Morgen und kam sich wie eine Idiotin vor, wie jemand, der menschliche Tragödien auf wilde Tiere projiziert, ihnen Dinge zuschreibt, mit denen sie nichts zu tun haben – lauter Blödsinn. Verzweifelt googelte sie *Trauern Kolibris? Haben Tiere Gefühle? Können Babyvögel außerhalb des Nests überleben?*

Dann wurde ihr bewusst, dass sie das Internet durchstöberte, um ihre eigene Traurigkeit in den Griff zu bekommen, um sie zu verstehen und auseinanderzunehmen. Schließlich ging sie ganz verheult, mit roten Augen und niedergeschlagen mit ihrem Hund spazieren und die Welt strahlte im Sonnenlicht, die Blätter leuchteten sattgrün, die winzigen kleinen Blüten an den Brombeersträuchern am Straßenrand waren so grell, dass man sie kaum ansehen konnte. Sie selbst war voller Gefühl und nur deshalb erkannte sie die Rätselhaftigkeit des komplexen Lebenszyklus in der Alltagslandschaft vor ihrer Haustür, ob sie wollte oder nicht. Er war einfach da. Sie wusste: *Ich hab hier nicht das Sagen, ich verstehe es nicht,* und das war beunruhigend und wunderbar.

Ein Loblied auf
geräuschunterdrückende Kopfhörer

Jahre lang sagte Amanda sich, sie brauche keine teuren Kopfhörer mit Geräuschunterdrückung, viel zu extravagant! Aber nachdem sie den Alkohol aus ihrem Leben verbannt hatte, war eine ihrer ersten Erkenntnisse, dass sie die Stille liebte. Wie hatte sie nur erwachsen werden können, ohne das zu begreifen (oder zuzugeben)? Darauf gab es nur eine Antwort: Wein. Er war ihre Stille gewesen.

Und sie hatte noch eine Erkenntnis: Sie ist introvertiert. Über längere Zeit mit anderen Menschen zusammen zu sein strengt sie an, macht sie müde und ängstlich (Familie ausgenommen … okay, manchmal auch ihre Familie). Aber ein Tag alleine tankte sie auf. Vielleicht war *das* der Grund, warum sie auf Lesereisen schon vor den Veranstaltungen Wein trank, vor Partys und auf Partys. Weil es ihr schwerfiel, vor vielen Menschen aufzutreten oder mit ihnen zu feiern.

Einmal sagte Amanda: »Ich will nicht auf die Party, aber ich muss doch Spaß haben.« Und ihr Therapeut erwiderte: »Lesen kann Spaß machen.«

Lesen kann Spaß machen! Das ist doch irre. Oder? Als Kind hatte Amanda gewusst, dass Lesen Spaß macht, aber auf dem Weg ins Erwachsenendasein hatte sie irgendwann verinnerlicht, dass zu Hause bleiben und lesen irgendwie *lahm* war, das Gegenteil von Spaß.

Stille wurde zu einer echten Priorität, wenn Amanda einen Abgabetermin für ein Buch in den Sommerferien der Kinder hatte, also versuchte sie's schließlich doch einmal mit geräuschunterdrückenden Kopfhörern. Aber Geld für sich selbst auszugeben war auch so etwas, das sie nicht gelernt hatte. Sie kaufte Geschenke für ihre Kinder und ihren Mann und ermunterte Freundinnen, sich doch auch mal etwas zu gönnen. Wenn es aber darum ging, für sich selbst mal in die Tasche zu greifen, schreckte sie davor zurück. Sie ist stolz darauf, dass sie noch dieselben Klamotten trägt wie auf dem College und einen alten verbeulten Wagen fährt. Ob das ein Fall von gesunder Genügsamkeit oder ein Zeichen für ein mangelndes Selbstwertgefühl ist, lässt sich nicht immer klar sagen.

Sie kaufte nicht einen, sondern gleich *drei* verschiedene Kopfhörer, testete sie alle durch, behielt die besten und gab die anderen zurück. Jetzt kann Amanda den blauen Hebel umlegen und arbeiten, auch wenn ihre Kinder Freunde zu Besuch haben oder ein Flugzeug über das Haus fliegt. Stille erfüllt ihre Ohren, umspült und durchströmt sie wie Wasser, Nebel oder Licht. Für viele ist Stille nicht nichts – sie kann alles sein.

Setzlinge in der Wintersonne

Gewächshäuser oder Wintergärten sind im tiefen Winter ganz besonders üppige Orte. Im Lauf der Jahre haben wir einige davon gesehen, unter anderem einen in Texas mit lauter Meyer-Zitronen, einen anderen voller Kakteen und Sukkulenten und einen dicht mit Orchideen bewachsenen in den Carolinas. Darüber hinaus hat Jardine die Gewächshäuser im Jardin des Plantes im botanischen Garten von Paris besucht. Die vier Gebäude aus Stahl und Glas befinden sich direkt an der Seine, das älteste stammt von 1635. Jardine war vor Jahren dort und dann kürzlich noch einmal. Bei jedem Besuch erwachte derselbe Teil ihrer Seele, kaum dass sie eingetreten war.

Vielleicht weil dort eine unvergleichliche Atmosphäre herrscht – es ist schwül, feucht und heiß, die Luft voller Sauerstoff. In gewisser Weise riecht an diesen Orten überall gleich – nach Blättern, Erde, Sonne und Wasser. Nach einem Ort, an dem neues Leben entsteht, wo zarte Dinge stark werden und wunderschöne Früchte reifen können.

Es lohnt sich, diese Mikroklimata aufzusuchen, angefangen bei den Treibhäusern der Botanischen Gärten in London oder Virginia bis zu den Tomatengewächshäusern in Kanada. Sich zwischen all der verschwenderischen Vegetation, den Blüten und dem Obst zu bewegen, herumzuspazieren, hier ein Blatt zu berühren, dort die Nase tief in eine Blüte zu stecken, das macht glücklich. Wer will, kann mit den Pflanzen sprechen oder sie ansingen, um *sie* glücklich zu machen. Man kann tropische Blüten betrachten, die fern ihrer Heimat gedeihen, frostempfindliche Jungpflanzen, die der Sonne, dem Wasser und der Luft entgegenstreben, die sie zum Wachsen brauchen. Oder man nimmt sich ein Sandwich und ein Buch mit, setzt sich hin und liest, atmet den nahrhaften Sauerstoff und leistet den Pflanzen Gesellschaft.

Jardine platzte einmal in eines der monatlichen Treffen eines Vereins, der sich mit seltenen Pflanzen beschäftigt. Es war im Veranstaltungskalender der Zeitung aufgeführt gewesen. Einer der Anwesenden zeigte Dias von seinem Wanderurlaub in Mexiko und den Pflanzen, die er dort fotografiert hatte. Sie wirkten fast schon psychedelisch, wie unter Felsen verborgene Rätsel, wie Schatten an einem Bach. Den Anwesenden zuzuhören, während sie über die Funktionsweisen der Pflanze und deren Namen sprachen, war etwas ganz Besonderes. Alle fragten interessiert nach, diskutierten und aßen Kekse. Sie erkundigten sich nach Jardines Namen, weshalb sie gekommen war, und hießen sie willkommen. Sie wusste ehrlich gesagt nicht genau, warum sie gekommen war. Ihr war langweilig gewesen, das Treffen hatte in der Zeitung gestanden, sie lebte neuerdings ohne Alkohol, also war sie hingegangen. Und wurde von der Erkenntnis umgehauen, dass Leidenschaft oft ganz in der Nähe ist. Sie musste nur an die Tür klopfen. Wir fragen uns jetzt, was wir noch alles übersehen, was noch alles direkt vor unserer Nase liegt, ohne dass es uns aufgefallen ist – bisher.

Wenn wir jetzt durch ein Hotel oder ein Restaurant gehen, schnuppern wir immer an der knallpinken Blüte in der Vase am Empfang.

Nachts um drei

(nach dem Gedicht »*Waking at 3 a.m.*«
von William Stafford)

Ein großes Glück für Leute, die aufgehört haben zu trinken, ist, dass man sehr viel besser schläft. Wer es über Jahre gewohnt war, wegen zu viel Alkohol und Zuckers im Blut mehrmals nachts aufzuwachen, für den ist es eine Offenbarung, plötzlich wieder tief zu träumen. Beim Nüchternbleiben geht es viel um Dynamik: Einmal unverkatert aufwachen, das ist schon was. Mehrere Wochen am Stück ohne einen einzigen Kater zu erleben, das ist aber noch mal was ganz anderes, und man begreift wirklich, dass ein früher Morgen schön sein kann und nicht zwangsläufig schrecklich sein muss. Wacht man über *Jahre* unverkatert auf, wächst das innere Vertrauen in einen besseren Schlaf, und ein besseres Aufwachen und kann unbewusst schließlich zur Grundlage von allem Möglichen werden (größerer Risikobereitschaft in der Kunst, in der Liebe oder im Beruf, dem Glauben daran, in keiner vollkommen schlechten Welt zu leben, das Vertrauen in die eigene Fähigkeit, Ziele zu erreichen usw.).

Nicht das, was passierte, wenn sie trank, war es, das Jardine darauf brachte, ob sie vielleicht ein Problem hatte, sondern ihre Schlaflosigkeit am frühen Morgen. In diesen

Stunden zwischen drei und fünf Uhr morgens war sie nach einem Besäufnis (oder einem mindestens feuchtfröhlichen Abend) nie klar genug, um sich ihre irrationalen Ängste und ihren Selbstekel auszureden, konnte aber auch nicht wieder einschlafen – hing in den Seilen und konnte sich nicht daraus befreien.

Das war nichts Moralisches – sie hielt sich nicht für einen »schlechten Menschen«, weil sie trank oder Drogen nahm. Betrunken benahm sie sich nie so entsetzlich, wie sie sich am nächsten Morgen fühlte, wenn sie sich nach wenigen Stunden Schlaf aus dem Bett quälte. Ihre Düsternis war unbegründet, die Folge eines heruntergewirtschafteten Nervensystems, aber sie war sehr überzeugend. Und sie musste sich jedes Mal eingestehen: Du bist selbst schuld, dass es dir so schlechtgeht. Wer macht so was? Dafür verachtete sie sich zutiefst.

Als sie ganz allmählich verstand, woher diese Verachtung kam, gab sie das Trinken auf. Sie wollte sich nicht als Alkoholikerin bezeichnen; der Begriff bildete eine Barriere, war mit falschen Vorstellungen der Gesellschaft und ihrem begrenztes Verständnis des Themas Sucht aufgeladen. Aber sie verstand durchaus, dass es Wahnsinn war, sich immer und immer wieder in solch einen Zustand zu bringen. Und dann noch mal. Sich zu schwören, es nie wieder zu tun. Und es wieder zu tun. Endlich erkannte sie, dass dies eine Art Störung war, ein dysfunktionales Verhältnis zum Alkohol und dass das nichts Ungewöhnliches war. Danach gelang es ihr endlich, ein bisschen nachsichtiger mit sich selbst zu sein. Sie gab es auf, den ewigen Teufelskreis kontrollieren zu wollen, stattdessen verließ sie ihn und verabschiedete sich vom Alkohol.

Amanda hatte eine ähnliche Erkenntnis. Ihre Therapeutin sagte: »Anscheinend hast du keine Kontrolle über deinen Alkoholkonsum. Wenn du das erst mal akzeptiert und das Trinken eingestellt hast, musst du nicht mehr ständig wütend auf dich sein, weil du's mal wieder nicht geschafft hast, weniger zu trinken.« Wow.

Nicht alle nüchternen Menschen schlafen gut, aber Nüchternheit hilft auch, schlaflose Stunden erträglicher zu machen. Bei einem gemeinsamen Wochenendausflug lachten Amanda und ihre Freundinnen über die verschiedenen Hilfs- und Hausmittel, die jede so hatte: eine Freundin liebte eine bestimmte Meditations-App. Eine andere schwor auf »Schlafgeschichten«, eine weitere brauchte eine Kombination aus Medikamenten und Gewittergeräuschen.

Amanda hat schon ihr Leben lang Schlafstörungen. Nicht einmal der Verzicht auf Alkohol konnte daran etwas ändern: Sie wacht um drei Uhr morgens auf, man könnte die Uhr danach stellen. Sie hat Bücher über kognitives Verhaltenstraining gelesen, befindet sich seit Jahrzehnten in Therapie und hat es mit EMDR (auf Deutsch Desensibilisierung und Verarbeitung durch Augenbewegung) versucht. Sie treibt Sport. Sie hat Kava-Kava, Antihistaminika, Melatonin, Magnesium, die Aminobuttersäure GABA, verschreibungspflichtige Medikamente und die natürlichen Pendants zu den verschreibungspflichtigen Medikamenten ausprobiert. Sie hat eine Freundin in Colorado, die spezielle Tinkturen herstellt, aber, nun, lassen wir's gut sein. Amanda hat einfach einen sehr ruhelosen Geist – ihre Selbstdiagnose: Hypervigilanz. Das Problem ist nach wie vor ungelöst, obwohl sie sich weiterhin große Mühe gibt.

Sie stellt sämtliche elektronischen Geräte lang vor dem Schlafengehen ab. Manchmal nimmt sie Medikamente, trinkt immer einen Magnesiumschlaftrunk. Gerne steigt sie in eine heiße, nach Rosenblättern duftende Wanne und stellt ihren Aromazerstäuber an. Sie steckt ihre süßen Kleinen ins Bett, gibt dem süßen Großen einen dicken Kuss. Dann legt sie sich Zettel und Stift auf den Nachttisch, damit sie aufzuschreiben kann, was ihr durch den Kopf geht, To-do-Listen oder Ideen für einen Roman.

Meistens geht Amanda nachts in Gedanken den Tag durch. Die Idee hat sie aus Selbsthilfegruppen mitgenommen: Man verarbeitet das Geschehene, verzeiht sich Fehler, beschließt sie eventuell zu korrigieren, bittet um Hilfe, macht sich bewusst, dass man nicht alleine ist. Das beruhigt sie sehr.

Zur Abkehr vom Alkohol gehört auch eine schrittweise Öffnung gegenüber sich selbst. Und man muss lernen, Dinge loszulassen, was Amanda viel über den Umgang mit ihrem Gehirn beigebracht hat. Wenn sie Chardonnay abbauen musste, war ihr Gehirn offen und traurig, brauchte Aufmerksamkeit. Jetzt hört sie ihm jede Nacht zu. Sie hört ihrem Herzen zu. Und dann – und dafür wird sie immer dankbar sein – schläft Amanda manchmal. Und wenn nicht, dann hält sie es im Dunkeln mit sich aus und fühlt sich dabei okay.

Chakren

Manchmal sind wir so streng mit uns, als wären wir zwei Menschen – einer, der nicht gut genug ist, und ein anderer, der nur dazu da ist, um darauf herumzureiten. Wir wollen Erfolg im Beruf und in der Liebe, toll aussehen im Badeanzug, es immer allen recht machen. Oder so richtig rebellisch sein und ein atemberaubendes, außergewöhnliches Leben führen.

Als wir mit dem Trinken aufhörten, wussten die verschiedenen Anteile unseres gespaltenes Ichs nicht, wie sie damit umgehen sollten. Die unbeschwerte Freundin, die verbissene Kollegin, die beste Mutter, die einsame Außenseiterin – sie konnten nichts mehr miteinander anfangen. Man kommt sich dann wie eine zerrissene Persönlichkeit vor, völlig durcheinander.

Ganz am Anfang schlafen manche erst einmal eine Woche. Andere weinen. Wieder andere bleiben eine Woche lang im Bett, futtern M&M's *und* weinen (okay, Amanda).

Amanda hat sich ungefähr ein Jahr lang ausgeruht (siehe oben), dann wachte sie auf, bereit, eine neue Verbindung zu sich selbst herzustellen, und meldete sich für den dreißigtägigen Yoga-Workshop im nächsten Studio an. Sie hat es genossen, sich einmal richtig zu dehnen. Yoga ist für viele Nüchterne eine Möglichkeit, die Beziehung zum eigenen

Körper zu erneuern, und davon ausgehend auch wieder andere Teile ihrer selbst miteinander in Einklang zu bringen.

Und unsere Körper hatten es nach Jahren der Verknotungen und Verrenkungen auch wirklich nötig. Jardine wachte immer in so was von entsetzlichen Positionen auf, den Arm auf dem Rücken verdreht, die Augen verklebt, steif und zerbrechlich wie ein versteinertes Skelett (und fühlte sich mit dem angetrockneten Sabber an ihrer Wange auch mindestens so sexy). Im Rückblick stellt sie sich vor, dass all die Kanäle, durch die der Körper mit Energie versorgt werden soll, bei ihr blockiert, abgeklemmt und undurchlässig waren.

Yoga und Pilates sind zwei sanfte Methoden, Energie und Lichtströme erneut fließen zu lassen, positive Schwingungen zu erlauben. Wir bleiben neuen Ansätzen gegenüber offen, vom Qigong bei Sonnenaufgang im Park bis hin zum Yoga-Aufenthalt in Thailand.

Yogalehrer gibt es aber auch kostenlos im Netz, und man kann sie überall und jederzeit abrufen. Perfekt für Sparfüchse mit vollem Terminkalender wie Amanda: Sie braucht nur zwanzig Minuten, in denen sie sich vor ihren Kindern verstecken kann (und eine Yogamatte, zur Not tut's auch ein Handtuch) und schon kommt sie gestärkt und ruhiger zurück. Yoga auf einem Bildschirm anzusehen und der Lehrerin vorsichtig, ernsthaft und pflichtbewusst alles nachzumachen, weckt nostalgische Erinnerungen an Aerobicvideos mit Jane Fonda und knallbunte Leggings.

Haltung – der Kern all dieser Übungen – ist ganz entscheidend, wenn man nach zu vielen Stunden am Computer, aufgrund eines schwindenden Kampfgeistes und aus

Erschöpfung in sich zusammengesackt ist. Mit hoch erhobenem Kopf durch die Welt zu gehen tut uns gut, auch wenn uns nicht immer danach ist. Erst mal so tun, als ob, der Rest kommt dann schon. Und dem Atem folgen, sich auf das Atmen konzentrieren – ins Mark des Bewusstseins vorstoßen –, damit holt man das Beste aus dem Experiment mit der Nüchternheit heraus.

Zugfahrten durch Norwegen

Eins der vielen Bedürfnisse, dir wir lange durchs Trinken befriedigt haben, war das, einfach mal abzuschalten. Dem armen kleinen Gehirn mal eine Ruhepause zu gönnen. Das Ego stummschalten, das ständig Strategien entwirft, um zu überleben und sich selbst darzustellen. Runterkommen. Erholen. Besonders in der verrückten Welt, in der so viele von uns leben – wir pendeln, arbeiten, erziehen Kinder, kochen, essen, kaufen ein und bezahlen Rechnungen – wir sehnen uns alle nach einer Oase des Nichts.

Die nächste Idee gehört daher auch auf die Liste der Dinge, über die wir uns erst gnadenlos lustig gemacht, sie dann versucht und plötzlich geliebt haben. Wir bereuen, dass wir uns jemals über skandinavische Zugvideos mokiert haben. Oder über ASMR-Videos, in denen Seife geschnitten und Mikros mit Klebeband umwickelt werden. Dann sind da noch die Videos von knisterndem Kaminfeuer und japanischem Geschenkeverpacken. Und wer schaut sich nicht gerne einen Strick-Marathon an?

Starten wir auf dem Bahnsteig in einer dänischen Stadt, die Lok wartet bereits, und wir betrachten das Geschehen durch die Windschutzscheibe. Was genau sehen wir? Gleise führen in eine unbekannte Ferne, es liegt schmutziger Schnee. Ein Pfeifen ertönt – ein langes elektronisches

Piepen –, die Räder setzen sich in Bewegung, und der Motor brummt, der Zug bewegt sich über die Schienen. Wir rattern in das nihilistische Dunkel eines Tunnels, flutschen auf der anderen Seite wieder heraus ins helle Tageslicht, Häuser stapeln sich an den Hängen links und rechts der Strecke, jetzt gibt es mehr Bäume, links ein eisiges Gewässer, weniger Häuser, sanfte graue Hügel in der Ferne, Vögel, Telefonleitungen, und jetzt kapieren wir's, ganz langsam begreifen wir – dieser Zug wird ewig weiterfahren und uns mitnehmen, nichts wird von uns erwartet, keine Fahrkarte, kein Geld, kein Smalltalk. Wir werden nichts Bemerkenswertes sehen, müssen uns nichts notieren. Wir werden einfach nur mitgenommen. Acht Stunden lang. Und dann steht schon der nächste Zug zur Abfahrt bereit, wenn wir wollen, für weitere acht Stunden, durch die nächste Landschaft. Eine Karawane der abstrakten Bewegung, die die Knoten in unserem Geist oder unserer Seele lösen hilft.

Man kann sich auch Schleim anschauen. Ein Messer, das ein Gitter in ein Stück Seife schneidet, anschließend kleine rosa Wachswürfel abhobelt. Brrrr – habt ihr schon Gänsehaut? Eine blonde Frau, die aussieht wie unsere Klassenlehrerin in der Dritten, aber mit russischem Akzent spricht, kratzt mit ihren knallrot lackierten Fingernägeln über ein weißes Hemd und wir hören das Geräusch ihrer Nägel auf dem Stoff, hören ihre atemlose, geheimnisvolle Flüsterstimme, die zwar aus dem Fernseher oder dem Laptop kommt, gleichzeitig aber auch irgendwie direkt hier sind, nur wenige Zentimeter von unseren Ohren entfernt, sodass wir ihren Lippenstift riechen und die Wärme aus ihrem Mund spüren können.

Wie genau das wissenschaftlich funktioniert, wollen wir nicht vertiefen (schon deshalb, weil wir's gar nicht verstehen). Aber jedenfalls steht ASMR für *Autonomous Sensory Meridian Response*. Dabei geht es darum, mithilfe verschiedener Auslöser ein kribbelndes Gefühl auf der Haut zu erzeugen, vor allem am Kopf. Es ist eine Art moderne Zauberei, und man muss gar nicht wissen, warum es funktioniert, um Gänsehaut zu bekommen, dieses Prickeln und Kribbeln zu spüren, das so beruhigend wirkt.

Stimmungsvolle Videos von Kaminfeuern oder anbrandenden Wellen, irgendwie statisch, aber in Bewegung (der Clou liegt in der ständigen Wiederholung) – das Internet ist voll davon. Beim Slow TV, wieder einmal ein skandinavisches Konzept, kann man sich unter anderem das Phänomen des Marathonstrickens anschauen. Wenn ihr einmal richtig schlechte Laune habt – einfach mal ausprobieren. Das Garn, die schimmernden und klappernden Nadeln, eine Masche reiht sich an die nächste, die Geschichte spinnt sich immer weiter, als würde einem der Großvater Märchen vorlesen, während man von der Babysitterin Zöpfchen geflochten bekommt (anschließend sofort wieder löst und neu flechten lässt), bis sich die Tigerseele allmählich beruhigt.

All diesen Clips im Netz – von den Schleimvideos bis hin zu schwedischen Zügen und Regentagen, Wind und Zikaden – merkt man an, dass sie jemand selbst gemacht und in die Welt hinausgeschickt hat. Auf der anderen Seite steht eine Person. Ein bisschen wie die Straßenverkäufer früher, die mit frischem Fisch, Eis oder Kohle auf ihren Wagen durch die Wohnviertel zogen. Heute ist es kein Handkarren mehr, sondern moderne Technologie, aber die Ware ist noch genauso hausgemacht und eigenwillig.

Kommen wir uns manchmal blöd vor, wenn wir Feuer im Fernseher machen und nicht im Kamin? Erst mal ja – aber vielleicht geht es ja gerade darum. Es macht Spaß, auch mal etwas Absurdes zu tun. Aber vor allem: Wenn man sich von seinem Büroalltag erdrückt fühlt oder von einem Keine-Zeit-für-gar-nichts-Nachmittag, kann ein Video von einem friedlich grasenden Bison, von Booten auf einem englischen Kanal oder eine live auf einen Teich gerichtete Webcam, an dessen Ufer jede Sekunde ein Graureiher landen könnte, es aber nicht tut, eine surreale kleine Auszeit bieten. So was tut niemandem weh. Es ist harmlos. Manchmal brauchen wir einfach ein bisschen Behaglichkeit.

Hängematten

Ein Loblied auf das Nickerchen, aufs Einschlafen im Gras, auf der Couch, auf einem Boot oder am Strand, aufs In-der-Hängematte-Hängen, Dösen und Träumen.

Es fühlt sich irgendwie wild und ungeschützt an, woanders als im eigenen Bett zu schlafen. Jardine döste neulich auf der Wiese in einem Park, sog die kalifornische Sonne in sich auf, hatte sich die Hundeleine ums Handgelenk gewickelt und starrte die großen Wattewolken am blauen Himmel an. Irgendwie hatte sie das Gefühl, etwas Verbotenes zu tun, nämlich nichts.

Wenn Amanda und ihr Mann von ihrem Haus aus nach Barton Creek wandern, nehmen sie oft ein oder zwei Hängematten mit. Auch wenn auf Schlaf nicht wirklich zu hoffen ist, können sie doch entspannen, während die Kinder im kalten Wasser spielen.

Die Hängematte ist so etwas wie die physische Manifestation einer Auszeit mitten am Tag – ein Netz zwischen zwei Bäumen –, ein dem Nachmittag gestohlenes Nickerchen – ein bisschen Raum für einen Traum im wachen Leben. Sie steht für Freizeit und Vergnügen, sie ist das Symbol des Nomaden, für Menschen, die keine Angst davor haben, einfach nur zu sein.

Auf der Nicoya-Halbinsel in Costa Rica sah Jardine Surfer aus Israel, aus Rotterdam und aus Norwegen, die alle in den dichten Wäldern in der Nähe des Strands lebten. Sie hatten ihre Rucksäcke, Surfbretter und Hängematten, und das war's. Mehr brauchten sie in den wenigen Monaten, die sie dort verbrachten, nicht zum Leben. Als sie in der Küche eines Restaurants arbeitete, hatte einer ihrer Kollegen keine Lust mehr, Miete zu bezahlen, und verzog sich für eine Weile in die texanischen Wälder. Er hatte ein Motorrad und eine Hängematte, und das war's. Nach seiner Schicht rauchte er Zigaretten und schaute in die Sterne, hin und wieder ging er duschen beim YMCA. Lange dauerte das nicht, aber das musste es auch gar nicht.

Ein Nickerchen zu machen – am Strand, im Zug, auf der Couch bei einer Freundin, solange diese sich noch fertig macht – erinnert Jardine daran, wie es war, als Kind bei Bekannten oder Verwandten nach dem Essen unter dem Tisch einzuschlafen, während die Eltern lachten und noch Nachtisch aßen. Wir sind nicht verantwortlich. Irgendwie sind wir verloren und irgendwie auch schon wiedergefunden, und wenn es so weit ist, kommt sicher jemand, der uns mit nach Hause nimmt und ins Bett steckt. Man wird sich um uns kümmern. An einem sonnigen Nachmittag im Oktober rollte sich Jardine auf der Dachterrasse eines Freundes in Brooklyn nüchtern und verträumt zusammen, kuschelte sich in ihren übergeworfenen Mantel, schlief zwanzig Minuten, höchstens eine halbe Stunde, und wachte herrlich desorientiert auf.

Jardine liebt dieses Gefühl und konnte es in der Vergangenheit vielleicht durch Alkohol erreichen, weil sie sich dann ein bisschen verletzlicher fühlte. Das ist eigentümlich beim Trinken, wenn jemand zusammenklappt oder die Kontrolle verliert, kann uns das komischerweise einander näherbringen: Wenn wir einer Freundin beim Kotzen die Haare halten oder sie trösten, weil sie sturzbetrunken einen Heulkrampf hat. Sich verwundbar zeigen. Betrunken oder high können wir manchmal von unserem Image ablassen, anderen erlauben, uns so zu sehen, wie wir sind, uns öffnen.

Das waren die Bausteine wahrer Freundschaft. Ein Nickerchen auf dem Sofa einer Freundin, während sie Abendessen macht, ist vielleicht nicht ganz dasselbe, aber es kann eine ähnliche Dynamik entstehen. Es ist interessant, sich zu überlegen, wodurch früher Bindungen und Zärtlichkeit entstanden sind, und dann darüber nachzudenken, was wir jetzt und in der Zukunft wollen.

Kreativ sein

I am a bundle of letters
in a secret drawer
in an old desk.
What is in the letters?
What do they say?
Ursula K. Le Guin

Liebling, mir ist langweilig

Amanda sieht es jedes Mal, wenn sie mit ihrer kleinen Tochter zum Strand geht: Sie hat nichts anderes zum Spielen als Sand und Meer (*vielleicht* noch einen Eimer … oder sogar eine Schaufel!) und verbringt Stunden mit dem Bau einer Sandburg. Sie erfindet Meerjungfrauen, baut Boote aus Treibholz, macht Möbel aus Muscheln. Und wenn die Burg weggespült wurde, läuft Amandas Tochter ins Wasser und springt eine Stunde lang in den Wellen herum.

Amanda hat dagegen mindestens zwei Romane in ihrer Strandtasche. Sobald sie mit den Gedanken abdriftet, schaut sie in ein Buch. Selbstverständlich hat sie auch ein Notizbuch dabei, um sich To-do-Listen zu notieren. Wenn sie im Sonnenuntergang am Strand spazieren geht, hört sie einen Podcast. Amanda hat jeden Augenblick produktiv verplant. Sie hat eine Heidenangst davor, sich zu langweilen.

Wenn sie essen gehen, braucht Amandas Tochter höchstens ein oder zwei Buntstifte, um aus ihrer Papierunterlage Kunst zu machen, wobei sie selbst staunt (wie sie behauptet), was ihr für Bilder in den Kopf kommen. Sollen die Erwachsenen ruhig stundenlang über Vorspeisen diskutieren. Sollen die anderen Kinder doch ans Tischbein treten oder sich über ihre iPads beugen. Amandas Tochter versteht die Macht ihrer eigenen Geisteskraft.

Es lohnt sich zu versuchen, Langeweile auszuhalten. So kommt es zu großartigen Ideen! Diese furchtbare innere Unruhe, das sind oft neue Ideen und Gedanken, die sich herausbilden, zunächst beunruhigend verworren und unscharf. Bei früheren Versuchen, nüchtern zu bleiben, haben wir immer wieder nach wenigen Wochen oder Monaten aufgegeben und – in einem möglichst abgebrühten und weltläufigen Ton – erklärt: *O Gott, gesund leben ist einfach viel zu langweilig. Scheiß drauf.* Wir hatten Angst davor, fühlten uns einsam und verunsichert und sprangen ab. Nüchtern zu bleiben war an sich schon erschreckend, aber rückblickend war der Gedanke an Langeweile vielleicht noch bedrohlicher. Das ist nichts für schwache Nerven. Als Autorinnen wissen wir, dass mentales Gekritzel – Amanda entwirft Gliederungen in drei Akten, überlegt sich, wie ihre Romane ausgehen können, oder sie geht einfach spazieren und vergisst eine Stunde lang ihr Manuskript – neuen Ideen Raum gibt. Das ist nicht einfach, es erfordert Geduld, man muss einen Aufschub aushalten können, aber es ist essentiell. Flaubert hat gesagt: »Sei ruhig und ordentlich in deinem Leben, damit du wild und originell in deiner Arbeit sein kannst.«

Jardine stand in der Reinigung in einer langen Schlange von Wartenden. Ihr war langweilig. Sie wollte eben völlig grundlos zu ihrem Handy greifen, sich das Erstbeste anschauen, was ihr unter die Augen kam, aus reiner Gewohnheit, nur um sich irgendwie zu beschäftigen. Dann hielt sie inne. Das Experiment war einfach. Sie sah sich um – und in den zwei Minuten, in denen sie ihre Umgebung betrachtete, fiel ihr ein alter verblichener Kalender an der Wand auf, der sie plötzlich um Jahrzehnte zurück in die Küche ihres Elternhauses versetzte. Sie beobachtete eine Kundin, die ein üppiges, gerüschtes flamingorosa Kleid abholte – für den Geburtstag ihrer Tochter oder ihren Abschlussball? Dann entdeckte sie hinter dem Tresen eine graue Katze, die sich unter den dort hängenden Anzügen versteckte und sie anstarrte. Sie lächelte die Katze an. *Hätte dich beinahe übersehen, du Süße.*

Langeweile gilt in unserer Kultur fast schon als Krankheit. Wir müssen uns dagegen impfen. Sie fürchten. Es ist ein schrecklicher Zustand, der anzeigt, dass etwas nicht stimmt. Früher haben wir getrunken, um uns davor zu bewahren. Wir haben das Ende des Tages verscheucht, wollten einfach müde genug sein, um schlafen gehen zu können. Benebelt genug, um nicht wach liegen und nachdenken zu müssen, allein mit uns selbst. Aber ein paar alkoholfreie Jahre später haben wir viele Entdeckungen gemacht, sind auf neue Gedanken gekommen, lagen oft *nicht* betrunken im Bett und auch *nicht* schläfrig, haben gelesen oder nachgedacht … – und plötzlich war da eine neue Idee. Oder wir haben Gefühle verarbeitet, anstatt sie betrunken im Halbschlaf zu vergraben. Zentimeter für Zentimeter haben wir uns vorgearbeitet. Wir sind dabei nicht unbedingt drauf gekommen, wie wir den Mars bewohnbar machen oder den Hunger auf der Welt beseitigen können, aber mit jedem aufflackernden Gedanken und jedem bewussten Augenblick haben wir in unseren Köpfen und Herzen neue unbekannte Pfade beschritten.

Langeweile ist oft nicht einfach eine Leere, sondern ein Gefühl der Anspannung, wenn wir nicht wissen, was geschieht, worum es geht, nicht unterhalten werden. In unserer Kultur wehren viele diesen Zustand verzweifelt mit Medienkonsum, Pillen oder Cocktails ab. Dabei ist diese Anspannung etwas Wertvolles. Der Preis? Unbehagen und Ungewissheit, solange sich in der Leere etwas zusammenbraut und wächst. Und der Lohn? Winzige Offenbarungen. Tagträume, die sich lawinenartig in Vorhaben verwandeln. Und kleine Kätzchen, die in einer Reinigung unter Hosen in Plastikhüllen hervorspähen.

Erinnerungsduft

Es ist gut, »gemäßigte« Freundinnen zu haben – sie bringen Schwung in unsere neue Welt – unsere liebsten Komplizinnen, die vielleicht trinken, aber nie exzessiv, die ein halbvolles Weinglas stehenlassen, wenn sie mit dem Essen fertig sind. (Blasphemie! Wahnsinn! NIE hätten wir das getan.) Sie verstehen nicht, warum wir so gründlich über die Stränge schlugen und aufhören mussten, aber sie finden's auch nicht schlimm, es ist ihnen egal. Alkohol ist für sie einfach kein großes Ding. In ihren Augen macht es keinen Unterschied, ob jemand auf Alkohol fixiert oder verrückt nach Haselnüssen oder Limetten ist.

Jardine wurde mit Alyson Richman groß, einer gefühlvollen Autorin und großartigen Partnerin auf nüchternen Abenteuern – sie ist die geborene Gemäßigte. Gemeinsam denken sie sich aus, was sie das nächste Mal anstellen werden, wenn Jardine wieder in New York ist, ohne in die Nähe von Alkohol zu gelangen. Sie ergattern Gutscheine für Gesichtsbehandlungen im Spa des Carlyle. Sie essen Sandwiches im obersten Stockwerk des Museum of Arts and Design. Und sie lassen sich gern kreative Projekte einfallen – neulich waren sie bei einer Parfümdesignerin und haben einen Duft in Erinnerung an ihre gemeinsame Kindheit entworfen.

Als Autorinnen mit einem angeborenen Hang zum

Drama beschrieben sie der nichtsahnenden Parfümeurin die Welt ihrer Kindheit in schillernden und ausführlichen Tönen, nach Keats-Colette-Proust-Art aufbereitet. Sie fragte die beiden, was sie mit ihrem Duft evozieren wollten, und sie sagten, *große pink blühende Rhododendronsträucher in einem dunklen Wald. Eine Räucherkammer, die nach der Arbeit des vergangenen Winters riecht. Sandige Füße, Muscheln, salzige Meeresluft. Von der Sonne aufgeheizte Holzplanken an Deck eines Boots. Violette Schatten, die sich wie Schlangen über den Boden ziehen.*

Damit knüpften die beiden an eine gemeinsame poetische Tradition an: Aly und Jardine erkannten schon im Alter von zehn ein gewisses Licht in der anderen und machten sich sogleich daran, sich zusammen eine geheime Welt nach dem Vorbild von Charakteren aus Büchern zu erschaffen. In Kleidern von Laura Ashley spielten sie, sie wären Waisen, Kriegerinnen oder Königinnen.

Eines Sommers, als sie zwölf waren, gingen sie mit ihren Kodak-Kameras in den Wald hinter Jardines Haus. Abwechselnd posierten sie in Kimonos, die Alysons Vater aus Japan mitgebracht hatte, eine Rhododendronblüte hinter dem Ohr, die Lippen geschminkt, zum ersten Mal. Sie gaben die Filme im Geschäft ab, warteten gespannt, und obwohl sie blutige Anfängerinnen waren, bekamen sie großartige Fotos zurück.

Wie konnten sie die nur verlieren! Aber so kam es – irgendwann zwischen der High School und dem Erwachsenwerden. Bei einem Wochenendtreffen vor nicht allzu langer Zeit sprachen sie darüber, diesem Sommer ein Denkmal zu setzen – den Bildern – diesem Moment zwischen Mädchendasein und dem Unbekannten –, ohne auf ihr übliches Medium, das Geschichtenerzählen, zurückzugreifen. Sie beschlossen, es stattdessen mit einem Duft zu versuchen.

Also saßen sie mit der Parfümeurin am Tisch, vor sich Regale voller brauner Flaschen, die mit den feinsten natürlichen Ölen und Essenzen gefüllt waren, und lernten, wie man die »Geschichte« eines Parfüms aufbaut, aus dem Zusammenspiel verschiedener Noten eine Summe kreiert, die reichhaltiger ist als ihre einzelnen Teile. Sie bauten den Duft Schritt für Schritt auf. *Können wir Rhododendron dazunehmen? Und Liguster? Passt eine salzige Note dazu? Oder eine rauchige?* Überlegten, wie man abstraktere Aspekte einbeziehen könnte, *die Spannung, die in der Dämmerung liegt, Schrecken und Schönheit der Jugend* oder *das Mysterium der Kunst.*

Als sie fertig waren, benetzten sie Handgelenke und Hälse mit ihrem Parfüm und atmeten tief ein. Zunächst roch es rauchig, dicht und grün, dann intensiv nach Rosen. Was am längsten blieb, war der Geruch von Süßgras, Perubalsam und vom Choya Nakh ein Hauch von Salz.

Jardine verbringt immer mehr Zeit mit Aly, obwohl sie in entgegengesetzten Ecken des Landes leben. Sie telefonieren stundenlang und besuchen sich, sooft sie können. Eine Reihe von gemäßigten Freundinnen sind wie selbstverständlich wieder stärker in ihr Leben getreten. Die Freundinnen, die Jardine vielleicht früher enttäuscht hatte, wenn sie verkatert oder müde zu einem gemeinsamen Essen oder Kinobesuch kam. Sie ist froh, dass ihre Freundschaften das alles überdauert haben und dass jetzt die Zeit für neue Projekte ist.

Virtuelle Realität

Von außen betrachtet sehen wir mit unseren gepolsterten schwarzen Headsets bizarr aus. Wir zucken, schrecken zusammen, fliegen über Wiesen, Städte und Wälder, tauchen ein in das düstere, psychedelische Paradies eines Hieronymus-Bosch-Gemäldes und schwimmen mit Walen. Mit Hilfe von VR nehmen wir uns eine Auszeit von der Realität und entdecken eine neue.

Wir berühren Objekte, die nicht da sind, tun Dinge, die wir nicht können. Wir kämpfen gegen Ungeheuer, öffnen Kammern und Schubladen, um Verbrechen aufzuklären, wir verschwinden im eigenen Blutkreislauf. Wir werden gewalttätig. Wir bekommen Kinder. Wir betrachten den Ozean auf Bali, surfen in der Brandung, schlafen in den Wolken. Dann zoomen wir Manhattan oder Kauai näher heran, schalten den Himmel von Morgengrauen zu funkelnder Nacht und starten unsere Rakete. Wir laufen über Monets Seerosenteich und durch Marina Abramovićs Alptraum von schmelzenden Gletschern und einstürzenden Himmeln. Wir besuchen die Phantasie anderer, tun uns mit ihnen zusammen, werden zu Fremden, lieben Fremde, empfinden Mitgefühl, sind Soldaten und Flüchtende, sind Tiger und Kaninchen, wir verlieren uns, aber wir werden gefunden. Wir werden befreit.

Im Paradies der kostenlosen Bücher

Wir sind beide Bücherfreaks, wir lieben ihren Geruch, eine spannende Geschichte und die Bilder, die sie wachrufen. Wie unsere Kindheitsheldin Eloise liegen wir auf den Bäuchen und lesen, und unsere Sorgen verblassen. Eigenartig, dass sogar wir, die wir für Bücher leben, manchmal vergessen, wie viel Freundschaft und Leben darin steckt. Wenn wir uns längere Zeit nicht in Bücher vertiefen, beginnt ein Teil von uns zu verhungern und abzusterben. Dann fällt es uns wieder ein, wir stürzen uns darauf und haben gleich wieder das alte Glücksgefühl.

Amanda hat an der Uni in einer Bibliothek gearbeitet. An kalten Nachmittagen genoss sie die heimelige Atmosphäre, während sie die Bücher ins Regal räumte, sog das gelbliche Licht und die Wärme in sich auf. Sie liebte den Stahlwagen mit den quietschenden Rollen und dass jedes Buch einen eigenen Platz und eine Geschichte hat – *mal sehen, wer den Bericht über eine Gruppe von Frauen ausgeliehen hat, die 1880 von Ouray, Colorado, nach Mesa Verde gewandert sind*. Jetzt arbeitet sie ehrenamtlich in der Bibliothek der Grundschule ihrer Kinder, ordnet die Bücher alphabetisch, während die Bibliothekarin Tara den Kindern mit ihrer klangvollen Stimme vorliest.

Jede Stadtbibliothek ist ein kleines Wunder. Sie steht jedem und allen zur Verfügung, bietet Geschichten, Quellen, Informationen und Ruhe. *Bin gleich da!* Manchmal muss man einfach mal raus aus dem eigenen Kopf, hat aber vielleicht keine Lust, mit anderen Pläne zu schmieden, und will kein Geld ausgeben. Man hat keinen Hunger, auch keine Lust, laufen zu gehen. Die Bibliothek öffnet ihre Arme und bietet einen Platz in einem großen Saal der Stille, sie birgt Regale voller Ideen und Geschichten und verlangt im Gegenzeug eigentlich gar nichts. In einer Bibliothek hat man immer das Gefühl, sich in bester Gesellschaft zu befinden. Man verbringt Zeit mit anderen Nerds und Neugierigen, nicht nur persönlich, sondern auch mit denen, die sich auf einer der vielen Buchseiten tummeln. Wer eine Pause von der tristen Monotonie eines ungeliebten Bürojobs braucht, kann sich in der Mittagspause in eine Bibliothek schleichen, etwas Wahnsinniges lesen und dann zu seinem Arbeitgeber zurückkehren.

Bei einem Anfall von Sammelwut, für den man aber nichts ausgeben will (und weitere Besitztümer will man ohnehin nicht anhäufen), kann es ein guter Trick sein, einen gigantischen Stapel an Büchern aus der Bibliothek auszuleihen, sei's über alte Autos, Gärten, Punkrockposter, Architektur oder übers Kochen. Man sucht sich die größten, aufwändigsten Bücher aus, die man finden kann, und schleppt die Beute nach Hause – ohne einen Pfennig dafür hinlegen zu müssen –, liest stundenlang, lässt sich von Fotos und Illustrationen in andere Welten transportieren. Mit einem Stapel Bücher und einem Becher Tee gewappnet, lässt man sich von Schönheit überschwemmen – und muss überhaupt nichts tun. Es ist gar nicht nötig, die gedämpften

Klöße für Suppe auf Shanghaier Art selbst nachzubacken oder Versailles zu besuchen, man muss nicht in einem leeren Swimming-Pool Skateboard fahren oder einen Bleistiftrock nähen. Man kann einfach etwas drüber lesen.

Wenn man auf Reisen in Bibliotheken Station macht, erfährt man mehr als bei jeder Online-Recherche. So, wie man sich früher immer Informationen über neue Orte geholt hat, indem man das Barpersonal fragte nach dem besten Wanderweg oder dem besten Café in der Nähe.

Wer so viel Gutes auch selbst weitergeben will, kann eine »kostenlose Bibliothek« vor seinem Haus aufstellen (oder den bereits vorhandenen Bücherständer der Nachbarn auffüllen oder Bücher sammeln und sie spenden. Amanda geht immer zu einer Party, zu der jeder Gast ein Lieblingsbuch mitbringt, um es an jemand anderen weiterzuschenken. Jardine hat einmal an einer Kettenaktion teilgenommen, wo sie jemandem ein gelesenes Buch zuschickte und anschließend selbst fünf Bücher von Fremden zugeschickt bekam. Wir glauben weniger daran, Bücher zu horten, als daran, sie in Umlauf zu bringen.

Wir kochen mit prächtigen Büchern auf dem Tresen. Wenn wir gärtnern, liegen Bücher aufgeschlagen auf dem Rasen. Unsere Regale biegen sich vor lauter alten Romanen, Hollywood-Biografien, Kunst- und Gedichtbänden mit den Namen unserer Mütter auf der ersten Seite, die sie dorthin schrieben, als sie noch auf dem College waren. Wir besuchen neue Freunde, oder sie besuchen uns und wir haben sofort einen Draht zueinander, wenn wir sehen, was sie im Regal haben. Wir glauben nicht, dass wir ohne Bücher existieren könnten.

Als Jardine vor Jahren, als man sich noch nicht in Gemeinschaftsbüros einmieten konnte, Schwierigkeiten hatte, ein Buch zu beenden, ging sie in den Lesesaal der New York Public Library, vorbei an den steinernen Löwen, die die Treppe bewachen. Sie trat ein in die sakrale Stille, die nur durch ein vereinzeltes Husten hier oder einen Seufzer da unterbrochen wurde, und nahm in goldenes Licht getaucht Platz. Sie brauchte die starke und schweigende Gesellschaft, die prächtigen Leuchten und Pulte dort, um weiterzumachen. Schreiben tut man alleine, aber man muss dabei nicht einsam sein. Vielleicht ließe sich Ähnliches auch über das Leben an sich sagen.

Endloses Internet

Liebes Internet, du magisches, funkelndes, verführerisches, schwarzes Loch. Wie könnte man dir etwas abschlagen, du unendliches Universum? Wenn wir uns dir verweigern *müssen* (zum Beispiel während der ersten Hälfte eines Arbeitstages) verwenden wir lieber Software, die dich blockiert, um gar nicht erst in Versuchung zu geraten. So wird uns über einige Stunden hinweg der Kampf aus der Hand genommen, und das ist gut, weil wir selbst in dem Fall über keine sehr große Willenskraft verfügen.

Aber das bedeutet nicht, dass wir nie auf Entdeckungsreise gehen. Und auch wenn viele Studien zeigen, dass wir glücklicher sind, sobald wir die Geräte abschalten, ist es doch trotzdem ein Wunder, was es da heute alles zu entdecken gibt! Das Internet enthält zig Milliarden Kunstwerke, Schriften, Musikstücke, Ideen, Studien, Videos, Fotografien, Kunsthandwerk und Geschichte – alles umsonst. Man sollte also gezielt vorgehen, wenn man sich online auf die Suche nach Abenteuern macht: Was wird uns umhauen und kreativ in Wallung bringen? Was kann ein Gefühl von Verbundenheit erzeugen? Was uns aufklären, uns zum Lachen bringen? Uns mit Stolz auf die Menschheit erfüllen oder uns berauschen?

Designerhandtaschen gehören normalerweise nicht

dazu. Na ja, wir lassen uns auch mal ablenken, aber ganz ehrlich, je mehr wir bei der Sache bleiben, umso besser fühlen wir uns, wenn wir nach ein paar Stunden das Gerät wieder ausschalten.

Es gibt großartige öffentliche Filmarchive im Netz, wo man sich Charlie Chaplin und seine Rose anschauen kann oder Maya Derens strahlende Phantasie. Wir lieben Ausschnitte aus Jack-Smith-Filmen und abstrakte Videokunst, Interviews mit Grace Jones und psychedelische Zeichentrickkurzfilme mit Delfinen, die neue Bewusstseinszustände ohne chemische Zusätze herbeiführen. Warum nicht mal eine Stunde lang dekadent in Katzenvideos, französischer Parfümwerbung aus den Achtzigern oder im Zeitraffer aufblühenden Blüten schwelgen? Oder die vielen Websites der Museen weltweit durchstöbern, die digitalen Gänge ihrer Sammlungen durchschreiten, mehr über ihre Gemälde, Skulpturen und Performancekunst erfahren? Man kann sich die »Best of«-Zusammenstellungen von Musikseiten anhören, alle neuen Videos von Trap über Punk bis Pop anschauen, die Namen neuer Bands aufschreiben. Nach Zitaten suchen über Träume, Pferde oder den Himmel.

In diesen Genussphasen verkneift man es sich am besten, AAA-Batterien oder Sportsocken für den Sohn zu kaufen, auch wenn man beides braucht. Denn sonst bleibt der »Entdecker«-Modus ganz schnell auf der Strecke. – Eben noch las man online die Briefe von Martin Luther King Jr. oder hat sich über Venusfliegenfallen in der freien Natur informiert, plötzlich geht man dazu über, etwas zu brauchen, etwas kaufen oder lösen zu wollen. Man sollte tunlichst vermeiden, sich eine Diagnose zu stellen, weil man vage einen leichten Schmerz im linken Unterarm verspürt (oder ihn sich einbildet). Man sollte möglichst nicht versuchen, sich zu verbessern oder zu vergleichen. Beim Lesen der Nachrichten in einem Tsunami der Verzweiflung zu ertrinken. Expartnern in den sozialen Medien hinterherspionieren. Nach Tipps zu suchen, wie man dünner, jünger, schärfer oder reicher wird. Auch wenn einen das unendliche Internet gerne in solche Richtungen lenkt, mit Klicks und Hyperlinks ködert. Scheiß auf diesen ganzen Mist.

Bleib lieber in der Bibliothek der NASA und schau dir an, wie Neutronensterne einander zerreißen und ein Schwarzes Loch entsteht. Bleib an dem Film von dem Mädchen vom Bauernhof hängen, die uns zeigt, wie ihre Ziege ein Junges bekommt. Durchforste Websites über die Geschichte und Klänge des jamaikanischen Reggae. Schau dir die radikalen Cartoons von Alison Bechdel an. Lies nach über die Olympischen Sommerspiele 1980. Schau den BBC-Clip, in dem der junge Alexander McQueen ein Kleid mit Leopardenmuster entwirft.

Staune, sei gespannt und gebannt, bis dir die Augen brennen und dir der Kopf vor lauter Leben schwirrt.

Japanische Glasfedern

Jardine stöbert gern in den Schubladen beim Trödelhändler nach Postkarten mit Motiven wie Lastern, denen Mandarinen von der Ladefläche purzeln, den schneeweißen Säulen des Parthenons in Athen, einem handgemalten Vogel auf einem Karren mit Blumen und der Aufschrift *Happy Birthday* in einer Vierzigerjahre-Schriftart. Sie nimmt auch die Postkarten mit, an denen in französischen Bistros die Rechnung festgeklammert wird oder die in Kunstgalerien und Skaterläden auslegen; sie hat sogar eine von einer religiösen Gemeinschaft, die eine Weltraumrakete zeigt, in der Gott sitzt. Denkt sie an jemanden, den sie vermisst, kann sie ihm gleich eine kleine Botschaft schreiben, Briefmarke drauf und ab in den Kasten. Bekommt nicht jeder gerne Post? Wir ganz bestimmt: Wir strahlen, wenn wir zwischen einem Stapel Rechnungen eine Postkarte finden – einen Gruß von einer Freundin, die ihre Flitterwochen auf Hawaii verbringt, oder ein Foto von Diane Arbus von unserer Schwester, die gerade in New York eine Ausstellung von ihr gesehen hat.

Und Hotelbriefpapier! Wir können gar nicht genug davon mitgehen lassen. Mitsamt Stift und Block. Einen Brief zu schreiben – oder zu bekommen – ist heutzutage etwas so Exotisches, wenn er dann auch noch auf Papier geschrieben wurde, das wir aus einem alten Hotel in New Orleans oder Marokko stibitzt haben …

In unserem modernen Leben sind wir jederzeit erreichbar – Nachrichten, E-Mails, Tweets und Sprachbotschaften. Aber der richtige Brief oder eine Postkarte, ein einfacher Gedanke, ein *Ich liebe dich* können neuen Raum schaffen in einem vollen Tag anstatt zusätzlichen Lärm. Es ist etwas zum Anfassen.

Neulich kaufte sich Jardine eine Glasfeder in einem Japanladen, dazu ein Fläschchen blaue Tinte namens »Slumber«. Sie kannte diese Federn bisher nicht, aber sie besuchte einen alten Freund, der ihr in seiner Stadt ein Geschäft zeigte, wo sie verkauft wurden, weil er wusste, dass Jardine das Schreiben liebt. Vor dem Treffen hatte sie sich davor gefürchtet, ihm zu sagen, dass sie nicht mehr trinkt, weil es etwas war, dass sie oft zusammen gemacht hatten. Sie dachte, er würde enttäuscht sein. Vermutlich würden sie nichts mehr miteinander anzufangen wissen, außer kurz in betretener Stimmung essen zu gehen. Aber wenn wir dem anderen eine Chance lassen, werden wir häufig überrascht. Sie schrieb ihm kurz vor dem Treffen in einer E-Mail, dass sie den Alkohol aus ihrem Leben verbannt hatte. Und er kam auf die wunderbare Idee, bei der Ladenbesitzerin eine Einführungsstunde ins Glasfederschreiben zu buchen und danach in dem Kultrestaurant nebenan essen zu gehen, das schon allein zum Leutebeobachten einen Besuch wert war. Es war ein toller Abend, ein wunderbares Wiedersehen, von dem sie auch noch ein herrliches Souvenir mitbringen durfte. Perfekt, um damit von Herzen einen Dankesbrief zu schreiben.

Notizen machen

Als Autorinnen haben wir festgestellt, dass es ein gutes Hilfsmittel auf dem Weg zur Nüchternheit sein kann, wenn man den Prozess schriftlich festhält. Eine Erfahrung zu machen und sie gleichzeitig von außen zu betrachten ist eigenartig, kann aber auch beruhigend wirken – wir denken über unseren Schmerz, unsere Unbeholfenheit oder Verunsicherung nach, messen ihr einen Wert bei. Ob in einem Notizbuch mit silberfarbenem Einband oder auf der Serviette eines Kreuzfahrtschiffs – die Welt um uns herum zu beschreiben kann uns verändern.

Erstaunlich, was wir zu wissen glauben, bis wir uns hinsetzen, darüber schreiben und dabei ein unerwartetes Puzzleteil entdecken. Manchmal denken wir uns in eine Sackgasse, aber den Gedanken zu äußern kann befreiend wirken und Überraschendes hervorbringen.

»Alles ist Material«, schrieb die wunderbare Nora Ephron (wir vermissen sie sehr), womit sie meinte, dass sie immer alles, was ihr widerfuhr, als Material fürs Schreiben und Geschichtenerzählen betrachtete. Egal wie schlimm die Lage ist, eines Tages werden wir die Geschichte erzählen und hoffentlich darüber lachen können oder zumindest die Köpfe schütteln und lächeln. Und wer zuhört, kann mit uns fühlen, lachen oder beides.

Als Jardine an diesem Kapitel arbeitete, befand sie sich auf Reisen und blieb wegen einer verpassten Flugverbindung im stürmischen Dublin hängen, das Hotel war voller Fußballfans nach einem Halbfinale. Zunächst war sie genervt, viel zu sauer, um etwas zu sehen. Aber dann, als sie es sich in ihrem Zimmer gemütlich gemacht hatte, fing sie an zu schreiben, und der Schleier der Verärgerung an ihrem geistigen Horizont lüftete sich. Sie schrieb über den potthässlichen psychedelischen Hotelteppich. Notierte, was ihr der Taxifahrer über Schummeleien im Fußball und die Psychologie einer Fanmeute erklärt hatte. Die Hügel vor ihrem Fenster waren wunderbar, feucht und smaragdgrün. Und dann merkte sie, dass sie dieses Kapitel schrieb.

Ikebana und Bestatter

Nelken aus dem Supermarkt. Riesige Gladiolen, die fast die Vase umwerfen. Rosen am Meer, die innerhalb weniger Stunden sämtliche Blütenblätter verlieren. Ein Eimer voller Flieder im New Yorker Regen. Blutrote Mohnblumen. Hyazinthen mit Traubenduft. Strelitzien. Zantedeschien. Eine schwarze Tulpe mit violetten und goldenen Adern. Gänseblümchen am Straßenrand. Eine Pfingstrose.

Blumen haben unsere launenhaften, verdrossenen, pessimistisch grüblerischen kleinen Seelen schon unzählige Male gerettet. Schon als Kind war Jardine völlig fasziniert davon und brachte ihrer Mutter zerrupfte Sträuße von verblühten Rosen, Quittenzweigen und Weihnachtsnarzissen mit. (Natürlich wurde dafür deren Garten geplündert, aber es war lieb gemeint, schwört Jardine, und als ihre Mutter sie ebenso lieb darum bat, hörte sie auch brav damit auf.)

Auch wenn wir keine Schauspielerinnen geworden sind und auch keine mehr werden, weil das der furchteinflößendste Job auf der Welt sein muss, träumen wir von einer Garderobe voller roter Rosen. Wir lieben Wildblumen, die keine zehn Minuten in Gefangenschaft überstehen und in der Vase sofort verwelken. Der geheimnisvolle Duft der Maiglöckchen aus ihren heimischen Wäldern reichte bis in die dunkelsten Winkel von Jardines Kindheit. Sie hat ein Dutzend Parfüms probiert, die angeblich auf diesem Duft beruhen aber kein einziges traf ihn auch nur annähernd, und sie hofft, dass das so bleibt. Blumen sind Gestaltung, sind Kunst, sind lebendige Wunderwerke aus Pollen, Staubgefäßen und Blütenstempeln, Blättern und Stielen.

Beim Ikebana, der japanischen Kunst, Blumen entsprechend bestimmter Vorstellungen von Symmetrie und Gegengewicht zu arrangieren, ist der meditative und kreative Vorgang selbst ebenso wichtig wie das Ergebnis. Inzwischen gibt es überall Blumensteckkurse und Führungen über Blumenmärkte und Kurse zur Herstellung von Pflanzenfarben und botanischem Schmuck.

Wir bringen Freunden und Freundinnen gerne ohne jeden Anlass Blumen mit. Und wir lieben die Vorstellung, Blumen zu bekommen und nicht zu wissen, von wem. Wir geben im Supermarkt furchtbar gerne für Schwertlilien Geld aus, das wir gar nicht haben, und bringen sie trotzig mit nach Hause. Oder pflücken Wilde Möhre vom Straßenrand und stellen sie in einen Silberkrug. Wir geraten vor dem Besuch einer Freundin in Panik, weil wir finden, unser Haus sei nicht gut genug, und uns keine Zeit und kein Geld mehr bleibt, um Blumen kaufen zu gehen – bis wir merken, dass schon ein einfacher Zweig vom Eukalyptusbaum draußen in einem Glas das Gästezimmer ein kleines bisschen schöner macht und uns das Gefühl gibt, bessere Gastgeberinnen zu sein.

Blumen spenden immer einen Hauch Leben, Farbe oder Duft. Egal, ob es der schwere Duft einer Gardenie ist, der uns an Marlene Dietrich, ein verlorenes Tagebuch und Zi-

garettenrauch in alten Filmen erinnert, oder ein Zedern-
zweig, der etwas von einem Winter in Seattle in den Raum
zaubert.

Jardine hat sich jetzt endlich auch auf Zimmerpflanzen
eingelassen. Bis vor kurzem verzweifelte sie an ihrer Pfle-
gekompetenz. Selbst sehr einfach gestrickte Pflanzen wie
Philodendren gingen ihr ein (nichts gegen Philodendren).
Aber als ihr ein paar Freunde erzählten, man könne sein
Heim mit Zimmerpflanzen einfach und unbedenklich ent-
giften, investierte sie in eine Geigenfeige, obwohl diese
den Ruf hat, nicht ganz unkompliziert zu sein. Im Netz
entdeckte sie das reinste Labyrinth aus Geigenfeigenwel-
ten, bevölkert von Geigenfeigenkennern und -liebhabern.
Jardine wurde gewarnt, dass ein gelber Stamm bedeutet,
dass die Wurzeln faulig seien, weil die Pflanze übergossen
wurde und nicht ausreichend Abfluss habe. Würden die
Blätter braun und an den Rändern brüchig, bekam sie zu
wenig Wasser. Irgendwo las sie auch, man solle der Pflanze
einen Namen geben, weil das die Bindung stärke und die
Geigenfeige zur Kämpfernatur mache. Jardines heißt jetzt
Xavier. Und sie muss gestehen, wenn man darauf achtet,
wie es den Lebewesen geht, mit denen man sich den Wohn-
raum teilt, verändert das auch die eigene Lebensweise.

Sogar das Ausgießen des stinkenden Wassers aus der
Vase, wenn Blumen zu lange darin gestanden haben, hat etwas Ergreifendes, Bedeutsames. Der Gestank ist unglaublich – zumal er von etwas stammt, das vor kurzem noch so
herrlich war. Das Ende ist genauso wichtig wie der Anfang.

Jardine lebte früher in Greenpoint, Brooklyn, in einer
Straße, in der sich auch ein Bestattungsunternehmen be-

fand. Hin und wieder holte sie Lilien aus dem Müllcontainer und nahm sie mit nach Hause. Warum sollten sie kein zweites Leben geschenkt bekommen?

Roaming

There is no end to what can be said about the world.
Julia Alvarez

Danebenbenehmen in der Großstadt –
eine Neuauflage

Die Nacht zum Tag machen, Bars in den frühen Morgenstunden, tiefe, zärtliche, verrückte Gespräche mit Fremden, alleine tanzen, vergessen, wo man ist, alles vergessen, nach einer Party in den verschneiten Morgen hinaustreten, auf den kommenden Tag pfeifen ... Wir sehnen uns immer noch nach diesem Gefühl.

Ganz besonders bewusst wird ihr das jedes Mal, wenn sie nach New York fliegt, der Stadt, die einst ihr Zuhause war, vom Flugzeug aus auf die glitzernden Lichter und die Topographie aus Zement, Teer und Stein blickt und von lauter wilden Erinnerungen überfallen wird. Das war ihr Stützpunkt gewesen, von dem aus sie das Leben auf den Kopf stellte und gegen langweilige Konventionen wütete.

Ihre ersten Besuche, nachdem sie das Trinken aufgegeben hatte, waren hart – sie kannte nur bestimmte Pfade in der Stadt, bestimmte Rituale und bestimme Menschen. Sie wusste nicht mal im Ansatz, wie man in NYC etwas anderes machen sollte. Und es versetzte ihr einen Stich, das alte glamouröse Chaos weiter um sich herumtosen zu sehen. Aber nach ein paar phänomenalen Erkundungstouren, Bekanntschaften mit neuen Leuten, Ausstellungsbesuchen, neuen Unternehmungen mit alten Freunden, stundenlangen Spaziergängen – über Brücken und durch Wohnviertel – begriff sie, dass die Stadt für jeden ein Herz hat, der das möchte.

Jedenfalls schwor sie dem Wahnsinn ab, besinnungslos bis zum Morgengrauen durchzudrehen. Jetzt wachte sie im Morgengrauen ganz ausgeschlafen auf, holte sich in Brooklyn einen doppelten Espresso und lief damit im kalten, diesigen Wind vom East River über die Williamsburg Bridge, schlenderte durchs Whitney Museum und sah sich atemberaubende Kunst an. Das Gefühl von Anarchie, ungestümer Kreativität und Verbundensein, nach dem sie sich so sehnte, ließ sich in einem Nachtclub finden, aber auch am frühen Morgen in einer Ausstellung mit blutig-goldenen Videos von Marilyn Minter oder Gemälden von Hilma af Klint. Und der Rausch der Empathie, wenn sie in aller Frühe am Tompkins Square beim Teetrinken die Vorübergehenden betrachtete und sich überlegte, wie sie wohl lebten. Es war auf eine sehr schöne Art merkwürdig, in Astoria an einem Imbisstresen zu sitzen und einen mexikanischen Comic zu lesen, den jemand auf den Stufen vor einem Haus hatte liegenlassen.

Und sie begriff, dass die Anarchie, die sie ausschließlich spätnachts und immer und immer wieder auf dieselbe Weise gesucht hatte, längst nicht mehr revolutionär, sondern angepasst war. Dass es nicht Teil eines schönen Lebens ist, nach einem Besäufnis deprimiert und verkatert aufzuwachen. Wir lieben dich, Manhattan, weil du uns so nimmst, wie wir sind, und du uns immer – immer – etwas zu bieten hast. Du hast uns gezeigt, dass es mehr als einen Weg zu den Geheimnissen einer Stadt gibt.

Zimmer 302

Eine Sache, die Amanda an der Hochschule für Kreatives Schreiben nicht gelernt hat, ist die, dass es unmöglich ist, geliebte Menschen um sich zu haben und gleichzeitig für sich zu sein. (Sie sprachen höchstens über Raymond Carver, der sich zum Schreiben in sein Auto setzte, Zigaretten rauchte und Notizblöcke vollkritzelte, während seine Kinder in der Nähe spielten.) Jedenfalls glauben viele, ernstzunehmende Künstler sollten sich nicht binden: Die Beispiele, wo sie als Eltern kläglich versagten, sind legendär. Amanda saß auf einem Podium neben einer phantastischen Autorin, die jungen Autorinnen als Rat mitgab: »Bekommt keine Kinder.« Dann gab sie das Mikro Amanda, die drei hat. Amanda räusperte sich und verkündete folgende Botschaft aus ihrer Erfahrung als Frau und Schriftstellerin: »Seid ehrgeizig«, sagte sie. »Und wenn ihr könnt, dann bucht euch ein Hotelzimmer.«

Die Spannung zwischen ihrem Leben als Mutter und ihrer Arbeit betäubte Amanda lange mit Chardonnay. Sie hatte ein zu schlechtes Gewissen, um zu verlangen, was sie brauchte, nämlich lange Phasen, in denen sie mit ihrer Arbeit alleine sein durfte. Also trank sie ihre Frustration einfach weg. Sobald der Stumpfmacher wegfiel, musste Amanda lernen, sich um sich selbst zu bemühen. Sich überlegen, wie sie bekam, was sie brauchte, anstatt ihre Bedürfnisse zu ignorieren. Und buchte sich ein Einzelzimmer im Hotel.

Es kann sehr aufregend sein, die Familie zurückzulassen und in ein Hotel einzuchecken, je zwielichtiger, desto besser. Amanda würde ja gerne behaupten, dass die Atmosphäre ihr Hauptkriterium bei der Auswahl ihrer Zufluchtsorte sei. Normalerweise aber bucht sie einfach, was für die Nächte, für die sie sich davonschleichen kann, am billigsten ist. Obwohl sie davon träumt, in einem schicken Hotel am Pool zu sitzen, zu tippen und sich eiskalte Limonade nachschenken zu lassen, stieg sie in letzter Zeit doch eher an Orten ab wie dem Gaido's Seaside Inn in Galveston, den Candlewood Suites in Austin und einmal, als sie auf der Rückfahrt von Houston eine Eingebung hatte, dem Katy Freeway Motel 6.

Ihre Packliste ist kurz: starker Kaffee, Suppendosen und eine Packung Kekse, ein warmer Umhang, den sie vor Jahren mal von einem Lektor geschenkt bekommen hatte, als sie in New York keinen warmen Mantel dabeihatte, Essays über das Schreiben von Richard Hugo, Karteikarten zum Skizzieren der Handlungsstruktur, ihren Laptop und eine Mappe mit krakeligen Notizen, Karten, Speisekarten und sonstigem Recherchematerial. Nach dem Einchecken zieht sie ihren Arbeitspyjama an und schaut erst mal fern. Das wirkt so verkehrt, wenn eine berufstätige Mutter mitten am Tag in einem billigen Hotel sitzt und fernsieht, dass es schon wieder richtig sein muss.

Um sich gleich nach dem Aufwachen in die Arbeit stürzen zu können, versucht Amanda den ersten Abend mit einem Film zu beschließen, der am selben Ort spielt wie ihr Roman – dem Todestrakt eines Frauengefängnisses, Südafrika, an der texanisch-mexikanischen Grenze – oder sich mit ähnlichen Themen beschäftigt. Für ihren Roman *The Nearness Of You,* in dem es um Leihmutterschaft ging, schaute sie die Miniserie *Baby M* aus dem Jahr 1988, aß Cracker und bewunderte JoBeth Williams in der Rolle der Mary Beth Whitehead, die ihr biologisches Kind umklammert und schreit: »Das ist mein Baaaaby!« Was ihre Zimmernachbarn wohl glaubten, was sich da in Zimmer 302 des Crowne Plaza abspielte, kann sie nur vermuten.

Bislang ging es nie schief. Amanda tippt tagelang vollkommen beseelt und wenn ihre Zeit im Hotel abgelaufen ist, holt sie frisch geduscht und bereit, wieder Mutter zu sein, die Kinder von der Schule ab. Eine Weile lang wärmt sie auf Zuruf heiße Milch mit Honig, nimmt sich extra viel Zeit, jedes Kind einzeln ins Bett zu bringen, spült ohne Murren ab. Diese Art Doppelleben wurde zum Thema in einigen ihrer Romane, da sie viel darüber nachdenkt, was es bedeutet, alles zugleich sein zu wollen, eine gute Mutter, Ehefrau und Schriftstellerin. Im Moment bedeutet es für sie, dankbar zu sein und ausreichend Ehrgeiz zu entwickeln, um sich ein eigenes Hotelzimmer zu erkämpfen. Und sie hat einen scheinbar unerschöpflichen Vorrat an kleinen Fläschchen mit billigem Shampoo zu Hause.

Wie wär's mit Rom?

Es heißt ja, man könne nüchtern nicht reisen – und offen gestanden hat Jardine das auch lange behauptet. Als sie noch trank, erklärte sie weltläufig und müde lächelnd: *Oh bitte, Liebes, warum sollte man überhaupt ein Flugticket kaufen, wenn man nicht trinkt!* Jetzt hält sie das für eine sehr kleingeistige Art, die Welt zu bereisen. Hat Italien etwa nicht mehr zu bieten als Alkohol? Gibt es dort etwa keinen Espresso, keine Gemälde, keine Rosengärten, keine verschachtelten Straßenzüge, keine *Pasta?* Und ja, natürlich hat ihr auch schon mal ein Feinschmecker herablassend erklärt (jeder kennt einen oder lernt auf Reisen einen kennen), ohne Wein sei Essen »nichts«. Sie erklärt daraufhin ihrerseits herablassend: *Vielen Dank, mein Lieber, dass Sie mich an ihren hinterwäldlerischen Vorstellungen teilhaben lassen.* Sie hat inzwischen genügend kulinarische Erfahrungen gesammelt, die ihr die riesige Bandbreite der menschlichen Vorstellungskraft aufgezeigt haben. Es gibt unendlich viele Möglichkeiten, Lebensmittel genial zuzubereiten und zu verzehren – und keine absoluten Wahrheiten.

Von ihren nüchternen Freunden im Netz schreiben viele (und auch Amanda selbst), dass sie kein Problem damit haben, zu Hause nicht zu trinken, aber immer noch an der Vorstellung hängen, im Urlaub zu trinken. Es ist so schwer, sich da umzupolen, wenn man es nur so kennt. Zum Luxus des Reisens hatten immer auch das Probieren typischer Drinks und der Besuch der örtlichen Bars gehört. Das waren die Fixpunkte der Reiseplanung. Ganz besonders schwierig wird es, wenn die Mitreisenden an diesen Fixpunkten festhalten.

In der Situation sollte man daran denken, dass ein Leben ohne Alkohol etwas ist, das man Tag für Tag angehen muss. Man weiß ja auch gar nicht, wie es sein wird, bis man unterwegs ist und feststellt, dass man sich ganz umsonst Sorgen gemacht hat. Auf einer Kreuzfahrt war Amanda einfach nur stolz und erleichtert, als sie die lauwarmen und überteuerten Gläser Weißwein stehenlassen konnte und stattdessen lieber präsent blieb, um die salzige Brise an Deck zu genießen.

Bleibt man nüchtern und erlaubt seinen Gefühlen zu zirkulieren, wird man reich belohnt. Auch mit katerfreien Vormittagen. Man kann römische Ruinen besuchen, die riesigen Bauwerke erkunden, noch bevor sonst jemand eintrifft, die einzige Gesellschaft die Vögel im italienischen Himmel und die Geschichte. Man kann durch die Käseläden in Greenwich Village ziehen und über die Manhattan Bridge laufen und sich dabei stark und gut fühlen (anstatt, von Übelkeit und Schwäche geplagt, hinterherzuschlurfen und nur so zu tun, als hätte man Spaß). Man kann in der Einöde zelten, umgeben von Wildblumen, abends Feuer machen, verkohlte Marshmallows essen und sein Gepäck von Lamas tragen lassen.

Man kann schon im Vorfeld alle möglichen Unternehmungen planen, die glücklich, zufrieden und müde machen, anstatt sich die ganze Zeit zu sorgen, wie man lange Abendessen mit Leuten übersteht, die Wein trinken. Statt des Tequila-Tastings in Mexico City kann man eine Radtour zum Haus von Frida Kahlo unternehmen, einen Flan zum Nachtisch essen, dann die schweren bestickten Vorhänge des Hotelzimmers zuziehen und ein Mittagsschläfchen machen, bevor man zum Wachwerden ins Schwimmbad geht.

Und ja, es gibt Orte, die wir schwierig finden. Las Vegas, wo rund um die Uhr und an jeder Ecke Partys gefeiert werden. Auch Strandorte mit Pauschalangeboten, wo alkoholische Getränke meist wie Bonbons verteilt werden, machen uns Angst. Veranstaltungen wie das Burning-Man-Festival oder die Spring Break in Cancun, Junggesellenabschiede in Miami und der runde Geburtstag eines alten Freundes auf Ibiza erfordern besondere Strategien, zusätzliche Planung, Beistand von Freunden und meist auch mitternächtliche Telefonate von der Restauranttoilette mit nüchternen Freundinnen zu Hause. Als Jardine nach New Orleans reiste, das sie sich als eine einzige riesige Bar vorstellte, konzentrierte sie sich aufs Essen (sie jagte noch dem letzten zuckerbestäubten Beignet, der letzten Krebssuppe hinterher), auf die Kunst und außerdem auf die Friedhöfe, die still und düster waren, dicht mit Sternjasmin bewachsen. Das erwies sich als perfekte Dreierkombination – Hedonismus, Leben und Tod –, um ihren Reisehunger zu stillen.

Bestimmte Orte und Ereignisse sollte man vielleicht tatsächlich einfach meiden, wenn sie zu schwierig sind. Wir dürfen uns unseren ja Urlaub ja schließlich aussuchen.

Andere Orte wiederum sind ein Klacks. Kurz nachdem sie sich vom Alkohol verabschiedet hatte, wurde Jardine von ihrem Freund Bradley nach Marrakesch eingeladen, wo sich das alltägliche Leben und die kulinarischen Rituale überhaupt nicht um Alkohol drehen. Sie besuchte einen Tagine-Kochkurs in einer umgebauten Mandelfabrik, der mit Verspätung begann, weil sie noch auf den Fischer warten mussten, der ihnen die Ware brachte. Alle unterhielten sich und aßen zum Schluss gemeinsam köstlich frischen Fisch. Sie trank klebrigen starken Kaffee mit Teppichhändlern und auf einer Wanderung im Atlasgebirge formvollendet marokkanischen Tee. Dazu wurden in Zucker zerstampfte Pfefferminzblätter und -stiele mit dampfend heißem Wasser aus einer Messingkanne überbrüht. Hinter der Gartenmauer versank die afrikanische Sonne, und das Gefühl von Verlorensein und Desorientierung, das sie schon tagsüber verspürt hatte, stieg in ihr auf, verwandelte sich in Ehrfurcht und Freude. Wer nüchtern unterwegs ist, kann einer gewissen »Reiseeinsamkeit« Platz einräumen, anstatt ihr aus dem Weg zu gehen oder sie zu unterdrücken. Man kann sich erlauben, sich fehl am Platz und verunsichert zu fühlen, und die ganze neue und unvertraute Energie des Tages in der Abenddämmerung heranreifen und aufblühen lassen, wie eine Nachtblüte im Herzen.

Und wisst ihr, was wir überhaupt nicht vermissen, obwohl wir glaubten, ohne elend sterben zu müssen? Die kleinen, überteuerten Weinflaschen im Flugzeug, wegen denen unsere Sitznachbarn mindestens acht Mal aufstehen mussten, um uns zur Toilette durchzulassen und jede Reise zwangsläufig mit Kopfschmerzen begann und endete, diesen widerlichen, korkigen Chardonnay oder ausdruckslosen Merlot.

Wir kennen die Angst, mit dem Alkohol auch die beste Möglichkeit sausenzulassen, unterwegs Bekanntschaften zu schließen. Ob Surfer spät abends am Pool in Costa Rica oder ein Paar, das uns in Spanien über den Weg lief, Alkohol war immer wie ein geheimes Passwort, das man an der Tür flüstert: *Kommt, wir betrinken uns.* Und ja, wir schlossen dadurch Freundschaften, fanden Verbündete, hörten uns verrückte Geschichten an und taten uns vielleicht sogar für einen Teil der Reise zusammen, allesamt angeschlagen und im gemeinsamen Kopfschmerz vereint. Aber ein Besäufnis ist nicht die einzige Möglichkeit, die Dimension zu wechseln, durch Tore und Pforten zu treten. Man kann die netten Menschen, die beim Frühstück in Amalfi neben einem sitzen und ebenfalls die reifen Aprikosen und den Cappuccino genießen, fragen, wo sie bislang gewesen sind und wohin sie noch wollen. Man kann Rucksackreisende in Prag um Musikempfehlungen bitten oder sich einem Gartenrundgang in Kyoto anschließen, auf dem man sich mit allen Teilnehmern unterhält, oder sich zu neuen Freunden setzen, die finden, dass man sich unbedingt die magische hawaiianische Slack-key-Gitarrenmusik anhören muss.

Reisen ist an sich schon psychedelisch, da alles, was man zu wissen oder zu verstehen glaubte, in einen kenianischen Sonnenuntergang verläuft oder in Thailand prasselnd auf einen einregnet; alte Vorstellungen werden auf den Kopf gestellt und zurückgelassen. Wer es zulässt, den kann der mineralische Geruch eines kanadischen Sees, der Blick von einem Gipfel in den Sierras oder die Energie in den Straßen von Neu-Delhi in einen Rausch versetzen. Und wenn man sich unterwegs unbehaglich fühlt, befangen und deplatziert, dann deshalb, weil man weiß, dass das, was man erlebt, sieht und hört, einen verändern wird. Und wenn man Reiseerfahrungen durch Alkohol und Katerzustände ausradiert, dann kann keine Reise der Welt einen wirklich tief und auf immer wieder unerwartete Weise berühren.

Schotterwege und Boulevards

In einem alkoholfreien Leben kann die Dämmerung zum Problem werden, zumindest am Anfang. Früher markierten wir die Grenze zwischen Arbeit und Freizeit mit einem Cocktail, jetzt kommt es vor, dass wir an dieser Scheidelinie, die wir einst so liebten, gereizt und unzufrieden sind. Im Restaurant beobachten wir neidisch, wie die anderen von einer alkoholisierten Ruhe befallen werden. Im Liegestuhl an einem heißen Sommerabend wünschten wir, wir hätten ein Glas mit einem kühlen Drink. Oder wir sitzen im Schneidersitz auf einer Picknickdecke, und dann fällt uns wieder ein, dass ein alkoholisches Getränk früher immer alles ein bisschen intensiver gemacht hat. Wir wissen, das Glücksgefühl war nur ein chemisches und auch, dass wir das nicht mehr dürfen, jedenfalls *heute* nicht. Trotzdem sehnen wir uns danach.

Hier ist ein weiser Rat: Sobald die Sonne tiefer sinkt, geht spazieren.

Als Amandas Mutter und ihre Schwestern bei ihrer Mutter in Savannah den Chardonnay aufmachten, stand Amanda auf und sagte: »Ich geh mal spazieren.« Sollte sich ihre Familie gewundert haben, so ließen sie es sich nicht anmerken. Als Amandas Tochter fragte, ob sie mitkommen dürfe, streckte ihr Amanda die Hand entgegen.

Savannah war wunderschön in der Abenddämmerung. Die Katze einer Nachbarin kam, um die beiden zu begrüßen. Sie bemerkten einen üppig blühenden Azaleenstrauch, den sie noch nicht gesehen hatten. Sie unterhielten sich und schlenderten dann einfach nur. Sie fanden ihre eigene Ruhe.

Im Urlaub können ziellose Spaziergänge auch das Trinken am Nachmittag ersetzen. Wie viele Städte mit einer langen Geschichte ist auch Paris ein Labyrinth aus rätselhaften Straßen und Gassen. Es ist ein großes Vergnügen, durch Edinburgh, San Francisco und Toronto zu wandern, und ähnelt dem Nüchternsein: Man braucht nicht unbedingt ein Ziel oder eine Antwort, man bewegt sich einfach von einem Augenblick zum nächsten. Kann sein, dass man sich verläuft – aber vielleicht besteht ja gerade darin auch der Sinn.

Amanda macht jeden Morgen denselben Spaziergang. Sie setzt ihre Tochter an der Grundschule ab und geht auf einem ungefähr einstündigen Umweg nach Hause zurück. Da sie nicht darüber nachdenken muss, wo sie hingeht, hat sie Zeit, den Geruch des Viertels wahrzunehmen: Rosmarin, Asphalt, Magnolien. Sie betrachtet den Wechsel der Jahreszeiten (auch wenn der in Austin nicht sehr ausgeprägt ist). Sie hat eine Stunde, um Gedanken aufsteigen und wie Gewitterwolken ziehen zu lassen, und ist dadurch den ganzen Tag über ruhiger. Alleine zu *wissen*, dass sie am Morgen ihr Spaziergang erwartet, ist beruhigend.

Früher gingen wir spazieren, um wieder einen klaren Kopf zu bekommen (an der Uni hatte Amanda sogar eine Strecke, die sie ihre »Katerrunde« nannte). Inzwischen ist das Ziel nicht mehr, sich hinterher okay zu fühlen, sondern großartig, das Blut voller Endorphine, die Lungen voller Sauerstoff. Wir finden uns zurecht wie Tiere, laufen ist etwas Körperliches, Intuitives. Es kostet nichts, und man kann es alleine tun, mit einem Audiobook, einem Podcast, einem Freund oder einer Freundin.

In *Wovon ich rede, wenn ich vom Laufen rede* von Haruki Murakami gibt es eine großartige Geschichte darüber, wie Murakami mit dem Joggen anfing und irgendwann Marathon lief. Er schreibt da: »Ich laufe einfach weiter in meiner wohligen, hausgemachten Leere, meinem wehmütigen Schweigen. Und das ist ziemlich wundervoll – mögen andere sagen, was sie wollen.« Die Stelle hat für uns heute eine neue Bedeutung erhalten.

Murakami schreibt, er habe einfach »entschieden«, laufen zu gehen. Er zog ein paar alte Turnschuhe an und ging vors Haus. Das können wir genauso machen: die Tür öffnen und los. Wir müssen nicht wissen, wie lange wir wegbleiben. Vielleicht fühlt es sich an, als würden versuchen, Menschen oder Orten zu entkommen, aber mit der Zeit wird es um den Spaziergang an sich gehen.

Ein unerwarteter Obstgarten. Ein Pferd in einer Scheune. Ein verstecktes Café, ein Fluss, den es zu überqueren gilt, ein weitläufiger Blick von einem Hügel der Stadt. Irgendwo kocht jemand etwas mit viel Knoblauch, der Geruch wabert aus dem Fenster einer Wohnung, und eine Frau gießt ihre Rosen – wir winken, und sie winkt zurück. Unendliche Möglichkeiten anstatt einer einzigen Sackgasse.

Mir nach

Manche haben gerne das Sagen. Wenn wir an der Reihe sind zu bestimmen, müssen wir keine Angst haben, dass andere Fehler machen oder wir (um Gottes willen!) auch nur einen Augenblick zur Ruhe kommen. Du bist auf dem Weg nach Vancouver? Wir schreiben dir eine Liste mit Restaurants auf. Ein Spaziergang im Park? Wir geben dir gerne Tipps, wo du hingehen und welche Blumen du dir unbedingt ansehen kannst. Wir haben Ansichten, Pläne, Routen.

Aber hin und wieder ist es wunderbar, einer anderen Person das Ruder zu überlassen.

Eines Abends auf St. Simon's Island verzichtete Amanda darauf, ihren Chardonnay zu vermissen, und entdeckte einen Flyer, auf dem eine Kayakfahrt durch die Sumpfgebiete an der Küste zum halben Preis angeboten wurde, griff zum Telefon und wählte. Am nächsten Tag tauchte sie mit ihrer Schwester Sarah und den Kindern dort auf. Sie unterdrückte eine Vielzahl von Ängsten *(Gibt es hier Haie? Paddelten sie überhaupt in die richtige Richtung? Kann ein Kind im flachen Sumpfwasser ertrinken?)*, indem sie sich auf Sal konzentrierte, einen jungen Kursleiter mit einem beeindruckenden Wissen über Seevögel.

Amanda sah zu, wie Sal ihren Kindern Schwimmwesten anlegte und die Kayaks zu Wasser ließ. »Mir nach«, sagte

Sal, und Amanda musste ihm einfach nur folgen. Im Sonnenuntergang paddelten sie an Zaunkönigen und Reihern vorbei, an Muscheln, die sich über Nacht schlossen, sie sahen sogar drei Delfine, und Sal erzählte ihnen dazu die Geschichten dieser Tiere. Hinterher half Sal ihnen, die Boote auf den Steg zu ziehen. Einmal Händeschütteln und auf Wiedersehen – eine perfekte Happy Hour, danke schön!

In Belize wollten Amandas Jungs in einer Höhle einen Wasserfall hinunterspringen. Den Ausflug hätte Amanda auf gar keinen Fall leiten können. Sie schlossen sich einer Tour an, und so konnte Amanda die »coole Mutter« sein, weil sie es erlaubt und organisiert hatte, musste aber nichts mit den komplizierten Klettergurten oder den Karabinerhaken zu tun haben. (Wobei sie selbst auch auf den Wasserfall kletterte, tief in einer Höhle, dort oben ausflippte und erst sprang, als ihr der Tourguide erklärte, sie müsste sonst denselben Weg, auf dem sie gekommen waren, wieder zurückklettern. So läuft das manchmal.)

Auch auf einer Wildblumenexpedition in Colorado, einer Reise durch Zentralamerika mit einem Naturforscher, der ein großes schweres Fernrohr mitschleppte, um einen Tukan zu entdecken, oder bei einer kostenlosen Führung durch die Watts Towers in Los Angeles haben wir die Kontrolle abgegeben. Wir schließen die Augen. Öffnen sie wieder. Hören Vögel zwitschern. Riechen die verzweigten Dimensionen des Sumpfs. Betrachten Wasservögel im Sonnenuntergang, die uns ihrerseits ebenfalls beobachten. Hätte Amanda die Führung übernommen, hätte sie so viel verpasst, hätte nur damit zu tun gehabt, alle zusammenzutreiben, auszuhelfen und Fragen zu beantworten.

Es ist ja auch gar nicht immer so einfach. An ihrem ersten Tag in Hongkong zogen Amanda und ihr Mann los, um die beste Nudelsuppe der Stadt zu finden. Sie verliefen sich und landeten irgendwo, wo es ihnen richtig vorkam, aber konnten sich nicht mehr erinnern – *was sollten wir noch mal bestellen?* Amandas Nudeln schmeckten fischig, eigenartig. Niedergeschlagen gingen sie zurück.

Am zweiten Tag schlossen sie sich einer kulinarischen Stadtführung an, sprangen auf Ansage des Stadtführers auf Busse und wieder ab, konnten sich endlich mit anderen Reisenden unterhalten – und miteinander. Sie konnten fragen, was genau im Ginseng-Geschäft in den Tonnen lag. Sie probierten ein Eiercremetörtchen in einer historischen Bäckerei, aßen in einem Obergeschoß Dim Sum. Sie hatten Spaß wie Kinder auf einem Schulausflug, überließen anderen die Leitung.

Einmal begleitete Jardine Neil zu einer Konferenz in die Nähe von San Diego und fand im Netz eine kostenlose Führung durch Gärten an der Küste. Die Gruppe wurde von einem Kenner einheimischer Pflanzen geleitet, dessen wettergegerbtes Gesicht und strahlend blaue Augen die Geschichte einer jahrelangen Beschäftigung mit dem Pazifik erzählten. Sie betrachteten Dünenlupinen und Seedahlien und lernten, dass nichtheimische Pflanzen nicht nur weniger gut gedeihen, sondern auch einheimischen Insekten, Schmetterlingen und Vögeln nicht als Nahrung dienen, dafür aber dem Boden Nährstoffe und Feuchtigkeit entziehen, was wiederum zu Buschbränden führt. Sie hörte eigentümliche poetische Pflanzennamen, die jahrhundertealte Geheimnisse von Blüten, Blättern, Bäumen und Samen zu bergen schienen. Alle zusammen staunten über die unbestreitbare Macht von Ökosystemen, ihre faszinierende Dynamik und den Gedanken, dass nichts auf der Welt völlig isoliert existiert.

Reiseroulette

Früher bedeutete Reiseroulette, dass man Freitagnachmittags zum Flughafen fuhr, sich mit geschlossenen Augen im Kreis drehte, blind vor irgendeinem Gate stehen blieb und sich dann ein altmodisches Papierticket kaufte. Und dann flog man, wohin auch immer es einen zufällig verschlug.

Heutzutage versuchen wir dieses Glücksspielgefühl mithilfe automatischer Benachrichtigungen von Onlineflugbörsen und Aktionsnewslettern von Reiseseiten wiederaufleben zu lassen. Manchmal findet man so ein Zimmer in einem Fünf-Sterne-Hotel in der Nachbarstadt noch in derselben Nacht, da ungebuchte Zimmer häufig kurzfristig verschleudert werden, und hat die Chance, vierundzwanzig Stunden außerhalb der Gewohnheitszone zu verbringen.

Kurzfristig eine Reise zu buchen bedeutet, dem eigenen Terminkalender zu erklären: *Ich gehöre dir nicht.* Wir dürfen uns wie jugendliche Ausreißer fühlen, die aus dem Fenster klettern, den Baum runter, durch die Straßen der Kleinstadt laufen und sich mit Freunden treffen. Und es ist ein reines Glücksspiel.

Das Risiko, einen Reinfall zu erleben, besteht immer. Manchmal landet man mit einem Freund oder einer Freundin in einer einsamen kleinen Pension, die aus gutem Grund um die Hälfte runtergesetzt war. Einmal zum Beispiel traf Jardine in einer Airbnb-Unterkunft mit acht Duftsteckern ein, die ihr den gesamten Lebensmut raubten. Oder die Ferienwohnung, deren mürrischer Vermieter überzeugt war, Amandas Ehemann sei ein Spion, weshalb er ihnen erklärte, er sei gleich nebenan und behalte sie »im Auge« – tschüss, romantischer Ausflug.

Aber auch so was kommt vor: Ein pensionierter Freund fuhr für acht Tage nach China – Flug, Hotel, Stadtführungen – für insgesamt 299 Dollar. Anscheinend hatte der chinesische Kulturminister diese Reise angeboten, und unser Freund hatte zugeschlagen. Er hat nicht nur den Link mit WTF im Betreff an seine Freunde weitergeleitet, er hat nicht nur darüber geredet (sie wie wir jetzt – wie über eine verpasste Gelegenheit). Nein, er hat ganz schnell ein paar Recherchen angestellt, um sicherzugehen, dass alles seine Richtigkeit hatte – und dann flog er nach China. Von Los Angeles. Für acht Tage. Die Reise war nicht perfekt, aber unglaublich, und sie kostete 299 Dollar.

Wir bitten eine Freundin, uns zu überraschen – wir versprechen, Badesachen *und* einen Skianzug einzupacken und uns mit ihr am Flughafen zu treffen. Wir sagen ja, wenn jemand ein Zugticket übrig hat. Wie als Amandas Agentin Michelle erwähnte, sie habe noch Platz in ihrem Hotelzimmer auf Kauai (und vielleicht sogar noch eine Einladung zur Party der Autorenkonferenz), Amanda müsse sich nur einen Flug organisieren, und sie ein spottbilliges Angebot fand und buchte. Die Panik und die Aufgeregtheit, die Amanda verspürte, als sie auf »kaufen« klickte, war für sich schon eine Million wert.

In Jardines Kindheit hingen an den Wänden der Reisebüros auf Long Island Plakate von kirschroten Sonnen und Strandpalmen, tropischen Ozeanen und großen majestätischen Seesternen. Damals gab es das Internet noch nicht, dieses Mekka der Reiseideen, also fragte man den Mann hinter dem Tresen, als wäre er ein Zauberer. Er zeigte in eine Richtung, und dorthin fuhren wir. Irgendwie vermissen wir ihn.

Es kann sich lohnen, Reisen aufwendig zu planen. Es kann sich aber genauso lohnen, aus einer Laune heraus irgendwohin zu fahren. Es kann sich sogar lohnen, sich die Möglichkeiten nur anzusehen, wenn sie im Posteingang erscheinen, zu überlegen, die Koffer zu packen, die Kinder ins Auto zu setzen und sich dann doch dagegen zu entscheiden – *scheiß drauf, wir bleiben zu Hause* –, zu merken, man ist glücklich dort, wo man ist. Wenn man sich aber motivieren kann, und sei es in letzter Sekunde, irgendwohin zu fahren, andere Luft zu schnuppern, kommt man häufig klüger, klarer, entspannter zurück. Scheinbar kann es einem den einen oder anderen Streit ersparen, die eine oder andere Verwirrung auflösen, einfach mal die Perspektive zu wechseln.

Wenn wir niedergeschlagen sind, steigen wir in den Wagen, werfen ein Zelt und einen Schlafsack hinten rein, kaufen Salzbrezeln und Bier an der Tankstelle am Eck und tanken auf. Dann stellen wir das Navi aus und fahren los.

Waldhütte

Der 31. Dezember nahte. Für Jardine war Silvester ihr gesamtes Erwachsenenleben lang der Feiertag gewesen, an dem Ausschweifung vorprogrammiert war. Und zwar so richtig, mit Durchfeiern bis mittags, die Art Nacht, an die man sich bestenfalls schwammig erinnert, von der man sich noch die ganze nächste Woche erholt, in der man seine Lebenserwartung in wenigen Stunden um ein paar Monate senkt. Ihr erstes nüchternes Silvester hatte sie im Vorjahr hinter sich gebracht. Sie war auf einer riesigen Party gewesen, fest entschlossen, sich zu amüsieren und den Göttern der Gesellschaft und des Vergnügens zu zeigen, dass sie es immer noch draufhatte, dass sie sich auch ohne Alkohol nicht geschlagen gab oder ausbremsen ließ.

In diesem Jahr schien ihr das weniger notwendig, aber sie hatte auch keine bessere Idee. Über Jahre war sie an Silvester immer feiern gegangen. Sie fragte sich: *Was macht man denn sonst?*

Nach viel Hin und Her beschlossen sie und Neil und ihre geliebte Cousine Anabel, sich irgendwo auf dem Land eine Hütte zu mieten, den Silvesterabend am Kamin zu verbringen und alte Filme zu gucken, weit weg von allem und allen. Sie fanden ein sehr günstiges kleines Häuschen in einer Stadt namens Tryon, oben in den Blue Mountains in North Carolina, wo Hütten in der Sommersaison sehr teuer sind, im Winter aber billig.

Ein komisches und beunruhigendes Gefühl, die Stadt zu verlassen, während alle anderen sich lila Strumpfhosen, Glitzersmokings, Perücken und Drogen besorgten, sich überlegten, wo sie feiern gehen wollten, und eine Liste aller Personen vorbereiteten, die sie um Mitternacht küssen wollten. Neil, Anabel und Jardine flogen mit ihrem Hund und einem Stapel Bücher nach Atlanta. Sie fuhren im Mietwagen über gewundene Straßen, hörten Musik und Podcasts und entfernten sich immer weiter von der Ortschaft im Tal, wo sie Lebensmittel gekauft hatten, bis sie schließlich eine hochgelegene Hütte mit einem herrlichen Ausblick auf die Berge erreichten.

Sie machten Feuer, packten aus, schnippelten Gemüse und stellten einen Bräter auf den Herd, bereiteten das Essen zu. Sie hatten bewusst ein Gericht gewählt, das den ganzen Tag über schmoren musste, weil sie dachten, das würde sich gut anfühlen. Als sie am Silvesterabend umgeben von dunklen Berghängen ihren Eintopf mit Brot und Rote-Bete-Salat aßen, die Sterne hell am Himmel leuchteten und sie sich am knisternden Kaminfeuer mit sprudelndem Apfelsaft zuprosteten, einander alles Gute und Schöne für das kommende Jahr wünschten, hatten sie alle das Gefühl, dass sie sich richtig entschieden hatten.

Jardine war zufrieden, als sie ins Bett ging, dachte aber unwillkürlich darüber nach, was wohl die anderen in Austin so machten (um ein Uhr hatte die Nacht ja gerade erst begonnen), sie fragte sich, wer wohl mit wem nach Hause gehen würde, wie die Band klang, stellte sich die glitzernde

Menge vor. Sie freute sich und war dankbar, dass sie in die Berge gefahren waren, aber ein Teil von ihr gehörte immer noch auf die Party. War sie hier wirklich am richtigen Fleck? Sie war gespalten, unsicher.

Erst am nächsten Tag, als sie eine lange Wanderung unternahmen, die Luft ganz still stand und sie die einzigen waren, die dort in der Kälte herumspazierten, verstand sie es. Die Stille kam ihr kostbar vor. Sie redeten und lachten viel, und die Hunde rannten vor und zurück, schnüffelten unter den eisigen Blättern. Sie teilten sich Wasser und Äpfel, und ihre Gesichter waren rosig von der Kälte. Sie waren in einem Rhododendronwald, die dunkelgrünen Blätter der Sträucher waren rot geädert. Sie war mit Rhododendron aufgewachsen und hatte das Gefühl, er gehöre zur Mythologie ihres Lebens. Sie konnte sich vorstellen, wie das Tal im Sommer grellpink und üppig erblühte.

Sie gelangten an eine Stelle, wo alte Bäume einen langen Tunnelgang bildeten wie in einem Märchenbuch, und liefen unter den Ästen durch, die sich über ihren Köpfen berührten und verschränkten. Am Schweigen der anderen beim Hindurchgehen merkte sie, dass Neil und Anabel ihn auch für einen magischen Ort hielten. Die gedämpfte Ruhe dort war nichts weniger als mystisch, still wie eine Glocke vor dem Läuten. Sie merkte, dass ihr Tränen in die Augen stiegen, aber sie lächelte gleichzeitig, weil sie begriff, dass es gar nicht darum ging, endlich am richtigen Ort anzukommen, das es nie darum ging, den einen richtigen Ort zu finden, sondern immer und für immer darum, neue Wege zu beschreiten.

Lagniappe
Berauschende Rezepte

Lagniappe ist ein Begriff aus New Orleans, und er bedeutet »ein kleines Extra« – das kann ein Geschenk am Ende eines Besuchs oder eine winzige Köstlichkeit zum Abschluss eines langen Dinners sein. Wir hoffen, diese Sammlung von Vorschlägen und Rezepten wird euch Freude machen. Luxuriöse alkoholfreie Leckereien sind eine tolle Stärkung, wenn wir uns durchs Alltagsdickicht schlagen, aber wir lieben es allein schon, sie zu lesen. Eine Rosenlimonade ist ganz hervorragend, wenn wir durstig sind, aber allein der Esprit des Rezepts macht uns schon wacher, unabhängig davon, ob wir es zubereiten oder nicht.

In diesem Kapitel findet ihr Anleitungen für alkoholfreie Drinks (wie bereits erwähnt können sie manchen Menschen gefährlich werden; gehört ihr dazu, ignoriert bitte diesen Abschnitt), Bademilch und Badebomben. Außerdem eine bunte Mischung von Rezepten aus unseren Kapiteln über Filmabende, Picknicks, Brot, Honig, Bridgepartys und anderen.

Wir heben ein Glas Coconut Horchata auf euch, wünschen euch alles Gute auf euren eigenen Wegen und stecken euch noch schnell für unterwegs ein Lavendelbonbon zu.

Der Orchideendieb

Das Rezept für diesen wunderbaren Drink haben wir in der *New York Times* entdeckt. Am liebsten würden wir den Orchideendieb in einem Seidenpyjama auf dem Sofa schlürfen, vorzugsweise an einem verregneten Abend, und dabei alte Platten von Lee Wiley und Duke Ellington hören. Wahrscheinlich kommt all das niemals zusammen, doch das macht dem Drink nichts aus.

FÜR EINE PORTION
15 ml Zitronensaft
15 ml Orangensaft
30 ml Vanillesirup (Zubereitung siehe unten)
Mineralwasser
Orangenschale

VANILLESIRUP
1 Vanilleschote
500 g Zucker
500 ml Wasser

1. Vanilleschote der Länge nach aufschlitzen und in einen einfachen Sirup, der zu gleichen Teilen aus Zucker und

Wasser besteht, geben. Über Nacht ziehen lassen. Vanilleschote entfernen. In einem luftdichten Behälter im Kühlschrank aufbewahren.

2. Säfte und Sirup in ein Champagnerglas geben. Mit Mineralwasser aufgießen. Mit Orangenschale garnieren.

Geröstete-Zitronen-Drink

Es freut uns sehr, dass die Liste möglicher Zutaten für alkoholfreie Getränke ständig wächst, neue Aromen und Elemente dazukommen. Dieser mystische Drink aus dem *Saveur* enthält den Geist des Feuers, erinnert an Vulkane, alte Rituale und Räucherkammern.

FÜR VIER PORTIONEN
7 Zitronen
6 Limetten
65 g Zucker
350 ml kaltes Wasser
Eis

1. Zitronen und Limetten rösten: Holzkohle- oder Gasgrill auf mittlere Hitze einstellen (alternativ kann auch eine gusseiserne Grillpfanne verwendet werden). Sechs Zitronen und fünf Limetten halbieren und mit dem Fruchtfleisch nach unten auf den Grill legen und 30 bis 60 Sekunden lang rösten, bis sie schwarz werden. Die verbliebene Zitrone und die Limette in Scheiben schneiden und die Scheiben ebenfalls rösten, aber nur etwa

20 Sekunden lang auf jeder Seite. Die gerösteten Zitronen- und Limettenhälften entsaften.

2. Sirup herstellen: Zucker in eine Pfanne geben und auf mittlerer Flamme erhitzen, hin und wieder umrühren, bis er nach zwei bis drei Minuten zu duften beginnt. Zehn Minuten lang abkühlen lassen. 120 ml Wasser hinzufügen, bei mittlerer Hitze rühren, bis sich der Zucker aufgelöst hat. Nicht kochen oder köcheln. Sirup vom Herd nehmen und abkühlen lassen; im Kühlschrank hält er sich über Monate.

3. Zitronen- und Limettensaft in einer Karaffe mit dem Sirup mischen, das restliche Wasser dazu geben, außerdem Eis. Umrühren, bis sich die einzelnen Zutaten gut verbunden haben, dann in Longdrink-Gläsern auf Eis servieren. Mit den gegrillten Zitronen- und Limettenscheiben garnieren.

Red-Bull-Cranberry-Mocktail

Mit diesem Drink aus dem Food Lion Grocery Store feiern wir die Formel 1, Spielhallen und Motorradtouren. Dazu passen ausgezeichnet ein unter Sauce und Senf begrabener Hot Dog oder in scharfer Sauce ertränkte Pommes.

FÜR EINE GROSSE KARAFFE
1 Dose Red Bull
500 ml Cranberry-Saft
250 ml Apfelsaft
2 Dosen Ginger Beer

65 g frische Cranberries
1 Zitrone, in dünne Scheiben geschnitten
Zimtstangen (nach Geschmack)

1. Eis in eine große Karaffe geben, anschließend Red Bull,
   Cranberry-Saft, Apfelsaft und Ginger Beer hinzufügen.
   Umrühren.
2. Eis in Gläser geben, dazu ein paar frische Cranberries
   und jeweils eine Scheibe Zitrone mit dem Mix aufgießen.
3. Je nach Geschmack mit Zimtstangen servieren.

Mandel-Fenchel Cooler

Dieser fein abgestimmte, poetische Drink erschien in der
Zeitschrift *Food & Wine* und stammt von Jennifer Colliau,
der Barkeeperin des Restaurants »Slanted Door« in San
Francisco. Die Liste der Zutaten ist so kurz wie genial. Die
Süße bildet ein perfektes Gegengewicht zu den Zitrusnoten
und ist fein abgestimmt auf den Anisgeschmack des Fen-
chels. Und wer kann schon einem Drink mit einem Fen-
chelkrautwedel widerstehen?

FÜR EINE PORTION
180 ml Orgeat (Mandelsirup)
180 ml Fenchelsirup (siehe unten)
3 TL frisch gepresster Zitronensaft
Eis
180 ml kaltes Mineralwasser
Fenchelkraut zum Garnieren (nach Geschmack)

Orgeat, Fenchelsirup und Zitronensaft in ein Longdrink-Glas geben und gut umrühren. Eis und das kalte Mineral-wasser hinzufügen und mit Fenchelkraut garnieren.

FENCHELSIRUP
250 ml Wasser
130 g Zucker
1 TL Fenchelsamen

Fenchelsamen in einer Gewürzmühle mahlen. Wasser und gemahlene Fenchelsamen in einem kleinen Topf erhitzen und zum Kochen bringen. Von der Flamme nehmen, abge-deckt 20 Minuten ziehen lassen. Die Flüssigkeit durch ein Sieb seihen. Zucker hinzugeben, abdecken und sanft schüt-teln, bis der Sirup sich vollkommen aufgelöst hat. Gekühlt ist der Fenchelsirup bis zu einem Monat lang haltbar.

Ina Gartens Virgin Mary

Ina Garten versteht es, sich auf das Wesentliche zu kon-zentrieren. Ihre alkoholfreie Bloody Mary haben wir über *Food Network* kennengelernt. Es gibt unzählige Möglich-keiten, mit diesem Drink zu spielen, dabei fängt man am besten mit einer guten, einfachen Vorlage wie dieser an. Rosen sind rot und Tomatensaft auch.

FÜR SECHS PORTIONEN
3 Stangen Sellerie aus der Mitte, einschließlich der Blätter, plus
    einige zum Servieren

2 TL Meerrettich aus dem Glas
1 TL gehackte Schalotte
Ein Spritzer Worcestershiresauce
1 TL Selleriesalz
1 TL grobes Salz
12 Spritzer scharfe Sauce oder je nach Geschmack (wir empfehlen
   Tabasco)
2 Limetten (zum Entsaften)
1 Flasche Tomatensaft

1. Sellerie in Würfel schneiden, anschließend mitsamt den
   Blättern im Mixer pürieren. Meerrettich, Schalotte, Worcestershiresauce, Selleriesalz, grobes Salz, Tabasco und
   Limettensaft dazugeben und mixen, bis eine glatte Masse
   entsteht. Die Mischung in eine große Karaffe geben, Tomatensaft hinzufügen und umrühren.
2. In hohen Gläsern mit jeweils der oberen Hälfte einer
   Stange Sellerie servieren.

Yuzu-Kumquat-Kamillen-Mocktail

Max Reis, der Getränke-Chef des Restaurants »Gracias
Madre« in West Hollywood, hat sein Rezept für den Yuzu-
Kumquat-Kamillen-Mocktail in *Good Morning America*
verraten. Dieser schmeckt nicht nur saftig, luxuriös und
würzig, er erinnert auch rein optisch an ein tropisches Ka-
leidoskop oder einen Tutti-Frutti-Hut von Carmen Mi-
randa.

5 Kumquats
1 Yuzu
15 ml aufgebrühter Kamillentee
15 ml einfacher Sirup
1 abgehobelter Streifen Gurke
⅓ Glas Mineralwasser
Minze und Gipskraut zum Garnieren

Kumqats und Yuzu halbieren und in einem Mixbecher geben. Mit Kamillentee, Sirup und einem Eiswürfel auffüllen und heftig schütteln. Ein Highball-Glas bis zur Hälfte mit Eis füllen, einen Streifen Gurke dazugeben und mit Mineralwasser aufgießen. Das Yuzu-Kumquat-Gemisch, ohne es abzuseihen, hineingeben. Anschließend erneut mit Mineralwasser auffüllen und mit einem Strohhalm, einem Zweig Minze und Gipskraut garniert servieren.

Lamplighter Inn

Mit diesem Drink würdigen wir Schneetage in all ihrer schimmernd frostigen Verschlafenheit. Er enthält unter anderem Kaffeesirup, ist also auch ein Wachmacher und bringt einen in Stimmung, sich SOFORT dem Hedonismus hinzugeben. Das Rezept stammt von Alex Jump, dem Bar-Manager im *Death & Co.* in Denver, und ist in *Town & Country* erschienen.

45 g Crème Double
45 ml Kaffeesirup (siehe unten)
15 ml Zitronensaft
15 ml Eiweiß
Mineralwasser
Eiswürfel
Ein paar Kaffeebohnen

Alle Zutaten bis auf das Mineralwasser in einen Cocktail-shaker geben und schütteln. Eis dazugeben, erneut schütteln. In ein Cocktailglas füllen, mit dem Mineralwasser aufgießen und mit Kaffeebohnen garnieren.

KAFFEESIRUP

Das Rezept, das wir auf der *Cocktail-Crafty*-Website von Nikki G. Davidson gefunden haben, gefällt uns besonders gut, weil man einen guten Kaffeesirup in allen möglichen alkoholfreien Mixgetränken verwenden oder auch einfach auf Schokoeis oder einen Joghurt-Smoothie träufeln kann.

250 ml gefiltertes Wasser
130 g brauner Zucker
2 EL gemahlener französischer Kaffee

Wasser zum Kochen bringen, auf mittlere Hitze reduzieren. Langsam den braunen Zucker dazugeben, rühren, bis er sich aufgelöst hat. Von der Flamme nehmen. Den gemahlenen Kaffee in einen Kaffeebereiter geben. Langsam den Sirup draufgießen und umrühren. Fünf Minuten ziehen lassen, anschließend das Sieb langsam herunterdrücken. Den Sirup in ein Glas oder einen anderen Behälter umfüllen und vor dem Verwenden abkühlen lassen.

Jane Fondas Protein-Smoothie

Das Rezept stammt von silverscreensuppers.com, einem großartigen Archiv mit Rezepten von Filmstars. Die Redakteure entnahmen es einem Video von Jane Fonda. Jane Fonda ist eine Ikone mit ständig neuen Ideen, einem mitreißenden Selbstbewusstsein und super scharfen rosa Leggins. Wir lieben sie.

FÜR ZWEI SMOOTHIES
Apfelsaft (oder Wasser) in den Mixer geben, bis das Messer bedeckt ist, eine Banane, 2 TL Proteinpulver, 2 EL fettarmer Joghurt, 4 Stück Pfirsich aus der Tiefkühltruhe, eine große Handvoll Blaubeeren und Agavensirup je nach Geschmack (im Video sieht es aus, als würde Jane ungefähr einen EL nehmen, aber genau lässt sich das nicht erkennen).

»Keine Wissenschaft«, sagt Jane.

Ananas-Basilikum-Smoothie

Dieser Smoothie von Martha Rose Shulman aus der *New York Times* ist unsere Ode an die Photosynthese! Wir trinken furchtbar gerne Obst, wenn es so herrlich frisch nach Kräutern schmeckt.

30 g Basilikumblätter
180 g reife geschälte und in Würfel geschnittene Ananas
200 ml Kefir oder Joghurt
1 TL Honig
1 TL Pistazien (gehäuft)
½ TL Chia-Samen
2–3 Eiswürfel

Alle Zutaten in einen Mixer geben und auf der höchsten Stufe eine Minute lang pürieren. Frisch servieren.

Mango Lassi

Dieses Getränk aus *Cooking With Manali* lieben wir wegen seiner Farbe, des cremigen Orange-Rosa eines Sonnenaufgangs im Juli, billiger Plastiksandalen oder einer Rose in einem alten Gemälde. Der Lassi gehört außerdem zu den Getränken, die schon immer ohne Alkohol auskamen. Er entstand bereits vor Hunderten von Jahren in Indien und kann mit einer Vielzahl von Gewürzen und Früchten zubereitet werden. Häufig wird er auch als der erste Smoothie bezeichnet.

FÜR ZWEI PORTIONEN
250 ml Mango-Püree (nach Möglichkeit von zwei bis drei frischen süßen Mangos, ansonsten kann man auch Mangomus aus der Dose verwenden)
240 ml vollfetter Joghurt
120 ml kalte Milch oder kaltes Wasser zum Verdünnen
1–2 EL Zucker (je nach Geschmack)

¼ TL Kardamom
Pistazien zum Garnieren (nach Geschmack)
Safranfäden zum Garnieren (nach Geschmack)

Das im Mixer pürierte Fleisch von zwei großen süßen Mangos in eine große Schüssel geben. Man kann auch Mangopüree aus der Dose verwenden, wenn man keine süßen Mangos findet. In dieselbe Schüssel gibt man den Joghurt, anschließend kommt kalte Milch (oder Wasser) dazu, um den Lassi zu verdünnen, außerdem Zucker und Kardamom. Alles vermengen, bis sich die Zutaten miteinander verbunden haben. Den Mango-Lassi in Gläser füllen und bis zum Servieren kaltstellen. Nach Geschmack mit Pistazien oder Safranfäden garnieren.

Heißer Kakao mit Honig

Gemütlichkeit im Glas, gefunden in *Saveur*. Dazu braucht man nur noch einen großartigen Roman und ein knisterndes Feuer, um im winterlichen Nirvana zu versinken. Warnung: Man bekommt einen Schokoschnurrbart.

FÜR EINE PORTION
2 EL Honig
2 EL ungesüßtes Kakaopulver
Eine Prise grobes Salz
250 ml Milch

Honig mit Kakaopulver und Salz in einem kleinen Topf bei

mittlerer Hitze verquirlen; köcheln lassen und die Milch langsam unterschlagen. Unter ständigem Rühren aufkochen lassen, bis die Mischung leicht andickt und am Rand Blasen wirft.

Eierpunsch

Dieses Rezept von Lacey Baier von *A Sweet Pea Chef* ist so gehaltvoll, dass man am liebsten unverzüglich in ein weiches Federbett fallen möchte! Die Zuckermenge kann entsprechend den eigenen Vorlieben angepasst werden.

FÜR EINE KLEINE KANNE
480 ml Milch
5 ganze Gewürznelken
½ TL gemahlener Zimt
80 ml gesüßte Kondensmilch
4 Eigelb
70 g Zucker
250 ml Schlagsahne
1 TL gemahlene Muskatnuss (gern etwas mehr zum Garnieren)
1 TL Vanilleextrakt

Milch, Nelken, Zimt und Kondensmilch bei niedriger Hitze in einem Topf erwärmen. Die Temperatur hochdrehen und die Mischung sanft köcheln, aber nicht sprudelnd aufkochen lassen. Eigelb und Zucker in einer Rührschüssel vermengen und schaumig schlagen. Langsam und esslöffelweise die heiße Milchmischung hinzufügen und unterschlagen. Wenn genug Milch in der Eier-Zuckermischung ist, alles wieder in den Topf zurückgießen. Auf mittlerer Hitze drei bis fünf Minuten erwärmen, regelmäßig umrühren, bis die Mischung dickflüssig ist und auf der Unterseite eines Löffels einen Film hinterlässt. Die Schlagsahne dazugeben, außerdem Muskatnuss und Vanilleextrakt und wieder erhitzen. Nicht kochen lassen! Die Mischung durch ein feines Sieb geben. In einem luftdichten Behälter im Kühlschrank aufbewahren und mindestens eines Stunde lang kühlen lassen, am besten länger. Kalt servieren. Mit etwas geriebener Muskatnuss garnieren. Eierpunsch hält sich auch im Kühlschrank nicht lange (höchstens zwei bis drei Tage). Also trinkt!

»Grog« mit Zitrone, Ingwer und Lavendel

Das Rezept von *The Kiwi Cook* gehört zu einem schönen dunklen Winternachmittag, wenn man die Kälte aus den Knochen vertreiben will und die Sonne bereits um drei Uhr nachmittags untergegangen ist, man an einem zugigen Fenster bei der Arbeit sitzt und noch mehrere Stunden vor sich hat. Der Drink ist eine Heizdecke, ein Trost, ein Seelenwärmer.

FÜR EINE GROSSE ODER ZWEI KLEINE PORTIONEN
280 ml Wasser
Frisch gepresster Saft einer Zitrone
2 EL Lavendelblüten
1 TL Ingwer (oder ein kleines geschältes Stück frischer Ingwer)
1–2 EL Honig oder reiner Ahornsirup (je nach Geschmack)

2 Teebeutel Grüner Tee oder 2 TL loser grüner Tee (ein anderer
   Kräutertee tut's auch)
1–2 zerdrückte, rohe Knoblauchzehen (je nach Geschmack)

1. Wasser, Zitronensaft, Lavendel, Ingwer, Süßungsmittel,
   Tee und Knoblauch (falls gewünscht) in einen kleinen
   Topf geben. Aufkochen lassen. Von der Flamme nehmen
   und mindestens fünf Minuten ziehen lassen.
2. Den Sud durchseihen und in einen Becher oder ein Glas
   geben. Warm oder kalt genießen.

BADEZUSÄTZE

Ayurvedisches Kräuterbad

Dieses Kräuterbad aus dem Purusha Ayurveda Wellness Center in Mexico verhilft zu mehr Gelassenheit.

3 TL grünes Kichererbsen-Mehl
½ EL Kurkuma
¼ EL Ingwerpulver
2 EL Rosenblätter
1 EL Bio-Honig
½ Tasse Mandelmilch oder 1 EL Mandelöl
5–7 Tropfen reines ätherisches Rosen-, Lavendel- oder
    Geraniumöl

Lasst euch ein warmes Bad ein, gebt die Zutaten in der aufgeführten Reihenfolge ins Wasser, streicht mit der Hand durchs Wasser. Genießt es.

Schwarze Badebombe mit Glitzer

Eine Badebombe, mit der man die dunkle Energie von langen Nächten, Gothic Partys, Smokings und Katzenaugen direkt in die eigene Badewanne zaubert. Wenn man weiß, dass dieses kleine Geheimnis zu Hause auf einen wartet, fällt einem das Verschwinden von einer Party gleich noch viel leichter und wirkt so glamourös, als würde man in eine schwarze Limousine steigen. Das Rezept haben wir auf https://www.steampoweredfamily.com/ gefunden.

260 g Backnatron
100 g Zitronensäure
30 g SLSA (Natriumlaurylethersulfat)
30 g Weinstein
130 g Maisstärke
80 ml Kokosöl
2 EL Polysorbat 80
10–20 Tropfen Kardamom- und Rosmarinöl
Aktivkohlepulver
Schwarzer biologisch abbaubarer Kosmetikglitzer (nach Bedarf)
Schwarzer Deko-Zucker

UTENSILIEN
Gummihandschuhe
1 große Rührschüssel
Gesichtsmaske (Mund-Nasen-Schutz nach Wahl)
1 kleiner mikrowellengeeigneter Messbecher
Messbecher und Löffel
Badebombenformen
Backpapier

Zieht die Gummihandschuhe an und legt euch sämtliche Utensilien auf einer den Tisch schützenden Unterlage zurecht (Backpapier ist auch hierfür super geeignet!).

Backpulver, Zitronensäure, SLSA und Weinstein in eine große Schüssel geben. Vorsichtig und gründlich vermischen. Zitronensäure kann sehr stark reizen, wenn man sie einatmet. Solltet ihr empfindlich sein, arbeitet in einem gut belüfteten Raum und tragt gegebenenfalls eine schützende Maske. Das Kokosöl in eine mikrowellengeeignete Schüssel geben und ein paar Sekunden lang in der Mikrowelle schmelzen, bis es flüssig ist. Polysorbat 80 und ätherische Öle zugeben. Wer Traubenkernöl oder Nachtkerzenöl verwenden möchte, gibt es ebenfalls jetzt dazu, gut unterrühren.

Die Ölmischung zur trockenen Mischung geben und alles gründlich vermengen.

Die Aktivkohle nach und nach dazugeben. Achtung, sie verteilt sich gerne überall! Also ganz vorsichtig und behutsam zunächst nur einen EL Aktivkohle in die Mischung geben, ist dieser vollständig untergerührt und möchte man es noch dunkler haben, gibt man noch etwas mehr dazu.

Dann kommt der schwarze Glitzer, sofern man welchen verwenden möchte. Alles mit den Händen vermischen, darauf achten, dass keine Klümpchen bleiben. Die Mischung ist perfekt, wenn sie sich wie feuchter Sand anfühlt, man sie mit den Händen zusammendrücken kann und sie zusammenhält. Sollte sich trotz ausgiebigen Mixens keine entsprechende Konsistenz einstellen, benötigt die Mischung möglicherweise etwas mehr Feuchtigkeit. Ist sie zu trocken, gibt man ein bisschen Kokosöl hinzu und knetet es gut ein, bis es sich richtig anfühlt.

Förmchen mit schwarzem essbarem Zucker bestäuben. Vorsichtig beide Hälften des Förmchens mit der Mischung befüllen, dabei darauf achten, dass sie locker aufgehäuft sind, nicht zu fest zusammenpressen, aber alle Ecken ausfüllen. Dann beide Hälften fest zusammenpressen. Überschüssige Mischung durch Drehbewegungen abschütteln, dann die Bombe auf beiden Seiten anklopfen und aus der Form lösen.

Auf Backpapier an einem warmen, trockenen Ort mindestens 24 Stunden aushärten lassen. Vor neugierigen Fingern und Katzen schützen. Wenn sie hart sind, kann man die Kugeln in einem luftdichten Behälter bis zur Verwendung aufbewahren.

Japanisches Kombu-Bad

Die Idee, Kombu, eine Seetangart, die in der japanischen Küche verwendet wird, in einen Badezusatz zu mischen, stammt aus der Tokioter Online-Zeitung *Japan Today*. Dort heißt es, beim Baden im Seetangsud würden Aminosäuren und Mineralstoffe freigesetzt, die sehr gut für die Haut seien. Wir haben darüber hinaus gehört, dass die Zugabe von Meersalz das Kombu-Bad zu einer wahren Wohltat für das Lymphsystem macht. Die pikante Umami-Note von Kombu ist eine herrliche aromatische Ergänzung unseres Badezusatz-Regenbogens.

Die Methode ist sehr simpel. Ein Blatt Kombu in Streifen von jeweils ca. fünf Zentimetern Länge schneiden, einige Minuten in einem Topf mit Wasser aufkochen lassen. Die Streifen herausnehmen und heiß ins Badewasser geben.

Das Rezept für dieses Badeöl fanden wir im *Gardeners' World Magazine* der BBC, und da Lavendelbadeöl etwas sehr Britisches ist, scheint uns die Quelle ideal. Beim Duft von Lavendel beruhigen sich unsere Nerven, und unsere Herzen öffnen sich. Auch wenn wir natürlich gerne stundenlang in einer altmodischen freistehenden Wanne mit Füßen im Badezimmer eines heruntergekommenen Schlosses im heißen Wasser liegen und lesen würden, entfaltet sich die entspannende Wirkung auch schon, wenn man nur ein wenig Öl auf die Handgelenke gibt.

Lavendelblüten (500g frisch oder 250g getrocknet)
Leichtes Olivenöl (750 ml)

UTENSILIEN
Ein kleiner Topf
Holzlöffel
Kaffeefilter oder ein Mullsäckchen
Ein kleiner Trichter
Ein Glasbehälter mit einem Liter Fassungsvermögen, breitem
    Ausguss und Deckel

Die Lavendelblüten und -blätter vorsichtig unter kaltem fließendem Wasser waschen, mit einem Papiertuch trocken tupfen und in einem Nudelsieb trocknen lassen. Grob hacken.

Öl in den Topf geben, sanft erhitzen, aber nicht kochen. Die gehackten Blüten und Blätter dazugeben, gut umrühren und drei Stunden lang köcheln lassen, hin und wieder umrühren.

Einen Kaffeefilter oder ein Mullsäckchen in den Trichter legen und die Ölmischung in einen Behälter durchseihen. Vor dem Verschließen des Behälters abkühlen lassen. An einem dunklen, kühlen Ort gelagert, ist das Öl bis zu einem Jahr lang haltbar.

Honig-Lollis

Diese bernsteinfarbenen Köstlichkeiten haben wir bei Rita von *Design Megillah* gefunden. Sie waren eigentlich als Süßigkeiten gedacht, die gut an Rosh Hashanah, dem jüdischen Neujahrsfest, gegessen werden können. Wir lieben Rezepte mit Geschichte und Bedeutung und Süßigkeiten, die das Summen in einer Wiese voller Wildblumen transportieren, sowieso.

FÜR EIN DUTZEND KLEINE ODER ACHT GROSSE LOLLIS
60 g Zucker
120 ml Honig
80 ml heller Maissirup
2 EL Wasser

UTENSILIEN
Lollipop-Förmchen
Lollipop-Stiele

1. Lollipop-Förmchen leicht mit Antihaftspray einsprühen.

2. Eis und Wasser in eine mittelgroße Schüssel geben, Eiswasserbad beiseite stellen.

3. Zucker in einen kleinen Topf geben. Vorsichtig Honig, Maissirup und 2 EL Wasser auf den Zucker geben, Spritzer vermeiden.

4. Bei mittlerer Hitze langsam zum Kochen bringen, sachte dabei rühren, bis sich der Zucker aufgelöst hat.

5. Zehn Minuten kochen lassen; tropft man ein kleines bisschen von der Mischung in Eiswasser, sollte sich eine harte Kugel bilden. Ist die Kugel noch weich, muss die Mischung noch etwas länger kochen).

6. Topf vom Herd nehmen und für ungefähr zwanzig Minuten ins Eiswasser stellen, damit der Sirup nicht mehr kocht. Wasser am Topf abtrocknen.

7. Sirup in die Förmchen gießen. Lollipop-Stiele hineinstecken.

8. Abkühlen und bei Zimmertemperatur aushärten lassen. Die Lollis sollten fest und glänzend sein, nach fünfzehn Minuten lassen sie sich aus den Förmchen lösen und einwickeln.

9. Lollis sind einzeln in Tütchen oder Folie verpackt in einem abgepolsterten luftdichten Behälter oder einem Gefrierbeutel bei Raumtemperatur bis zu sieben Tage haltbar. Wichtig ist, dass keine Luft und keine Feuchtigkeit an die Lollis kommt, weil sie sonst klebrig werden.

Yotam Ottolenghis Fladenbrot

Ottolenghi ist ein reisender kulinarischer Künstler, dem wir gern nacheifern. Im *Guardian*, wo wir auch sein Fladenbrotrezept gefunden haben, wird er mit den Worten zitiert: »Ich lasse mir nicht gerne von anderen vorschreiben, was ich essen soll, und ich schreibe auch nicht anderen vor, was sie essen sollen.« Etwas anzubieten, ohne es anderen aufzuzwingen, ist eine schöne Form der Gastfreundschaft.

FÜR ACHT STÜCK
1 TL Trockenhefe
180 ml warmes Wasser
1 TL Zucker
120 g Naturjoghurt
250 g Mehl Typ 405, außerdem Mehl zum Bestäuben
250 g Mehl Typ 550
100 g Ghee zum Braten
Salz

Hefe, Wasser und Zucker in einer kleinen Schüssel verrühren, fünfzehn Minuten stehen lassen, bis es schaumig wird, dann in eine Küchenmaschine mit Knethaken geben. Joghurt, Mehl und einen TL Salz dazu, zwei Minuten langsam kneten, bis eine geschmeidige Masse entsteht. Der Teig sollte recht trocken sein. Geschwindigkeit der Knethaken erhöhen und weitere fünf Minuten kneten, bis der Teig glatt und fest ist. Eine Rolle formen und in acht gleichgroße Stücke schneiden. Jedes Stück zu einer Kugel formen, auf ein großes Blech legen, mit einem sauberen Küchenhandtuch zudecken und ruhen lassen, bis die Kugeln auf doppelte Größe angewachsen sind (ungefähr 90 Minuten).

Kugeln einzeln auf einer leicht bemehlten Arbeitsfläche zu runden Fladen mit einem Durchmesser von etwa 20 Zentimetern ausrollen. Einen EL Ghee in einer beschichteten Pfanne erhitzen, und das Brot drei bis vier Minuten lang braten, zwischendurch umdrehen, bis beide Seiten goldbraun sind. Das Ganze zur Seite stellen, mit einem sauberen Küchenhandtuch zudecken und mit den restlichen Teig ebenso verfahren.

Bridgeparty-Pimento

Ein Sandwich zu Ehren der Bridgepartys von Amandas Großmutter nach einem Rezept von Natalie Chanin und Butch Anthony, entdeckt in *Bon Appetit*. Ginger Beer passt übrigens perfekt dazu.

FÜR ACHT PORTIONEN
1 rote Paprika
1 Jalapeño
100 g Mayonnaise
1 ½ TL Worcestershiresauce
¼ TL Cayennepfeffer
⅛ TL Paprikapulver
1 Pfund würziger geriebener Cheddar
Grobes Salz und frisch gemahlener schwarzer Pfeffer
1 Ciabatta (der Länge nach aufschneiden und leicht toasten)
Saure Gurken in Scheiben

Paprika und Jalapeño fünf bis zehn Minuten über einer Gasflamme rösten, häufig umdrehen, bis die Haut Blasen wirft und schwarz wird (alternativ auf Backpapier unter den Grill im Backofen legen). In eine mittelgroße Schüssel geben und mit Frischhaltefolie bedecken. Zehn Minuten schwitzen lassen. Die Paprika und Jalapeño schälen, die Kerne entfernen, anschließend fein hacken. In einer Schüssel Mayonnaise, Worcestershiresauce, Cayennepfeffer und Paprikapulver mischen. Den Cheddar und die gehackte Paprika unterheben; mit Salz und schwarzem Pfeffer abschmecken. Auf dem Ciabatta verteilen und in Scheiben geschnitten mit sauren Gurken servieren.

Pimento Cheese lässt sich sehr gut vorbereiten und hält sich im Kühlschrank bis zu fünf Tage.

Mariniertes Picknick-Sommergemüse

Packt euch dieses kalte Gemüse an einem sonnigen Tag in den Korb.

FÜR SECHS PORTIONEN
3 Babykürbisse oder Zucchini (ungefähr 1 Pfund in ein Zentimeter breite, diagonale Scheiben schneiden)
3 rote, orangefarbene oder gelbe Paprika (in zwei Zentimeter breite Streifen schneiden)
4 EL natives Olivenöl
Grobes Salz und frisch gemahlener Pfeffer
2 Knoblauchzehen
2 EL Sherry- oder Rotweinessig
4 Zweige Oregano

Bleche im oberen und unteren Drittel des Ofens platzieren; auf 250 Grad vorheizen. Zucchini und Paprika auf getrennte Backbleche legen. Gemüse auf jedem Blech mit je einem halben EL Öl beträufeln, mit Salz und Pfeffer würzen, wenden, bis alle Scheiben und Streifen mit Öl bedeckt sind. Auf dem Blech verteilen, die Paprika mit der Haut nach oben platzieren und auf der obersten Schiene garen, Zucchini auf der unteren, der Kürbis muss einmal umgedreht werden. Nach fünfzehn bis zwanzig Minuten aus dem Ofen nehmen. Leicht abkühlen lassen, Paprika häuten.

Knoblauch, Essig und die restlichen drei EL Öl in einer großen Schüssel vermengen; mit Salz und Pfeffer würzen. Gemüse und Oregano dazugeben; mischen, damit sich das Öl verteilt. Zudecken und mindestens eine Stunde ruhen lassen.

Grillgemüse lässt sich sehr gut vorbereiten und hält gekühlt und abgedeckt bis zu drei Tage; vor dem Servieren auf Raumtemperatur bringen.

Spaghetti mit Fleischbällchen à la Susi und Strolch

Wir lieben entspannte Filmabende mit Freunden, an denen uns das Essen ein Trost ist. Zu *Susi und Strolch* passt kein Gericht besser als Spaghetti mit Fleischbällchen – von feastofstarlight.com.

FÜR ZWEI PORTIONEN
FLEISCHBÄLLCHEN
½ Pfund Rinderhack

½ TL Salz
½ TL frisch gemahlener schwarzer Pfeffer
1 gehackte Schalotte
1 gehackte Knoblauchzehe
1 TL getrockneter Oregano
1 TL getrockneter Thymian
½ TL Chiliflocken
1 Eigelb
35 g Semmelbrösel
60 ml Buttermilch
½ TL gemahlener schwarzer Pfeffer
2 EL geriebener Parmesan
1 EL Rapsöl
180 g Spaghetti

TOMATENSAUCE
2 EL Olivenöl
2 gehackte Knoblauchzehen
2 gehackte Schalotten
450 g Tomaten in Stücken aus der Dose
Salz und frisch gemahlener schwarzer Pfeffer nach Geschmack
Frische Basilikumblätter
Geriebener Parmesan (nach Geschmack)

Für die Fleischbällchen: alle Zutaten bis auf das Rapsöl in
eine mittelgroße Schüssel geben. Mit den Händen vermischen und kleine Bällchen von ungefähr drei Zentimetern
Durchmesser formen. Das Fleisch nicht zu fest zusammenpressen. Die Fleischbällchen fünfzehn Minuten im Kühlschrank kalt stellen. Das Öl in einer großen Pfanne bei
mittlerer Stufe erhitzen. Sobald es heiß ist, Fleischbällchen
einzeln hineinsetzen, so dass sie ringsum Platz haben, um

zu braten, bis sie von allen Seiten leicht braun sind. Beiseite stellen und die Sauce in derselben Pfanne zubereiten.

Einen großen Topf mit Wasser und ein bis zwei EL Salz zum Kochen bringen. Wenn das Wasser kocht, Spaghetti hineingeben und al dente garen.

Zwei EL Öl in der Pfanne erhitzen. Knoblauch und gehackte Zwiebeln hinzufügen und zwei Minuten lang dünsten, bis sie glasig sind. Die Tomatenstückchen hineingeben und angebackene Reste der Fleischbällchen vom Pfannenboden kratzen. Die Sauce 10 Minuten köcheln lassen. Fleischbällchen hinzugeben und fünf weitere Minuten köcheln lassen. Mit Salz und Pfeffer abschmecken.

Wenn die Spaghetti al dente sind, abgießen und in die Pfanne zur Sauce geben. Umrühren. Gezupfte Basilikumblätter einrühren und heiß servieren, mit weiteren Basilikumblättern garnieren und mit frisch geriebenem Parmesan bestreuen.

Trüffel-Popcorn für den Filmabend

Amanda liebt es, sich mit ihrer Familie aufs Sofa zu kuscheln, Filme zu schauen und Popcorn zu essen. Chef Graham Elliot hat dieses Rezept beim Food & Wine Classic im Rahmen der Veranstaltung »American Classics 2.0« in Aspen vorgestellt.

FÜR ZWEI PORTIONEN
70 g Popcorn-Mais
1 ½ EL Maisöl für die Zubereitung auf dem Herd (wahlweise)

1 ½ EL ungesalzene geschmolzene Butter
1 EL Trüffelöl
30 g Parmesan
2 EL gehackter Schnittlauch
2 EL Salz
1 TL frisch gemahlener schwarzer Pfeffer

1. Popcorn in einer Heißluft-Popcornmaschine oder abgedeckt in einer tiefen Pfanne mit Maisöl zubereiten.
2. Das noch warme Popcorn in eine große Schüssel geben, Butter und Trüffelöl dazugeben. Gut vermengen, bis alles bedeckt ist.
3. Parmesan, Schnittlauch, Salz und Pfeffer dazugeben. Durchmischen.
4. Popcorn in eine braune Papiertüte oder eine Servierschüssel geben. Sofort servieren.

Isabel Allendes Arroz con Leche

Isabel Allende, die uns immer wieder inspiriert, schlägt vor, man solle seinen Geliebten von Kopf bis Fuß mit diesem köstlichen Nachtisch bedecken und ablecken. Wenn ihr das großartige Buch *Aphrodite – eine Feier der Sinne* gelesen habt, wo wir dieses Rezept fanden, seid ihr vielleicht in der richtigen Stimmung dazu. Abgesehen davon kann man diese Leckerei auch wunderbar allein verspeisen.

FÜR ACHT PORTIONEN
70 g Reis
1 Liter warmes Wasser

2 Liter Milch
1 Zimtstange
130 g Zucker
Zitronenschale
1 EL Zimt

Reis dreißig Minuten in warmem Wasser einweichen. Abgießen. Anschließend mit Milch und der Zimtstange ungefähr dreißig Minuten lang kochen, bis er weich ist. Zucker und Zitronenschale dazugeben und auf kleiner Flamme köcheln lassen, hin und wieder umrühren, damit der Reis nicht anhängt. Nach ungefähr dreißig Minuten wird die Masse andicken. In eine Schüssel geben, im Kühlschrank kaltstellen und vor dem Servieren mit Zimtpulver bestreuen.

Chocolate Chip Cookies

Amandas supergeheimes Rezept! Verwendet ruhig ein bisschen mehr braunen Zucker und mexikanische Vanille!

FÜR 24 STÜCK
270 g Mehl
1 TL Backpulver
1 TL Salz
120 g weiche Butter
100 g Zucker
100 g brauner Zucker
1 TL Vanilleextrakt
2 große Eier

260 g Schokotröpfchen
130 g gehackte Nüsse

Ofen auf 190 Grad vorheizen

Mehl und Backpulver in einer kleinen Schüssel vermischen. Butter, braunen und weißen Zucker sowie Vanilleextrakt in einer großen Rührschüssel cremig schlagen. Eier einzeln hinzufügen, gut durchmischen. Langsam die Mehlmischung einrühren, anschließend Schokotröpfchen und Nüsse unterheben. Mit einem Esslöffel kleine Häufchen auf ein ungefettetes Backpapier setzen.

Neun bis elf Minuten im Ofen backen, bis sie goldbraun sind, zwei Minuten abkühlen lassen und warm verzehren.

Danksagung

Wir möchten uns bei den beiden Frauen bedanken, die unsere Idee zu *The Sober Lush* von Anfang an unterstützt haben, bei unseren Agentinnen und Freundinnen Michelle Tessler und Sally Wofford-Girand, ebenso bei Sara Carder, unserer unerschrockenen Lektorin. Wir danken dem gesamten Team bei TarcherPerigee, unter anderem Rachel Ayotte, Anne Kosmoski, Lindsay Gordon und Allyssa Fortunado.

Amanda möchte sich außerdem bei ihrer geliebten Familie bedanken. Tip, Ash, Harrison und Nora, sowie bei ihren Schwestern Sarah Ward McKay und Liza Bennigson und bei ihrer wunderbaren Mutter Mary-Anne und ihrem großartigen Schwiegervater Peter Westley.

Jardine bedankt sich herzlich bei allen Freunden und Freundinnen, die eine frühe Fassung des Textes gelesen, ihr vom nüchtern berauschten Leben berichteten oder ihr Anstöße gaben, umzudenken: Neil, Cari, Bradley, John, Chris, Johnny, Aly, Arielle, MC, Debbie, Johnny, Justine, Denise, TBD.

Außerdem bedanken wir uns bei den vielen Freunden und Fremden, die uns im Laufe der Jahre ihre Geschichten erzählt haben.

Zitatnachweis

Seite 33: Aus *At the Bottom of the River* von Jamaica Kincaid. Erschienen 1983 bei Farrar, Straus and Giroux, New York, S. 21.

Seite 59: Aus *Telling The Tale (Under Discussion)* von Ann Sexton. Erschienen 1988 bei University of Michigan Press, Ann Arbor, S. 345.

Seite 85: Aus *Save Me the Plums: My Gourmet Memoir* von Ruth Reichl. Erschienen 2019 bei Thorndike Press, Waterville, S. 206.

Seite 87: Aus *Emily Dickinson: Biene und Klee. 51 Shorter Poems.* Ausgewählt und übersetzt von Wolfgang Schlenker. Erschienen 2001 bei Urs Engeler Editor, Basel, Weil am Rhein, Wien, S. 107.

Seite 102: Aus *Aphrodite – eine Feier der Sinne* von Isabel Allende. Erschienen 2013 bei Insel Verlag, Berlin, S. 12.

Seite 111: Aus *Men We Reaped: A Memoir* von Jesmyn Ward. Erschienen 2013 bei Bloomsbury Publishing plc, London, S. 86.

Seite 177: Aus *Briefe an einen jungen Dichter* von Rainer Maria Rilke. Erschienen 1929 und 1992 im Insel Verlag, Frankfurt a. M. und Leipzig, S. 21.

Seite 183: *The Zen of Creativity* von John Daido Loori. Erschienen 2005 bei Ballantine Books, New York, S. 183.

Seite 208: Aus *Das Wunder der Achtsamkeit: Einführung in die Meditation* von Thich Nhat Hanh. Übersetzt von Sylvia Wetzel. Erschienen 2009 bei Theseus Verlag, Bielefeld, S. 44.

Seite 251: Aus *Die Wellen* von Virginia Woolf. Übersetzt von Maria Bosse-Sporleder. Erschienen 1994 bei S. Fischer Verlag, Frankfurt a. M., S. 205.

Seite 281: Charles Mingus in: Olivia Bertagnolli, *Creativity and the writing process*. Erschienen 2020 bei Berrett-Koehler Publishers, Oakland, S. 182.

Seite 311: Aus *The Writer on Her Work, Volume 2*. Erschienen 1991 bei W. W. Norton & Co., New York, S. 214.

Seite 337: Aus *How the Garcia Girls Lost Their Accents* von Julia Alvarez. Erschienen 2010 bei Algonquin Books, Chapel Hill, S. 85.

Seite 352: Aus *Wovon ich rede, wenn ich vom Laufen rede* von Haruki Murakami. Übersetzt von Ursula Gräfe. Erschienen 2010 bei btb, S. 27.

REZEPTE

Alle Rezepte wurden am 1. 7. 2019 abgerufen.

Drinks

S. 364 f.: Der Orchideendieb. https://cooking.nytimes.com/recipes/1018522-orchid-thief

S. 365 f.: Geröstete-Zitronen-Drink. https://www.saveur.com/smoked-lemon-lime-ade-recipe/

S. 366 f.: Red-Bull-Cranberry-Mocktail. https://www.foodlion.com/recipes/red-bull-cranberry-mocktail0/

S. 367 f.: Mandel-Fenchel-Cooler von Jennifer Colliau, Mixologist im Restaurant *Slanted Door,* San Francisco. https://www.foodandwine.com/recipes/almond-fennel-cooler

S. 368 f.: Ina Gartens Virgin Mary. https://www.foodnetwork.com/recipes/ina-garten/virgin-marys-recipe-1947187

S. 369 f.: Yuzu-Kumquat-Kamille-Mocktail von Max Reis, Beverage Director im Restaurant *Gracias Madre* in West Hollywood. https://www.goodmorningamerica.com/food/story/mocktails-reinvented-alcoholic-drinks-menu-dry-january-52548131

S. 370 ff.: Lamplighter Inn von Alex Jump, Barmanager im Restaurant *Death & Co* in Denver. https://www.townandcountrymag.com/leisure/drinks/g3122/christmas-mocktail-recipes/

S. 372: Jane Fondas Protein-Smoothie. https://www.silverscreensuppers.com/jane-fonda/jane-fondas-smoothie#:~:targetText=In%20Jane›s%20smoothie%20%E2%80%93%20for%202,tablespoon%20but%20hard%20to%20say).

S. 372 f.: Ananas-Basilikum-Smoothie. https://cooking.nytimes.com/recipes/1016288-green-smoothie-with-pineapple-arugula-greens-and-cashews

S. 373 f.: Mango Lassi. https://www.saveur.com/article/recipes/mango-lassi/

S. 374 f.: Heißer Kakao mit Honig. https://www.saveur.com/article/Recipes/Honeyed-Hot-Cocoa/

S. 375 f.: Eierpunsch von Lacey Baier. https://www.asweetpeachef.com/non-alcoholic-eggnog/

S. 376 f.: »Grog« mit Zitrone, Ingwer und Lavendel. https://thekiwicook.com/2014/01/07/lemon-ginger-lavender-hot-toddy/

Badezusätze

S. 378: Ayurvedisches Kräuterbad. http://www.purushaayurveda.com/articles/2015/7/19/ayurvedic-baths-sacred-and-healing

S. 378 ff.: Schwarze Badebombe mit Glitzer. https://www.steampoweredfamily.com/activities/black-bath-bombs-diy/

S. 381: Japanisches Kombu-Bad. https://japantoday.com/category/features/japanese-bathtub-recipes-to-keep-you-warm-this-winter

S. 382 f.: Selbstgemachtes Lavendelöl. https://www.gardenersworld.com/how-to/diy/how-to-make-lavender-bath-oil/

Essen

S. 384 f.: Honig-Lollis. Abgewandelt von http://www.designmegillah.com/

S. 386 f.: Yotam Ottolenghis Fladenbrot. https://www.the

guardian.com/lifeandstyle/2016/feb/27/flatbread-recipes-lavash-msamen-crispbread-yotam-ottolenghi

S. 387 f.: Bridgeparty-Pimento. Abgewandelt von einem Rezept von Natalie Chanin & Butch Anthony https://www.bonappetit.com/recipe/roasted-jalapeno-pimiento-cheese-toasts

S. 388 f.: Mariniertes Picknick-Sommergemüse. https://www.bonappetit.com/recipe/marinated-summer-vegetables

S. 389 ff.: Spaghetti mit Fleischbällchen à la Susi und Strolch. http://www.feastofstarlight.com/disneys-lady-and-the-tramp-tonys-spaghetti-and-meatballs/

S. 391 f.: Trüffel-Popcorn für den Filmabend. https://www.foodandwine.com/recipes/truffle-popcorn

S. 392 f.: Isabel Allendes Arroz con Leche aus *Aphrodite – eine Feier der Sinne* von Isabel Allende. Erschienen 2013 bei Insel Verlag, Berlin, S. 325.

S. 393 f.: Chocolate Chip Cookies. https://www.allrecipes.com/recipe/174864/original-nestle-toll-house-chocolate-chip-cookies/